Innovative Psychiatrie mit offenen Türen

Undine Lang

Innovative Psychiatrie mit offenen Türen

Deeskalation und Partizipation in der Akutpsychiatrie

Mit 25 Abbildungen

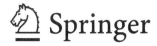 Springer

Prof. Dr. Undine Lang
Erwachsenenpsychiatrie
Universitäre Psychiatrische Kliniken
Basel, Schweiz

ISBN-13 978-3-642-32029-3   ISBN 978-3-642-32030-9 (eBook)
DOI 10.1007/978-3-642-32030-9

Die Deutsche Nationalbibliothek verzeichnet diese Publikation in der Deutschen Nationalbibliografie;
detaillierte bibliografische Daten sind im Internet über http://dnb.d-nb.de abrufbar.

Springer Medizin
© Springer-Verlag Berlin Heidelberg 2013

Planung: Renate Scheddin, Heidelberg
Projektmanagement: Dr. Astrid Horlacher, Heidelberg
Lektorat: Dr. Marion Sonnenmoser, Stuttgart
Projektkoordination: Eva Schoeler, Heidelberg
Umschlaggestaltung: deblik Berlin
Fotonachweis Umschlag: © Thinkstock
Satz: TypoStudio Tobias Schaedla, Heidelberg

Gedruckt auf säurefreiem und chlorfrei gebleichtem Papier

Springer Medizin ist Teil der Fachverlagsgruppe Springer Science+Business Media
www.springer.com

Dieses Buch ist allen gewidmet,
die sich für ihre Patienten einsetzen.

Geleitwort

Türen haben in der Psychiatrie eine symbolische und eine praktische Bedeutung. Zur Symbolik zeigte mir kürzlich ein Mensch, der selbst zuvor an einer Depression erkrankt war, den Beginn bzw. Vorspann verschiedener Filme durchaus seriöser Fernsehsender (ARD, ZDF, ARTE) zu psychiatrischen Kliniken. In allen fünf Einleitungssequenzen bewegte sich die Kamera auf eine Kliniktür zu, die nach Durchlass ins Schloss fiel, während die Musik lauter wurde. Verbunden mit der öffentlichen Angst vor der Anstalt sind ganz irrational hohe Erwartungen, wie lange im Schnitt ein solcher psychiatrischer Aufenthalt dauert. Kaum jemand, der noch nicht mit psychiatrischen Kliniken in Verbindung gekommen ist, weiß, dass durchschnittliche Liegezeiten heute bei drei Wochen und nicht bei drei Monaten, schon gar nicht im Verlauf von Jahren liegen. Jenseits der symbolischen Bedeutung hat das Öffnen oder Schließen der Stationstüren aber auch ganz praktische Konsequenzen. Die geschlossene Tür schafft einen abgesonderten Raum, in dem die üblichen Verhaltenserwartungen nur noch begrenzt gelten. Selbst wenn die Mehrzahl der Patienten einer Station freien Ausgang hat, können sie die Station nicht mehr verlassen, ohne Schwestern und Pfleger oder andere Mitarbeiter um das Öffnen der Tür zu bitten. Typischerweise eskaliert es, sobald die Tür hinter zwangseingewiesenen Patienten ins Schloss fällt: Genau in dem Augenblick fällt vielen Betroffenen ein, dass ihre Haustiere nicht versorgt sind, dass sie keine frische Wäsche bei sich haben, dass dringende Rechnungen zu begleichen oder Menschen zu kontaktieren sind, die man nicht einfach anrufen kann. Selbst wenn man auf das offenste, empathischste und kommunikationsfreudigste Team trifft, besteht die unmittelbare Angst, seiner Rechte beraubt zu werden und seine Freiheit zu verlieren. Damit sinken aber auch die Hemmschwellen, selbst aggressiv zu reagieren. Auch in sozial benachteiligten Stadtteilen, in denen die Betroffenen oft nur unzureichende soziale Unterstützung im Alltagsleben erfahren, ist auf den Akutstationen meist nur ein kleiner Teil der Patienten zwangseingewiesen, und die Schließung der Stationstür erfolgt oft nur für sehr wenige Patienten, ihre Konsequenzen betreffen aber alle Menschen, die sich auf einer solchen Station aufhalten, Patienten wie Mitarbeiter.

Undine Lang beschreibt in ihrem Buch dieses »Dilemma der Akutstation«, diskutiert die therapeutischen Fähigkeiten und Vorgehensweisen, die zur Öffnung der Akutstationen erforderlich sind und widmet sich insbesondere den spezifischen therapeutischen Herausforderungen zur Verbesserung der Behandlungsqualität und der Aktivitäten, die von Mitarbeitern und für Mitarbeiter notwendig sind. Schließlich diskutiert sie konkrete Vorgehensweisen zur Reduktion von Gewalt und diskutiert die generelle Bedeutung für die Zukunft der Psychiatrie. Undine Lang hat wie keine Zweite zur Öffnung der Akutstationen in der Charité und damit in einem Krankenhaus beigetragen, das die Bevölkerung der verhärmten Berliner Innenstadt versorgt. Sie kann aus erster Hand beschreiben, wie sich das therapeutische Klima auf Station verändert, wenn zur Öffnung der Stationstüren tatsächlich mit allen Patienten ein Kompromiss gefunden werden muss, der trotz Zwangseinweisung, akuter Verzweiflung oder Wut der Patienten Perspektiven eröffnet, die die Betroffenen soweit zu schätzen wissen, dass sie die Hilfsmöglichkeiten des Krankenhauses nutzen und der zwangsweisen Unterbringung nicht mehr bedürfen. Mit der Öffnung des Sonderraums entfallen viele Formen institutioneller Gewalt, viele Zwänge und vermeintlich unveränderliche Abläufe. Die Gestaltung einer solchen auf die individuelle Person zentrierten Ausrichtung der Behandlung bedarf aber hinreichenden Personals, sowohl was die Zahl wie deren Ausbildung angeht. Der sich in der Gegenwart fortsetzende Trend, die Psychiatriepersonalverordnung, die eine Mindestzahl befähigter Mitarbeiter entsprechend der Schwere der behandelten Patienten in der Bundes-republik Deutschland vorschreibt, auszuhöhlen, unterminiert die Fähigkeit vieler Einrichtun-gen, einen solchen, auf die Betroffenen zentrierten therapeutischen Ansatz auszubilden oder aufrecht zu erhalten. Für besonders schwer kranke Menschen ist die persönliche Betreuung unabdingbar. Humanität gibt es nicht zum Nulltarif, und die zunehmende Ökonomisierung der Krankenhäuser geht auf Kosten der Ärmsten der Armen, der sozial Schwachen und der gegen ihren Willen eingewiesenen Patienten. Auch hierzu hat sich Undine Lang in ihren Publikationen klar geäußert. Es bleibt zu hoffen, dass ihr Buch dazu beiträgt, die hierfür not-wendigen Auseinandersetzungen weiter zu befördern und dazu beizutragen, dass psychisch Kranke dieselben Rechte und denselben Respekt im Umgang erleben wie Menschen, die an anderen Krankheiten leiden.

Berlin, Juli 2012
Prof. Dr. Andreas Heinz
Klinikdirektor
Psychiatrie und Psychotherapie, Charité Universitätsmedizin Berlin

Geleitwort

Mein Referat über Gewalt in der Psychiatrie aus der Sicht einer Erfahrenen hat zur freundschaftlichen Begegnung und zum Wunsch von Undine Lang geführt, ein Vorwort zu ihrem Buch zu schreiben.

Ein Buch, das auf jahrelanger Erfahrung mit offenen Türen basiert. Es gab kaum noch Zwangsmaßnahmen, jeder Patient hatte Ausgang, die meisten verblieben freiwillig in Behandlung, und das Milieu der Station war trotz vieler Zwangseinweisungen wie ausgewechselt.

Mit großem Verständnis und klarer Analyse für die Situation von in der Psychiatrie Tätiger beginnt das Buch. Schwierig ist die Doppelaufgabe, den Patienten zu helfen und gleichzeitig den Erwartungen der Gesellschaft zu entsprechen. Patienten, die unter Androhung von Gewalt in die Klinik kommen, müssen Freundlichkeit und Zuwendung erfahren, damit diese freiwillig bleiben und wiederkommen, wenn sie Hilfe brauchen.

Welchen Prozess muss ein Team durchlaufen, um die Identität der Helfenden zu bekommen? Wo liegen die Ursachen von Gewaltverhalten bei Patienten? Wie wird Behandlungsnormalität als Gewaltprophylaxe auf Akutstationen hergestellt? Diese und viele weitere Fragen werden, mit zahlreichen Fachliteraturangaben untermauert, behandelt. Immer wieder zeigen Fallbeispiele, wie das Beschriebene in der Praxis aussieht.

Im Kapitel »Therapeutische Skills zur Veränderung der Rahmenbedingungen« zeigt Undine Lang die Situation und Gefühlslage von Patienten genauso fundiert und präzise auf wie die des Fachpersonals zu Beginn des Buches.

Oh ja, für mich wäre das, was Frau Lang beschreibt, 1978, als ich mit 20 Jahren in akut psychotischem Zustand in eine von zuhause mehr als 80 km weit entfernte Klinik gebracht wurde, Gold wert gewesen. Die Normalisierung, Entspannung, Sicherheit und Ruhe bei der Pflege ist Balsam für die Psyche. Auch 2008 wäre ich sehr glücklich gewesen, hätte man mich in meiner akuten Psychose in der Klinik ankommen lassen, ohne mich sofort mit Medikamenten zu bedrängen. Was Frau Lang in ihrem Buch schreibt, bestärkt und bestätigt mich in meinen Empfindungen und Vermutungen, die ich während meinen Klinikaufenthalten hatte. Ärzte und Pflegeteam wissen nicht, was eine Psychoseerfahrung tatsächlich ist. Genau das hatte ich aber erwartet und dringend benötigt. Mit einer Psychotherapie auf der Akutstation hätte ich für das Verständnis und Selbstverständnis, was Psychose ist, Unterstützung erhalten.

Im Psychoseseminar begegnete ich anderen psychoseerfahrenen Menschen, die vergleichbare Erlebnisse hatten. Diesen Frühling erzählte eine Frau, wie sehr erschöpft sie in der Klinik ankam. Sie erhielt Medikamente, die sie zusätzlich ermüdeten. Sie legte sich hin. Als sie erwachte, waren mehrere Stunden verflossen. Eine Gesprächsrunde, an der alle teilzunehmen hatten, war vorbei. Sie wurde dafür gerügt, weil sie nicht teilnahm. Dass sie in dieser Zeit geschlafen hatte, wurde nicht akzeptiert. Ihre Empörung über so viel Unverständnis bei den Pflegenden war groß. Demütigung, Zurechtweisung und erzieherische Maßnahmen sind weit verbreitete übliche Umgangsformen mit Menschen, die durch ihre Erkrankung Ausnahmezustände erfahren haben.

Offene Türen bringen Selbstverständlichkeit zum Ausdruck, die aus langer Tradition in der Psychiatrie nie da war. Beispielsweise erzeugt Gewalt Gegengewalt. Geschlossene Türen sind eine Gewaltanwendung, die im Gegensatz zu Hilfe und Unterstützung steht. Gewaltsame Behandlung ist nicht heilsam. Dieses Buch soll mithelfen, offene Türen in Basel und überall, wo dies angestrebt wird, umzusetzen.

Basel, Juli 2012
Monika Zaugg (Psychosebetroffene) und Diana Barth (Angehörige)

Danksagung

Prof. Andreas Heinz (Direktor der psychiatrischen Klinik der Charité am Campus Mitte, Berlin) möchte ich zuallererst danken, dass er mich auf die Idee gebracht hat, die Türen seiner Akutstation zu öffnen, und für seine liberale Haltung, mit der er den Grundstein gelegt hat für meine klinische Entwicklung.

Prof. Erdmann Fähndrich (ehemals Chefarzt der psychiatrischen Klinik des Klinikums Neukölln in Berlin) möchte ich danken, da er mir ganz zu Beginn meiner »Türöffnung« viele hilfreiche Tipps gegeben hat. Er hat viele meiner Ideen geprägt und eine Politik der offenen Tür in einem Berliner Problembezirk selbst über Jahre praktiziert.

Prof. Hanfried Helmchen (ehemals Direktor der psychiatrischen Klinik der Charité am Campus Benjamin Franklin, Berlin) möchte ich danken, weil er mich in seinen Chefvisiten sehr geprägt hat, durch seine charismatische, humanitäre Art und seine respektvolle Haltung, Patienten, deren Anliegen und deren Angehörigen gegenüber.

Ich möchte Prof. Jürgen Gallinat (Chefarzt der psychiatrischen Klinik am St. Hedwigsklinikum, Charité Campus Mitte, Berlin), Frau Dr. Ingrid Munk (Chefärztin der psychiatrischen Klinik des Klinikums Neukölln in Berlin) und Prof. Karl Beine (Chefarzt der Psychiatrischen Klinik am Marienhospital II in Hamm und Psychiater an der Universität Witten/Herdecke) für viele befruchtende Diskussionen danken und für den gemeinsamen Enthusiasmus, der zu einigen Projekten geführt hat.

Prof. Werner Felber (ehemals kommissarischer Direktor der psychiatrischen Klinik der technischen Universität Dresden) möchte ich danken, dass er mir in seiner Klinik eine sehr entspannte Haltung zur Suizidalität vermittelt hat. In dieser Klinik gab es über Jahrzehnte keine Suizide, obwohl die Region Sachsen eine sehr hohe Suizidalität aufweist.

Den Assistenzärzten Florian Wertenauer (ehemals Assistenzarzt der psychiatrischen Klinik der Charité am Campus Mitte Berlin), Gerd Willmund (ehemals Assistenzarzt der psychiatrischen Klinik der Charité am Campus Mitte Berlin), Heinrich Rau (ehemals Assistenzarzt der psychiatrischen Klinik der Charité am Campus Mitte Berlin), Ines Häke (Assistenzärztin der psychiatrischen Klinik der Charité am Campus Mitte Berlin), Stephan Köhler (Assistenzarzt der psychiatrischen Klinik der Charité am Campus Mitte Berlin) und Angelika Mannsfeld (ehemals Assistenzärztin der psychiatrischen Klinik der Charité am Campus Mitte Berlin) möchte ich danken, dass sie meine manchmal mutigen Entschlüsse immer mitgetragen haben, auch wenn es teilweise Nerven kostete.

Den Pflegekräften Guido Meyer, Stefan Steiniger und Rene Mann (Pflegeteam der psychiatrischen Klinik der Charité am Campus Mitte Berlin) möchte ich besonders für ihre große Offenheit danken und dafür, dass Neues für sie immer machbar war. Ich möchte insbesondere dem gesamtem Pflegeteam der Station 155 (Akutstation der psychiatrischen Klinik der Charité am Campus Mitte Berlin) danken für die schöne Zeit, die wir zusammen hatten und dafür, dass ausnahmslos alle Teammitglieder innovativ und flexibel waren und in schwierigsten Situationen die wertschätzende Versorgung der Patienten das Wichtigste war und nicht die Befindlichkeiten des Teams.

Undine Lang
Basel, Dezember 2012

Inhaltsverzeichnis

Sicherheit und Therapie: das Dilemma der Akutstation

1.1   Einführung

Die Psychiatrie hat ein Doppelmandat: Sie hat zwar einen therapeutischen Zweck, wirkt aber auch ordnungspolitisch. So spiegeln sich Probleme im Makrokosmos Gesellschaft im Mikrokosmos Psychiatrie. Teams auf Akutstationen erleben sich in einem Dilemma: Sie wollen Patienten unterstützen und ihnen helfen, werden aber gleichzeitig von ihren Patienten abgewiesen oder mit Erwartungen der Gesellschaft konfrontiert, die wiederum nicht immer den Anliegen ihrer Patienten entsprechen. Sie treten an als Therapeuten, deren zentrales Anliegen das Wohl des Patienten darstellt und finden sich wieder als Sicherheitspersonal, das für Ordnung und Ruhe sorgen muss. Zwangsbehandlung steht im Widerspruch zu Autonomie, die teilweise wiederum nur durch Zwangsbehandlung erreicht werden kann. Die Gratwanderung zwischen Empowerment und Laissez-Faire, gesetzliche und ökonomische Zwänge oder gar eine Instrumentalisierung der Psychiatrie durch einzelne Patienten konfrontieren Mitarbeiter auf akutpsychiatrischen Stationen immer wieder mit ihrer eigenen Hilflosigkeit. Fehlende wissenschaftliche Evidenzbasierung in der psychiatrischen Akutbehandlung führt zu Unsicherheit und dem Vorwurf der Willkür. Hohe Fluktuationen im Team und Burnout-Raten resultieren aus diesem Spannungsfeld der Akutpsychiatrie zwischen Gewalt und Hilfe, zu bewältigenden Risiken und Hilflosigkeit.

Offene Türen in der Akutpsychiatrie sind nicht der Beginn sondern das Ende eines Prozesses in einem Team, wenn es eine neue (und seine alte) Identität (wieder-)gefunden hat und die geschlossenen Türen durch Kontaktaufnahme ersetzt. Diese Identität beinhaltet in erster Linie eine Begegnung mit den Patienten auf Augenhöhe, Beziehungsaufnahme mit den Patienten, Implementation von Psychotherapie auch bei Akutpatienten, Partizipation, Einbezug von Angehörigen und Patienten in hohem Maß sowie die Entwicklung und stete Erarbeitung einer empathischen Grundhaltung. Shared Decision Making und Patientenverfügungen entlasten den Therapeuten von seiner Verantwortung und fördern die Entwicklung des Patienten. Das Ziel einer aufsuchenden Behandlung und Deeskalation sowie Einbezug der gesamten Familie können als Grundbausteine dafür dienen, nachhaltige Lösungen für Patienten zu finden, die über einen vierwöchigen Unterbringungsstatus hinausgehen. Die Verständigung mit Patienten als Partner erzeugt echte Adhärenz und bewirkt eine Entlastung des Teams von Zwangsmaßnahmen, Übergriffen und disziplinierenden Sicherheitsmaßnahmen.

Dieses Buch sollte eine kleine Hilfe darstellen, die »Helferidentität« in der Akutpsychiatrie wiederzufinden und psychiatrische Teams dazu zu befähigen, dass die Patienten, die unter Androhung von Gewalt zu ihnen gekommen sind, Freundlichkeit und Zuwendung erfahren sowie freiwillig bleiben und freiwillig wiederkommen, wenn sie Hilfe brauchen.

Der soziologische Hintergrund von Stationsregeln ist vermutlich wesentlich komplexer als das oft vorgeschobene Argument der »Sicherheit« und »Therapie« (Becker 1963; Giddens 1989; Goffman 1961). Der historische und soziale Kontext psychiatrischer Akutstationen spielt hier eine wesentliche Rolle, vor deren Hintergrund das Team mit seinen »Stationsregeln« operiert (Bowers 1998; Ford et al. 1998; Taylor u. Taylor 1989; Thomas 1996).

Die eigene Identität wird in Institutionen durch Kontrollmechanismen zerstört, durch welche Patienten in soziale Kontexte gezwungen werden, wenn sie ins Krankenhaus eingewiesen werden (Goffman 1961). Gefühle von Demütigung, die durch Patienten ausgedrückt werden, passen in die Perspektive von Cohen (1971), der argumentiert, dass Gründe für Abweichungen innerhalb von Organisationen gefunden werden sollten und als eine verständliche Reaktion auf spezifische Umstände vorkommen (Cohen 1971). Nach Goffman (1961) besteht die Demütigung darin, dass persönlicher Besitz und Aktivitäten, die ein Gefühl der Meinhaftigkeit vermitteln, weggenommen werden oder nicht mehr erreichbar sind. Reaktionen der Patienten auf diesen Umstand werden eher als Zeichen der Krankheit interpretiert als im Kontext der Umgebung. In ◘ Abb. 1.1 ist die Gratwanderung dargestellt, die zwischen der Patientenautonomie einerseits, dem individuellen Lebensentwurf, der nicht immer gesund ist, dem Recht auf gewisse Risiken (das jedem Menschen zusteht) und dem Schutz des hilflosen Patienten andererseits entsteht und nur in einem individuellen Kompromiss liegen kann.

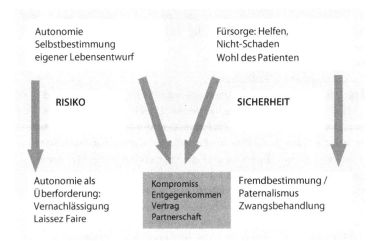

Autonomie
Selbstbestimmung
eigener Lebensentwurf

Fürsorge: Helfen,
Nicht-Schaden
Wohl des Patienten

RISIKO

SICHERHEIT

Autonomie als
Überforderung:
Vernachlässigung
Laissez Faire

Kompromiss
Entgegenkommen
Vertrag
Partnerschaft

Fremdbestimmung /
Paternalismus
Zwangsbehandlung

◻ **Abb. 1.1** Autonomie versus Fürsorge als Gratwanderung

Stationsregeln sind immer wieder aus dem sozialen Kontext gerissen und stellen Machtverhältnisse auf einer Station im Sinne der Ausgrenzung von psychiatrischen Patienten aus der Gesellschaft dar (Giddens 1989; Mead 1934). Ängste der Patienten könnten reduziert werden, wenn Regeln stärker in den therapeutischen Kontext gestellt werden. Häufig verwendet das Team Rügen und Tadel und ignoriert Wünsche der Patienten. Darüber hinaus scheinen »Eigen- und Fremdgefährdung« von Psychiatern kaum treffend eingeschätzt zu werden. De facto wird Eigen- und Fremdgefährdung oft überbewertet. Umgekehrt wurden bisher die aus Zwangsmaßnahmen folgenden potenziellen Traumatisierungen kaum untersucht, ihre Auswirkungen sind unbekannt. Dieses Problem könnte natürlich auch ein Resultat des bestehenden Doppelmandates der Psychiatrie sein. In keinem anderen medizinischen Fach werden »laute Nachbarn«, »aggressive Betrunkene«, »lästige Angehörige«, »hilflose Demenzkranke« und »pubertierende Rüpel« abgeschoben wie in die geschlossene Akutpsychiatrie.

1.2 Stigmatisierung von psychiatrischen Akutpatienten

In der Gesundheitsministerkonferenz 2007 wurde innovative Psychiatrie definiert als Bürgerrechtsbewegung, deren Selbstverständnis sich in einer veränderten Realität im Psychiatriealltag spiegelt und auf Emanzipation und Partnerschaft zielt.

Trotz des Wunsches nach Emanzipation und Partnerschaft von Patienten sind die Eingangstüren von Stationen, wo eine psychiatrische Akutbehandlung erfolgt, häufig verschlossen, was für Eingangstüren, wo eine internistische, neurologische oder chirurgische Behandlung erfolgt, nicht der Fall ist. Auch für die »offenen« Allgemeinkrankenhäuser konnte man indes zeigen, dass ein großer Teil der Patienten weder kritik- noch einsichtsfähig ist, da bei bis zu 50 % der Patienten in Allgemeinkrankenhäusern in Querschnittserhebungen schwere hirnorganische Psychosyndrome, Delirien (7–52 %), Depressionen (bis zu 40 %) und Demenzen (ca. 42 %) gefunden werden können (Bucht et al. 2009; Sampson et al. 2009). In Querschnittserhebungen in Allgemeinkrankenhäusern weisen 23 % der Patienten ein moderates Suizidrisiko auf, und 5 % der Patienten sind als akut suizidal einzustufen (Ferreira et al. 2007).

Im Kontrast zu »psychiatrischen« Patienten gilt bei diesen »somatischen« Patienten allerdings nicht, dass sie bei »Eigengefährdung« zwangsweise behandelt werden. Ist ein Patient in einem Allgemeinkrankenhaus suizidal oder hilflos, delirant oder weglaufgefährdet, werden in der Regel Sitzwachen, d.h. eine 1:1-Betreuung implementiert, und nicht Türen geschlossen. Genauso werden auch Patientenentscheidungen bei somatische Krankheitsbildern in der Regel akzeptiert: So erhalten Schlaganfall-patienten nicht zwangsweise Aspirin, Tumor-patienten bekommen nicht zwangsweise eine Chemotherapie, ein Diabetiker bekommt nicht zwangsweise Insulin, und auch alkoholabhängige Patienten werden in der Regel nicht zur Abstinenzsicherung eingesperrt. Hier könnte man sich fragen, ob Ärzte anderer Disziplinen ihre Sorgfaltspflicht verletzen, wenn sie Patienten, die ihr eigenes Leben bedrohen, nicht entmündigen. Denn kaum ein Schlaganfallpatient, kaum ein schwerer Diabetiker, kaum ein alkoholabhängiger Patient, kaum ein Chemotherapiepatient (insbesondere wenn er wie in 40 % der Fälle schwer depressiv ist) können ihre potenziell gefährliche Situation realistisch einschätzen. Tatsächlich scheinen jedoch andere medizinische Disziplinen ihre Patienten mündiger zu begreifen als die Psychiatrie. So findet man bei der medizinischen Literatursuche in Pubmed unter dem Begriffe »Shared Decision Making« (also der Zielvorgabe, den Patienten in eine Therapieentscheidung einzubeziehen) etwa zehnmal mal so viele Untersuchungen im Bereich der Onkologie wie im Bereich der Psychiatrie. Auch Aufklärungsreglements werden insbesondere in chirurgischen Fächern wesentlich präziser gehandhabt als in der Psychiatrie, wo beispielsweise über den »Off Label Use« von Medikamenten kaum informiert wird.

Aber nicht nur »somatische Patienten« gefährden sich in chronischer Weise selbst, auch in der Normalbevölkerung sind Eigen- und Fremdgefährdung wie Tiefseetauchen, Bergsteigen, Bungee-Jumpen, Rasen mit 200 km/h auf der Autobahn, Fallschirmspringen, Segelfliegen, familiäre Gewalt, Komasaufen etc. allgegenwärtige Beispiele für hochgradig eigen- und fremdgefährdende Aktivitäten, die in der Regel weder zu Entmündigung noch zu einer Unterbringung auf einer geschlossenen psychiatrischen Station führen. Ganze Berufs- und Interessensgruppen leben chronisch eigen- und fremdgefährdend, seien es Polizisten, Soldaten, Taxifahrer, Jäger, S-Bahnfahrer, Dompteure, Raucher, Prostituierte, Rennfahrer, Boxer, Skispringer, um nur einige Beispiele zu nennen.

Warum werden also im Speziellen psychiatrische Patienten, und hier insbesondere schizo-phrene Patienten, so häufig und oft auch sehr niedrigschwellig eingesperrt, untergebracht und entmündigt?

Fallbeispiel

Eine schizophrene Patientin begibt sich aufgrund eines geschwollenen Beines in die Rettungsstelle. Dort wird aufgrund der psychiatrischen Auffälligkeit der Patientin entschieden, zuerst einen Psychiater zu holen. Da die Patientin mehrfach in der Psychiatrie traumatisiert wurde, will sie sich von dem Psychiater nicht untersuchen lassen und schließlich auch ihr Bein nicht mehr untersuchen lassen. Daraufhin wird sie auf die geschlossene psychiatrische Station verbracht, da ihr fehlender, spontan geänderter Kooperationswillen bezüglich der Untersuchung ihres Beines nicht nachvollziehbar erscheint. Sie gibt schließlich an, immer wieder geschwollene Beine zu haben, und es sei ihre eigene Entscheidung, ob sie damit zum Arzt gehe oder nicht. Die psychiatrischen Ärzte entscheiden daraufhin, dass das geschwollene Bein eine Thrombose sein könnte, die wiederum zu einer Lungenembolie führen könnte. Aufgrund dieser potenziell lebensbedrohlichen Situation halten sie die Patientin fürsorglich zurück. Die Patientin ist wütend und fühlt sich ungerecht behandelt, woraufhin sie Gegenstände der Station zerstört. Sie wird daraufhin in einen Isolierraum verbracht, und die Zerstörung wird ihr als fremdgefährdendes Verhalten im Rahmen der Schizophrenie ausgelegt.

In dem Fallbeispiel stehen die erfolgte Traumatisierung der Patientin und ein damit verbundener Vertrauensverlust einer potenziellen Lungenembolie durch eine potenzielle Thrombose (wahrscheinlicher war bei der schlanken Patientin eine Prellung) gegenüber.

Fallbeispiel

Eine 24-jährige Patientin mit einer Borderline-Persönlichkeitsstörung befindet sich in ambulanter psychoanalytischer Behandlung. Da es zu einer Stagnation der Therapie kommt, wird beschlossen, die Patientin auf eine Spezialstation für dialektisch-behaviorale Therapie zu verlegen. Diese wiederum kann nur erfolgen, wenn die Patientin ihren Benzodiazepinkonsum einschränkt. Die Patientin wird also zum Benzodiazepinentzug auf die offene Suchtstation aufgenommen.

Dort befolgt sie nicht die Regeln, konsumiert heimlich weiter Benzodiazepine und stößt Drohungen aus. Sie wird strafversetzt auf die geschlossene Station, wo sie zur Sicherheit der anderen Patienten sofort isoliert wird. Nach Lockerung der Isolation fällt ein zunehmend regrediertes Verhalten der Patientin auf und immer häufiger wiederkehrende Äußerungen, sie wolle sich umbringen. Eine Entlassung der Patientin erscheint nicht mehr möglich, daher wird eine Unterbringung gegen ihren Willen initiiert und eine erneute Isolation wegen Suizidalität zur Sicherung der Patientin vorgenommen.

In diesem Beispiel erfolgt eine Traumatisierung, die bei einer mit Sicherheit vortraumatisierten Patientin besonders bedenklich ist (bis zu 90 % der Borderline-Patienten haben eine Missbrauchsanamnese). Dieser Traumatisierung stehen einige Äußerungen der Patientin gegenüber und eine offensichtlich fehlende Motivation zum Benzodiazepinentzug. Statt sich also auf pathologische Machtspiele aus Provokation und Bestrafung einzulassen, hätte man in diesem Fall die Patientin direkt aus dem Benzodiazepinentzug entlassen können, um ihr die Gelegenheit zu geben, sich über ihre eigene Motivation zur Behandlung erneut klar zu werden.

Fallbeispiel
Ein schizophrener Patient hat einen Passanten angespuckt, seine Mutter geschubst und zum Energiesparen den Kühlschrank ausgestellt und wurde daraufhin von vier Polizisten zuhause abgeholt, auf eine geschlossene Station gesperrt, von vier Pflegern festgebunden und dann sofort gegen seinen Willen hochdosiert mit alten, schlecht verträglichen Substanzen behandelt.

Ist nicht jeder dieser massiven potenziell traumatisierenden Schritte zu forsch? Waren sie alle unvermeidbar? Hätte jemand diesen Patienten zu einer periodischen ambulanten Behandlung motivieren können? Wäre dieser Patient bereit gewesen, freiwillig in stationärer Behandlung zu bleiben, wenn er offen, freundlich und teilnehmend auf einer offenen Station in einem entängstigenden Klima begrüßt worden wäre? Hätte man ihm etwas Zeit geben und ein paar vertrauensbildende Gespräche

mit ihm führen können, um nach ein paar Tagen des Kennenlernens die vielleicht unvermeidliche Zwangsmedikation zu erwägen?

Gerade in der Behandlung schizophrener Patienten, die sicher unter den psychiatrischen Patienten um das höchste Maß an Autonomie bestrebt sind, werden Zwangsmaßnahmen häufig angewendet. Allerdings stehen tägliche Kontrollmechanismen, die in psychiatrischen Krankenhäusern an der Tagesordnung sind, im Widerspruch zu einer therapeutischen Beziehung.

Grundvoraussetzung für das Einlassen des Patienten auf eine Therapie sind Vertrauen und Anerkennung von Seiten des Patienten und des Therapeuten, und diese müssen sich beide erarbeiten. Patienten können lernen, dass man ihnen auf einer Station allumfassend helfen will und wird; sie werden daraufhin freiwillig und niedrigschwellig diese Station auch im akut verschlechterten Zustand aufsuchen.

Gerade auf Akutstationen findet in der Regel keine psychologische Betreuung von Patienten statt, da diese weder »gruppenfähig« noch »gesprächsfähig« zu sein scheinen. Psychologen distanzieren sich manchmal von schizophrenen Patienten, die weniger hilfesuchend erscheinen als beispielsweise depressive Patienten oder Angstpatienten, und oft wird die Auffassung vertreten, dass akut wahnhafte Patienten oder akut manische Patienten für psychotherapeutische Angebote nicht zugänglich seien. Evidenzbasierte psychologische Interventionen beschränken sich entsprechend auf edukative Elemente (Psychoedukation) bei bereits im Wesentlichen remittierten Patienten, die sich im Endeffekt bereits für eine Behandlung entschieden haben.

Dem Pflegeteam auf akutpsychiatrischen geschlossenen Stationen gehören oft starke große Männer an, die nicht durch ihre Einfühlsamkeit und Empathie hervorstechen, sondern durch ihre Präsenz einschüchtern und Regeln vorgeben und damit »Sicherheit« erzeugen sollen bzw. auch herstellen. Um zu deeskalieren, ist es ganz zentral, dass jeder Einzelne im Team wirklich am konkreten Fall verstanden hat, dass er durch genau die »Sicherungsmaßnahmen«, an die er sich gewöhnt hat, Gewalt erzeugt (und vielleicht sogar selbstschädigendes Verhalten provoziert).

Fallbeispiel

Eine Pflegekraft berichtet in der Teambesprechung, dass es gefährlich für die Pflege sei, wenn nicht einschätzbare Patienten nicht isoliert würden. Am Wochenende sei eine Dame aus dem Altersheim gebracht worden, die im Vorfeld gebissen und gekratzt hätte, und der Oberarzt wäre nicht bereit gewesen, die Patientin zu isolieren, weil er gesagt hätte, die Patientin mache ja gar nichts und sitze nur da. Sie (die Pflegekraft) solle sich jetzt Gefahren aussetzen, wenn klar gewaltbereite Patienten nicht zur Beobachtung in die Isolation gingen.

In diesem Fall muss versucht werden, der Pflegekraft zu erklären, dass es unwahrscheinlicher ist, dass eine Patientin beißt oder kratzt, wenn man sie freundlich aufnimmt, ihr etwas zu trinken anbietet und ihr die möglichen Freiräume bietet, als wenn sie Gewaltmaßnahmen ausgesetzt wird und gezwungen wird, in ein Isolationszimmer zu gehen. Die Dame wird – auch wenn sie aus dem Isolationszimmer herauskommt – gewaltbereiter sein als wenn sie auf ein freundliches kooperatives Team trifft, von dem sie weiß, dass es Gutes für sie will.

Mit offenen Türen zu arbeiten impliziert für das Pflegeteam eine Umkehr seiner bisher angewendeten Methoden im Umgang mit akuten Situationen und der Erwerb von neuen Skills. Diese Skills bedeuten vor allem Aggressionsmanagement, empathische Kontaktaufnahme, Empowerment und Risikoeinschätzung (Davi 2009).

Ergotherapeutische Angebote setzen in vielen Kliniken eine aktive Teilnahme von Patienten voraus, die selbstständig zur Ergotherapie gehen können, ein Angebot, das also bei Suizidalität oder »Weglaufgefahr« nicht mehr besteht. Mangelnde ergotherapeutische Angebote für Akutpatienten führen dazu, dass genau die Patienten, die von der Attraktivität der Behandlung und zur Behandlungsmotivation durch komplementäre Angebote überzeugt werden sollten, diese überhaupt nicht wahrnehmen können.

Fallbeispiel

Eine Patientin wurde im Rahmen von rezidivierenden schweren Manien bei bipolarer Störung immer wieder zwangseingewiesen und in diesem Rahmen mit hochdosiertem Haloperidol behandelt, isoliert und wochenlang ohne Ausgänge auf verschiedenen Akutstationen behandelt. Nach der Maniebehandlung litt sie immer wieder unter schweren Depressionen, in denen sie sich für ihr Verhalten schämte und den Umgang mit ihr als demütigend und traumatisierend empfand. Sie habe sich durch das Haloperidol eingesperrt gefühlt wie ein Tiger im Käfig und die Reizdeprivation in der Isolation als »Folter« erlebt. Ein großes Problem sei für sie der Vertrauensbruch gewesen, und der Bruch überhaupt im Team, das sie nicht therapiert habe, sondern das sie primär »sicherte«. Ihr »Lösungsvorschlag« sei, dass das Therapieteam von einem Sicherheitsteam getrennt werden müsse, dass Therapeuten immer die Patientenperspektive einnehmen sollten und dass andere Personen (Sicherheitsbeauftragte) die Sicherheit der anderen Mitpatienten oder der Gesellschaft übernehmen sollten.

Eine verbesserte Situation fand sich auf der Akutstation der Charité (Berlin) am Campus Mitte, wo alle neu aufgenommenen Patienten direkt vom Kunsttherapeuten besucht wurden, es wurde mit den Ärzten besprochen, ob die Patienten mitgenommen werden könnten, und im Falle einer stärkeren Überwachungsbedürftigkeit wurden den Patienten auf der Station Stifte, Papier, Ton etc. für die Maltherapie zur Verfügung gestellt und eine Einzeltherapie angeboten. Im Falle der Suizidalität oder ausgeprägten Weglaufgefahr konnten die Patienten mit ihrer Sitzwache gemeinsam in die Ergotherapie kommen.

Sozialarbeiter werden in die Therapie auf Akutstationen, wenn sie Aufnahmestationen sind, häufig nicht einbezogen, da Patienten ja regelhaft für das Entlassungsmanagement bereits auf andere Stationen platziert werden. Letztlich ist es aber gerade das Angebot von Sozialarbeitern, das den Patienten unmittelbar am meisten hilft, was ein Grund für Patienten sein kann, die Behandlung zu nutzen, und was im Leben der Patienten die stärkste Ressourcenorientierung und Alltagsbewältigung ermöglicht.

Auf der Akutstation der Charité (Berlin) am Campus Mitte war die Sozialarbeiterin bei allen Oberarztvisiten anwesend. Interdisziplinär wurde in jeder Visite gefragt, was das Team für den Patienten aktuell tun kann und was seine größten Wünsche und Anliegen seien. Regelhaft war es die

Sozialarbeiterin, die entweder durch eine Schuldnerberatung, die Suche nach einer Wohnung, die Mahnung eines Betreuers oder auch nur durch die Beschaffung von Geld und Zigaretten das attraktivste Angebot für den Patienten erbrachte. War die Sozialarbeiterin in Urlaub, konnten Patienten nicht entlassen werden, und die Konzentration von Patienten und Überbetten sowie ihre fehlende Alltagsunterstützung, letztlich auch das fehlende Angebot, erzeugten Noncompliance und Übergriffe seitens der Patienten.

Das Ärzteteam auf geschlossenen Akutstationen setzt sich häufig aus Kollegen zusammen, die medizinisch exzellent sind und biologisch gute Forschung leisten, aber psychotherapeutisch wenig Interesse zeigen und dafür auch kein »Händchen« oder keine Geduld haben (das Behandlungsteam der Akutstation stellt also eine Art Gegenpol zum Team der Privatstation für depressiv Erkrankte dar).

Stigmatisierend für Akutpatienten wirkt eine oft hausintern übliche Übernahmeverpflichtung von »schwierigen« anderen Patienten, die entweder »strafversetzt« auf die geschlossene Station werden, auf somatischen Stationen »nicht führbar« sind oder »suizidal geworden« sind. Die Akutstation stellt quasi die letzte Anlaufstelle in der Versorgung der Patienten dar und leistet gleichzeitig oft den größten Anteil an Arbeit.

Fallbeispiel

Um der Konzentration von schwierigen Patienten entgegenzuwirken und die Akutstation nicht innerhalb der Psychiatrie zu stigmatisieren, haben verschiedene Chefärzte verschiedene Lösungen implementiert. Im Folgenden einige Beispiele:

Prof. Fähndrich, der eine psychiatrische Klinik in Neukölln leitete, verteilte die Patienten nach Erstaufnahme. Ein Team war dann immer für seine jeweiligen Patienten zuständig, inklusive Zuhausebehandlung und unabhängig von der Akuität des Zustandsbildes.

Am Hedwigs-Klinikum in Berlin-Mitte wurden Patienten zur Deeskalation nach Postleitzahlen zugeordnet.

Prof. Strik in Bern entwickelte einen Aufnahmealgorithmus, durch den jede Station exakt gerecht mit Aufnahmen belastet wurde, indem jede Station reihum Patienten aufnahm.

Am Campus Mitte (Berlin) waren die drei Stationen nach den Zuständigkeiten Schizophrenie/Manie, Depression/Manie und Persönlichkeitsstörungen/ Sucht aufgeteilt. Hatte eine Station keine Betten für eine Notaufnahme der ihr zugeteilten Diagnose, musste das Team neue Betten durch Entlassung schaffen. Die Verteilung von Manikern wurde auf kollegialer Ebene abgesprochen, und vor den Wochenenden achtete jede Station darauf, Reservebetten vorzuhalten.

In einer Studie wird als Gegenargument gegen eine Öffnung der Psychiatrie als ein resultierender Missstand diskutiert, dass »Delirpatienten« aus internistischen Abteilungen auf offene psychiatrische Akutstationen seltener übernommen werden als auf geschlossene Stationen (Hatta et al. 2010). Hier stellt sich gleichwohl die Frage, ob ein solcher »Delirpatient«, dessen Delir diagnostisch abgeklärt werden sollte und einer gezielten internistischen Therapie bedarf, auf einer geschlossenen psychiatrischen Station optimal behandelt wird.

Der »Verlegungsgrund Suizidalität« bezieht sich auf schwer depressive Patienten, die sich durch eine geschlossene Tür noch schlechter fühlen, wenn sie die Verlegung nicht sogar wahnhaft verarbeiten, und die durch die geschlossene Tür nicht annähernd geschützt sind, da sie diese von einer der gefährlichsten und häufigsten Suizidarten im Krankenhaus, dem Erhängen, nicht abhält. Die andere Patientengruppe, die wegen »Suizidalität« oft verlegt wird, sind chronisch selbstschädigende Patienten, die durch diese Verlegung ihr Ziel der Selbstschädigung erreichen und deren Selbstschädigungen durch die Verlegung exazerbieren werden.

Alleine die Verlegung auf eine andere Station erhöht das Suizidrisiko (Combs u. Romm 2007). Darüber hinaus bringen sich von hospitalisierten Patienten bis zu 85 % der Patienten durch Erhängen um (Combs u. Romm 2007); Erhängen ist eine Todesart, vor der eine geschlossene Stationstür nicht zu schützen vermag. Der größte Anteil der im Krankenhaus durchgeführten Suizide erfolgt im genehmigten Ausgang (Hübner-Lieberman et al. 2004; Sundquist-Stensman et al. 2006; Wolfersdorf et al. 2006); auch sie erfolgen bei geschlossener Türe, im Schnitt etwa nach 3–5 Tagen. Insofern scheint der therapeutische Nutzen der Verlegung eines suizidalen Patienten auf eine geschlossene Station nicht ganz belegbar zu sein, ist es doch insbesondere therapeutische Stabilität, die vor Suiziden schützt; darüber hinaus gelten Vermittlung von Hoffnung und Fortschritt in der Therapie als suizidprophylaktisch. Eine Verlegung auf die geschlossene Station erscheint hingegen wie eine Art Resignation bzw. Aufgabe des Patienten durch den Therapeuten und könnte zu Demoralisierung des Patienten führen.

Die »Strafversetzung« von Patienten, die sich an Stationsregeln anderer Stationen nicht halten, auf eine geschlossene Station verbietet sich, entsprechend wird in den Leitlinien zum Umgang mit Gewalt von Zwangsmaßnahmen als »pädagogische Intervention« strikt abgeraten (Gaebel et al. 2009).

Im Bereich der Akutpsychiatrie werden bis zu 60 % der Patienten Zwangsmaßnahmen ausgesetzt, die von Abnahme eigener Wertgegenstände, Ausgangsregelungen und Medikationen mit Personalpräsenz bis hin zu Fixierungen und Isolationen (Gaebel et al. 2009) reichen. Trotz dieser massiven und potenziell traumatisierenden Eingriffe in die Privatsphäre von Patienten gibt es keinerlei kontrollierte Studien, die Empfehlungen über Schaden oder Nutzen dieser Maßnahmen für den Patienten belegen können, wie ein Cochrane Review von Muralidharan und Fenton (2006) zeigt. Die Rechtfertigung der bestehenden Weiterführung dieser Maßnahmen beruht nicht auf Informationen, Evidenzbasierung oder Untersuchungen aus randomisierten, kontrollierten Studien, was auch die ausgeprägte Varianz der Häufigkeit dieser Maßnahmen in verschiedenen Abteilungen belegt (Muralidharan u. Fenton 2006).

Ein möglicher Grund für eine fehlende Evidenzbasierung ist ein geringes Interesse der Forschung an der Akutpsychiatrie per se und ein Fokus auf leichtkranke Psychotherapiepatienten, die zu Studien einwilligen können und in ihrer Teilnahme zuverlässig sind. Oft werden auch ethische Gründe angegeben, weswegen Akutsituationen nicht standardisiert untersucht werden könnten. Andererseits gibt es beispielsweise in der Anästhesie viele Belege für Studien, bei denen es um vitale Eingriffe bei letztlich oft bewusstseinsgestörten Patienten geht (Beispiel: sich stetig ändernde Reani-

mationsreglements). Insofern scheint es teilweise auch an einer Stigmatisierung der Akutpsychiatrie per se innerhalb der Psychiatrie zu liegen, dass wenig Aufmerksamkeit auf die Behandlungsqualität und vor allem auf die Verbesserung der Behandlungsqualität auf Akutstationen gelegt wird.

Die stigmatisierte Gruppe der Akutpatienten wird meist rigideren Stationsregeln unterworfen als Patienten auf offenen Stationen. Die Struktur akuter psychiatrischer Stationen macht eine Anpassung der Patienten an ein vorgegebenes Reglement erforderlich, was jedoch gerade diesen Patienten unglaublich schwer fällt. Weder ist der Eintritt der Patienten auf einer Akutstation freiwillig, noch wird ihnen die Entscheidung über den Verbleib gelassen - eine Demütigung und erlebte Hilflosigkeit, die oft noch durch eine geschlossene Eingangstür unterstrichen wird.

Die einfachste Methode, um eine partizipative autonomiebasierte Psychiatrie zu schaffen, liegt in einer konsequenten Öffnung von Stationstüren. Eine Öffnung von Türen bedeutet automatisch eine Verlagerung der Macht: Nicht mehr der Patient muss etwas leisten, damit er die Station wieder verlassen kann, sondern das Team muss etwas leisten, damit der Patient bleibt. Mit diesem Faktor ist ein erhöhtes Beziehungsangebot des Teams verbunden, welches die geschlossene Tür durch Aufklärung, Beschäftigung und Behandlungsattraktivität sowie personellen Kontakt ersetzt.

1.3   Rationale für eine offene Akutstation

Die Argumente für das Schließen oder Öffnen von Türen in der Akutpsychiatrie scheinen eher irrational zu sein. Entsprechend ist die »Türpolitik« einer Abteilung weniger ein Erfordernis durch die Patienten als eine Frage der Tradition bzw. der Haltung und Auffassung der Mitarbeiter. Zu diesem Resultat kommt eine Arbeitsgruppe um Rittmannsberger (Rittmannsberger et al. 2004), die in einer großen europaweiten Studie zeigen konnte, dass etwa im Ländervergleich signifikante Schwankungen in üblichen Unterbringungspraktiken und Behandlungspraktiken von Akutpatienten

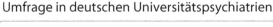

Umfrage in deutschen Universitätspsychiatrien

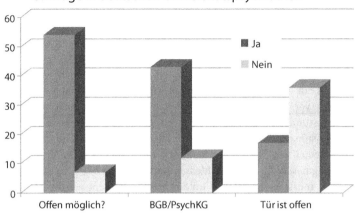

■ Ja
■ Nein

Offen möglich? BGB/PsychKG Tür ist offen

(Chi=36,6, df=21, p=0,018)

⚪ Abb. 1.2 Umfrage: Ist Akutpsychiatrie mit offenen Türen möglich?
(Lang et al., unpublizierte Daten)

vorliegen. So sind in Österreich zum Zeitpunkt der Erhebung 90 % der Stationen geöffnet, und 82 % der freiwilligen Patienten befinden sich auf offenen Stationen; es sind in Österreich etwa 15 % der Patienten untergebracht, von denen sich jedoch der größte Teil auf offenen Stationen befindet (Rittmannsberger et al. 2004). Ganz anders ist die Situation in der Slovakei, wo nur 39 % der freiwillig in Behandlung befindlichen Patienten tatsächlich auf offenen Stationen sind, ca. 60 % der untergebrachten Patienten befinden sich hier auf geschlossenen Stationen (Rittmannsberger et al. 2004). In Österreich befinden sich 12 % der Gesamtpatienten auf einer geschlossenen Station, in der Slowakei sind es 38 %. Liegt diese unterschiedliche Verteilung tatsächlich nur an mangelndem Personal? Die Studie von Rittmannsberger et al. deutet nicht in diese Richtung. Hier findet sich kein klarer Zusammenhang zwischen Personalschlüssel und »offenen Türen«. Rumänien beherbergt 95 % der psychiatrischen Patienten auf offenen Stationen, gleichzeitig jedoch findet man dort den niedrigsten Personalschlüssel mit 0.08 bzw. 0.05 Arztstellen und 0.23 bzw. 0.17 Pflegekräfte im universitären bzw. peripheren Bereich pro Bett (Rittmannsberger et al. 2004).

In einem Cochrane Review von 2006 wurde systematisch dargelegt (Muralidharan u. Fenton 2006), dass bis zum heutigen Zeitpunkt keinerlei kontrollierte Studien zu den gängigen Unterbrin-

gungsstrategien in der Akutpsychiatrie vorliegen. Die fortgesetzte Durchführung entsprechender Aufnahmeroutinen erfolgt ohne Evidenzbasierung und ohne das Vorliegen von Richtlinien über den Nutzen oder auch Schaden der Zwangsbehandlung (Muralidharan u. Fenton 2006). Da der Einsatz von Zwangs- und Unterbringungsmaßnahmen in unterschiedlichen Institutionen, Ländern und Einrichtungen erheblich schwankt, kann eine Fortsetzung gängiger Praxis nicht mehr empfohlen werden bzw. sollte ausschließlich im Kontext randomisierter kontrollierter Behandlungsstudien erfolgen (Muralidharan u. Fenton 2006).

Natürlich ist die gängige Unterbringungspraxis nur durch das feste Bestehen beispielsweise von obligatorisch geschlossenen Stationen möglich. Deshalb bedeutet der Wegfall von geschlossenen Stationen innerhalb der Psychiatrie auch eine Innovation der Behandlungsstrategien. Innerhalb der Psychiatrie entsteht mehr und mehr der Wunsch, Kliniken ohne diese »Minigefängnisse« zu etablieren und sich damit mit einer besseren Behandlungsqualität auszuweisen.

In ⚪ Abb. 1.2 sieht man eine kleine nichtrepräsentative Befragung zum Thema »geschlossene Tür«, die die Ambivalenz der behandelnden Teams bestätigt. In der Studie an 20 deutschen Universitätskliniken gaben fast alle Ärzte an, dass eine Akutbehandlung mit offenen Türen möglich sei, fast alle hielten auch die Behandlung untergebrachter Patienten mit offenen Türen für machbar, in den wenigsten Fällen war jedoch zum Zeitpunkt der Erhebung die Tür der Akutstation(en) geöffnet. Vor allem die Zeit, die das Pflegeteam mit Öffnen und Schließen verbringt und damit die ohnehin knappen Interaktionen mit den Patienten unterbricht und minimiert, steht hier als ein großer Nachteil im Vordergrund (Haglund u. von Essen 2005). Würde zum Beispiel statt dem stundenlangen Auf- und Zuschließen der Stationstür eine Pflegekraft die maximal zwei bis drei Patienten pro Station, die keinen Ausgang haben, engmaschiger beobachten oder beschäftigen, dann müssten alle anderen Patienten und Besucher nicht immer anklopfen und fragen, und die Arbeit der Pflegekräfte wäre weitaus qualifizierter.

Ein wichtiges Problem geschlossener Türen ist die häufige Unterbrechung von Interaktionen mit den Patienten durch das Klingeln (nach Ausgang fragen müssen; Haglund u. von Essen 2005). Dadurch entsteht eine »Gefängnisatmosphäre«, denn die Patienten erhalten weniger Verantwortung und trauen sich oft nicht, die Station zu verlassen oder die Pflege um ein Aufschließen zu bitten, da sie Angst haben, zu stören; zudem fühlen sie sich abhängig und gedemütigt. Jeder Teammitarbeiter, der einmal seinen Schlüssel vergessen hat, kann diese Demütigung nachvollziehen. Aus dieser Hürde, nach Ausgang fragen zu müssen, entsteht eine Passivität des Patienten (Haglund u. von Essen 2005). Entsprechend konnte in einer randomisierten Studie gezeigt werden, dass Patienten auf geschlossenen Stationen länger behandelt werden müssen und weniger Aktivität entwickeln als beispielsweise Patienten einer Tagesklinik (Kallert et al. 2007). Weitere Punkte, die in Umfragen auch den Teams von geschlossenen psychiatrischen Stationen auffallen, sind:

- Die Patienten werden stigmatisiert, wenn sie (freiwillig oder unfreiwillig) auf einer geschlossenen Station sind.
- Besucher nehmen die Patienten anders wahr oder trauen sich gar nicht, die Patienten auf einer geschlossenen Station zu besuchen.
- Oft sind Kinder als Besucher auf geschlossenen Stationen nicht zugelassen, was gerade für wahnhaft depressive Patienten ein massives Problem darstellen kann.

- Es besteht ein nicht zu unterschätzendes Sicherheitsrisiko, weil im Brandfall oder im Fall einer Reanimation die Rettung durch die verschlossene Tür erheblich verzögert werden kann (Haglund u. von Essen 2005).

Laut einer großen Erhebung zum Thema »Türpolitik« sind in Schweden 73 % der Akutstationen geschlossen (Haglund et al. 2007). Interessant an dieser Studie ist vor allem der Befund, dass ein Drittel dieser Stationen zum Zeitpunkt der Erhebung zwar geschlossen waren, jedoch ohne dass sich ein gesetzlich untergebrachter Patient auf der Station befand (Haglund et al. 2007). Die Türschließung war in diesen Fällen also als gesetzeswidrig anzusehen. 40 % dieser Stationen hatten lediglich einen untergebrachten Patienten, was bedeutet, dass der ganze Aufwand des Tür-Öffnens und -Schließens durch ein Team geleistet wurde, dass sich idealerweise lieber um diesen vereinzelten Patienten gekümmert hätte, statt alle anderen Patienten, ihre Besucher und sonstige Personen ständig ein- und auszuschließen (Haglund et al. 2007).

Haglund et al. (2007) fragten das Personal nach den Gründen für das Schließen der Türen. Es zeigte, sich, dass die meisten Angestellten sich sorgten, dass Patienten weglaufen könnten, gefolgt von der Anwesenheit untergebrachter Patienten sowie der Sicherheit vor Besuchern (Haglund et al. 2007). Paradoxerweise scheint jedoch das Weglaufrisiko zu steigen, wenn die Tür geschlossen ist, weil 58 % Patienten aufgrund der geschlossenen Tür weglaufen bzw. vom Ausgang nicht zurückkommen (Bowers et al. 1999; Falkowski et al. 1990).

Geschlossene Türen als Schutz vor Besuchern zu sehen mag in Schweden ein Argument gegen das Tür-Öffnen sein, sie ist in vielen anderen Kliniken (zumindest in Berliner Kliniken) aber nicht relevant; viele Patienten haben dort eher einen Besuchermangel zu verzeichnen. Das nächste Argument in Haglunds Studie ist die engmaschige Beobachtung, die erfahrungsgemäß gerade durch den Türschluss nicht erfolgt. Da ja das Einschließen die Interaktion mit dem Personal quasi ersetzt, werden Problempatienten auf geschlossenen Stationen nicht personell überwacht, sondern durch geschlossene Türen »gesichert« und sind sich dabei

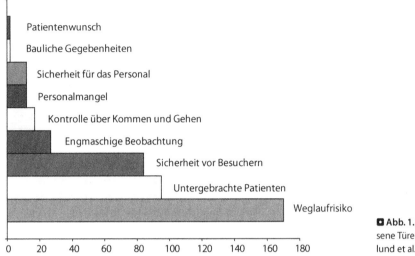

Patientenwunsch

Bauliche Gegebenheiten

Sicherheit für das Personal

Personalmangel

Kontrolle über Kommen und Gehen

Engmaschige Beobachtung

Sicherheit vor Besuchern

Untergebrachte Patienten

Weglaufrisiko

0   20   40   60   80   100   120   140   160   180

◘ **Abb. 1.3** Gründe für geschlossene Türen. (Adaptiert nach Haglund et al. 2007)

häufig selbst überlassen. Gerade auf geschlossenen Stationen liegt also eine fehlende Beobachtung der Patienten durch das Pflegepersonal vor. Entsprechend wird auch Personalmangel als Grund für geschlossene Türen angegeben (Haglund et al. 2007).

Das letzte Argument aus Haglunds Studie, dass geschlossene Türen das Personal schützen, ist ebenfalls nicht wirklich schlüssig, da bekannt ist, dass geschlossene Türen das Gewaltniveau erhöhen und Gewalt sich in der Psychiatrie in der Regel gegen Mitarbeiter und nicht gegen Mitpatienten richtet. Auffallend an der Umfrage von Haglund et al. ist, dass der Patientenwunsch im Ermessen der Entscheidung für geschlossene Türen keine Rolle zu spielen scheint, aber es doch eigentlich der Patientenwunsch sein sollte, der dem Pflegeteam im Akutbereich am wichtigsten ist (Haglund et al. 2007).

In ◘ Abb. 1.3 sind die in Haglunds Studie genannten Gründe für Türschließungen von Akutstationen in Schweden aufgeführt. Zum Zeitpunkt der Erhebung waren 73 % der Stationen geschlossen, 1/3 davon ohne untergebrachte Patienten, 40 % hatten nur einen untergebrachten Patienten.

Eine wichtige Frage ist, ob eine geschlossene Tür den Verbleib von Patienten zu sichern vermag bzw. ob offene Türen zu einem Verlust von behandlungsbedürftigen Patienten führen können. Tatsächlich passieren die meisten Entweichungen von geschlossenen Stationen (50–80 %) im genehmigten Ausgang (Bowers et al. 1999; Dickens u. Campell 2001; Falkowski et al. 1990). Insgesamt entweichen – wenn man Entlassungen gegen ärztlichen Rat dazuzählt – bis zu 65 % der Patienten von geschlossenen Stationen (Dickens u. Campell 2001). Ein gewisser Teil der Entweichungen scheint unvermeidbar zu sein; so ereignen sich bis zu 20 % der Entweichungen während sich Personal im Türbereich aufhält, Türen geschlossen sind und Patienten keinen Ausgang haben (Bowers et al. 1999). In einer eigenen Erhebung fanden wir in einem Pilotzeitraum von einem Jahr, dass im geöffneten Zeitraum signifikant weniger Patienten entwichen bzw. sich gegen ärztlichen Rat entlassen ließen wie im geschlossenen Intervall (Lang et al. 2010). Herda et al. bestätigen diese Beobachtung: Unter 100.000 aufgenommen Patienten entwichen von geschlossenen Akutstationen 1,54 % und von offenen Akutstationen 1,43 %. Daraus folgt, dass bei geöffneten Türen zumindest kein höherer Anteil der Patienten aus der Behandlung entweicht als bei geschlossenen (Herda et al., mündliche Kommunikation).

Diese Beobachtung erscheint logisch, da ja der Großteil der Patienten von geschlossenen Stationen entweicht, weil sich die Patienten eingeschlossen fühlten (Bowers et al. 1999). Unterstützt wird dieser Umstand durch einige Studien, die zeigen, dass Patienten auf geschlossenen Stationen eine niedrigere Patientenzufriedenheit zeigen (Müller et al. 2002), ein höheres Aggressionsniveau erleben (Bowers et al. 1999), weniger Autonomie erreichen (Bowers et al. 1999; Meehan et al. 2000) und eine geringere Compliance entwickeln (Falkowski et al. 1990; Lewis u. Kohl 1962; Müller 1962; Short 1995). Gründe für Entweichungen sind Sorge um die Zustände zuhause (Falkowski et al. 1990; Lewis u. Kohl 1962; Meehan et al. 2000, 2004; Müller 1962; Short 1995), Bevormundung durch Personal und rigide Stationsregeln (Bowers et al. 1999; Lewis u. Kohl 1962; Meehan et al. 1999; Müller 1962), bedrohliche Stationsatmosphäre (Bowers et al. 1999; Meehan et al. 1999), Langeweile, mangelndes therapeutisches Angebot (Bowers et al. 1999; Lewis u. Kohl 1962; Meehan et al. 1999), nicht entscheiden zu können, was man unternimmt, und die Angst, auf eine geschlossene Abteilung verlegt zu werden. Hier liegt also ein Teufelskreis vor: Patienten entweichen, weil sie sich eingesperrt fühlen, und Patienten werden eingesperrt, weil sie entweichen. Gerade jedoch die Bevormundung durch Personal und rigide Stationsregeln sowie die empfundene Unfreiheit über Abläufe und die eigene Zeiteinteilung fällt als Grund für das Entweichen auf offenen Stationen weitgehend weg und bedeutet, dass durch Veränderungen etwa in einer Verbesserung des therapeutischen Angebots, Patientenorientierung etc. relevante Strategien entwickelt werden können, um Patienten effektiv und langfristiger in einer Behandlung zu halten.

Durch offene Türen werden im Wesentlichen zwei weitere Phänomene beobachtet, die für die Patienten die Behandlung angenehmer machen:

- Die Station ist leerer, die Patienten unternehmen mehr, d.h. es kommt nicht zur Ansammlung von bedrohlichen und teilweise lauten Patienten auf kleinem Raum.
- Wenn gerade schizophrene Patienten wissen, dass sie jederzeit die Station verlassen können, dann verlassen sie sie paradoxerweise kaum.

Ein interessanter Nebenaspekt ist, dass bei geöffneter Stationstür Noncompliance, Medikationsverweigerung, Aggression und selbstschädigendes Verhalten seltener aufzutreten scheinen. Diese Verhaltensweisen waren in Studien mit der Anzahl der Stunden, an denen die Stationstür verschlossen war, negativ korreliert (Baker et al. 2009).

Fallbeispiele

Herr L. leidet unter sich periodisch zuspitzenden katatonen Zuständen, in denen er scheinbar wahllos Menschen angreift, sich immer schlechter bewegen kann, verwahrlost, abnimmt und dann teilweise laut mit Stimmen dialogisierend im Bademantel durch die Straßen irrt. Er wird ca. halbjährlich durch seinen Betreuer zur Heilbehandlung untergebracht. Herr L. kennt die Station sehr gut. Während früherer Aufenthalte ist er regelmäßig entwichen und war dann in ganz Deutschland unterwegs. Nun hat er in einer Patientenverfügung veranlasst, dass er nur noch bei offener Türe zwangsbehandelt werden will. Er geht mehrmals am Tag zur Stationstür und probiert, ob sie geöffnet ist, um sich dann wieder in sein Zimmer zurückzuziehen.

Herr R. ist ein chronisch kranker hebephrener Patient, der Drogen und Alkohol in größeren Mengen konsumiert und immer wieder schwere Fehlhandlungen (Sprung in die Spree, Sprung in Paris in die Seine, bewirft Leute mit Steinen) begeht, jedoch ohne klar erkennbare eigen- oder fremdgefährdende Intentionen. Er wird immer wieder stationär zur Heilbehandlung untergebracht. Sein Ausgang wird durch die regelmäßigen Aufenthalte sehr locker gehandhabt. Manchmal kommt er nach 24 Stunden, manchmal nach 48 Stunden, manchmal betrunken, manchmal ungepflegt auf die Station zurück. Insgesamt liegt eine durchaus befriedigende Compliance vor, da Herr R. immer wieder auf die Station zurückkommt und seine orale Medikation regelmäßig und zuverlässig einnimmt (wenn er sie auch teilweise mit Drogen kombiniert). Seine Eltern sind sehr unzufrieden mit unserem lockeren Stationskonzept. Sie erleben keinen Fortschritt, und die Anforderungen, die sie an ihren Sohn haben (z.B. Ausbildung, Studium) sehen sie als zunehmend unerreichbar. Wir verstehen das Problem und erklären den Eltern vorsichtig, dass eine geschlossene Stationstür und die Streichung des Ausgangs die Situation für Herrn R. nur vorübergehend »virtuell« vielleicht verbessert, aber auch keine Dauerlösung darstellen kann. Da wir nicht bereit sind, für Herrn R. die Tür zu schließen, entscheiden die Eltern, ihn in eine »richtige geschlossene« Akutstation zu verlegen. Die Verlegung erfolgt dann auf kollegialer Basis. Herr R. ist nicht mit dieser Verle-

◘ **Tab. 1.1** Beispiele

Typischer Patient*	Aufnahme auf die Akutstation	Alternatives Procedere
Älterer verwirrter Patient irrt in Unterwäsche durchs Haus, wird von Polizei wegen Eigengefährdung gebracht	Patient wird ohne weitere internistische Abklärung direkt auf die geschlossene Station transferiert und verstirbt noch in derselben Nacht an einem Mesenterialinfarkt	Abklärung des Verwirrtheitszustandes auf einer internistischen Station oder Akutgeriatrie, kurzmöglichster Aufenthalt, dann Entlassung ins eigene Umfeld (bei alten Leuten extrem wichtig)
Schwer alkoholintoxikierter junger Mann, randaliert in einem Lokal, wird von der Polizei wegen Fremdgefährdung gebracht	Patient fängt auf der Akutstation an zu randalieren, verletzt mehrere hilflose Mitpatienten und demoliert die gesamte Einrichtung; eine Pflegekraft, die verletzt wurde meldet sich danach dauerkrank	Videoüberwachung des intoxikierten Patienten in einer Isolationszelle der Anästhesie, am Morgen Klärung des weiteren Behandlungsbedarfes bzw. Entzugsbehandlung und Entlassung des nüchternen Patienten
Borderline-Patientin wird gegen ihren Willen vom Vater gebracht, nachdem sie eine »suizidale SMS« geschickt hat	Patientin greift mehrere Patienten auf der Akutstation an, zerschlägt eine Scheibe und ritzt sich blutig	Patientin ist nach genauer Aufklärung und Deeskalation nicht mehr suizidal, (war sie auch nie), sie wird über die Option einer DBT-Therapie aufgeklärt und möchte sich dazu ambulant anmelden
Schwer depressive wahnhafte Patientin wird vom Ehemann gebracht, nachdem sie versucht hat, sich zu erhängen	Patientin kommt in einer sehr turbulenten Situation auf die Station, geht komplett unter, hat Angst vor den Mitpatienten (demente und manische Patienten) zieht sich sofort zurück, wirkt komplett unzugänglich, fast tranceartig, und erhängt sich mit einem Schnürsenkel in der Toilette der geschlossenen Station	Patientin wird freiwillig und freundlich auf die Depressionsstation aufgenommen, stimmt einer 1:1-Überwachung zu und wirkt nach Reduzierung von Lorazepam und Olanzapin deutlich entlastet
Patient mit narzisstischer Persönlichkeitsstörung wird von der Polizei gebracht, nachdem die Partnerin Stalking und Waffenbesitz gemeldet hat	Patient wird wegen Fremdgefährdung aufgenommen, im Verlauf zeigt sich jedoch dass hier lediglich ein Partnerkonflikt vorliegt und der Patient keine Waffe besitzt; er verklagt die Klinik daraufhin wegen Freiheitsberaubung	Akut behandlungsbedürftige Achse-1-Störungen (Intoxikation, Psychose, Manie) werden ausgeschlossen; der Partnerin und der Polizei wird erklärt, dass hier von psychiatrischer Seite keine Interventionsmöglichkeit besteht
Anorektische Patientin soll zur Zwangsernährung und Fixierung aus der Psychosomatik auf die geschlossene Station verlegt werden	Zuerst wird auf der geschlossenen Station versucht, der Patientin hochkalorische Drinks per Nasensonde zu geben, im Verlauf jedoch massive Hypokaliämie der Patientin und Herzrhythmusstörungen, sodass eine Verlegung auf die Intensivstation erforderlich wird	Entweder Verbleib auf der psychosomatischen Station mit ggf. Fixierung oder Nasensonde dort, anderenfalls Verlegung innerhalb der internistischen Abteilung auf die Intensivstation zum internistisch fundierten »Refeeding«

*Alle Fälle haben sich (teilweise auch mehrfach, in leicht abgewandelter Form) genau so ereignet

gung einverstanden und entweicht von der geschlossenen Station nach drei Tagen mit dem Essenswagen. Auch ein weiterer geschlossener Behandlungsversuch scheitert. Herr R. flieht über den Garten und setzt sich ins Ausland ab. Wieder zurück beschließt der Betreuer, dass Herr R. in eine geschlossene Langzeiteinrichtung in der Nähe von Hannover verlegt werden müsse. Herr R. verlässt bei der Überfahrt das Auto und verschwindet für einige Wochen von der Bildfläche. Schließlich kommt Herr R. wieder in unsere Behandlung zurück.

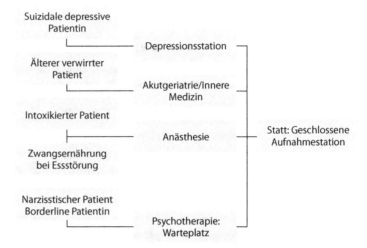

◘ Abb. 1.4 Triagierung von Patienten zur spezifischen Behandlung

Er ist bis zum heutigen Tage in der Tagesklinik, wo er zwar immer wieder einmal Drogen konsumiert und Alkohol trinkt oder auch mal mit Mitpatienten aneinandergerät, aber sich im Großen und Ganzen gut in der Therapie hält.

Wie unpersönlich sich Sicherheitsmaßnahmen auf den Umgang auswirken können, erlebten wir bei der Besichtigung einer großen Uniklinik in Deutschland, wo wir sowohl auf die geschlossene Akutstation als auch auf die Depressionsstation geführt wurden. Als wir die Depressionsstation erreichten, begrüßte uns eine Krankenschwester sehr freundlich und führte uns durch alle Räumlichkeiten, auf die Terrasse und den Balkon. In modernster Bauweise war auf der Akutstation das Pflegeteam hinter einem gläsernen Tresen angeordnet, hinter dem ein Personalraum quasi als Rückzugsort angegliedert war. Auf der geschlossenen Station wurde, nachdem wir geklingelt hatten, die Tür geöffnet, und wir standen im Vorraum. Die Pflegekraft verschwand, nachdem sie uns hereingelassen hatte, sofort wieder hinter dem Tresen. Dann klopften wir an das Glas des Tresens und baten, in den Garten treten zu dürfen. Diese Tür zum Garten wurde uns geöffnet, die Pflegekraft verschwand jedoch sofort wieder, sodass wir im Garten ausgesperrt waren und wieder klingeln mussten, um auf die Station zurück zu dürfen, und erneut an den Tresen klopfen mussten, um die Station verlassen

zu können. ◘ Tab. 1.1 zeigt einige Beispiele, welche Alternativen sich in der Behandlung von Akutpatienten bieten können und inwieweit Sicherheitslücken auf geschlossenen Stationen durch vermehrte Behandlungsqualität und eine präzise Aufnahmepolitik umgangen werden könnten.

◘ Abb. 1.4 veranschaulicht ein Aufnahmeprozedere, das alternativ bei typischen klinischen Notfällen die Akutstation entlastet bzw. die Patienten qualitativ besser versorgt.

1.4   Ursachen von Gewaltverhalten bei Patienten

Die S2-Leitlinien zur Gewaltprävention fordern insbesondere das Herstellen einer Behandlungsnormalität zur Gewaltprophylaxe auf Akutstationen (Gaebel et al. 2009). Denn Normalität, Mitgestaltung, Liberalität und ein respektvoller Umgang verhindern sekundäre Gewalt als Reaktion auf das Milieu einer Akutstation. Darüber hinaus sind Geschlechtermischung, »Patientenorientierung«, »Shared Decision Making«, »Verhandeln statt Behandeln« »Patientenorientierung«, Behandlungsvereinbarungen und eine gute Personalausstattung von den S2-Leitlinien als gewaltprophylaktisch beschrieben worden (Gaebel et al. 2009). Weitere wichtige Faktoren zur Verhinderung aggressiven Verhaltens sind diagnostisch durchmischte Stationen, erfahrenes Personal, liberale Ausgänge, zeitliche Begrenzung von Sitzwachen, Öffnung der Türen und Wahrung der Intimsphäre von Patienten.

Darüber hinaus werden ansprechende und moderne Räumlichkeiten, die Behandlung ohne Nebenwirkungen, Bezugspflege, eine freiwillige Medikamenteneinnahme, keine Überbetten und eine gute Stationsatmosphäre insbesondere mit flacher Hierarchie als gewaltprophylaktisch angesehen (Gaebel et al. 2009).

All diese Forderungen zur Reduktion von Gewalt zielen auf den interaktionalen Kontext von aggressivem Verhalten und interpretieren damit Gewaltverhalten als situationsbedingt im Kontext der Akutstation. Neben diesen Aspekten stellt sich im Team jedoch immer wieder die Frage, ob es eine definierte Patientengruppe gibt, die per se erhöhtes Gewaltverhalten aufweist.

Bezüglich der Diagnose kann man pauschal sagen, dass Suchterkrankungen Gewaltverhalten begünstigen. Für die Diagnose Schizophrenie per se scheint das jedoch nicht zuzutreffen. Insgesamt unterscheidet sich die Rate der Gewaltdelikte von Patienten mit Schizophrenie nicht von der Rate der Gewaltdelikte in der Allgemeinbevölkerung (Böker u. Häfner 1973). Eine Metaanalyse von drei Studien zeigte, dass der einzige Faktor, der mit subsequentem Gewaltverhalten assoziiert war, eine Zwangsbehandlung bei Ersterkrankten war (Foley et al. 2005; Milton et al. 2001; Spidel et al. 2010). Leiden schizophrene Patienten jedoch gleichzeitig an einer Suchterkrankung, scheinen die Gewalttaten leicht bis moderat erhöht (Elbogen u. Johnson 2009; Fazel et al. 2009; Swanson et al. 2006).

Gewaltrisiken sind in einigen Studien bei jungen Männern erhöht, in anderen bei Frauen. In einer geschlechtsspezifischen prospektiven Erhebung zeigte sich eine Erhöhung der Gewalt von Frauen innerhalb der Psychiatrie, eine erhöhte Gewaltbereitschaft von Männern jedoch außerhalb der Psychiatrie und im ambulanten Setting. Viele Studien gehen davon aus, dass es zwischen Frauen und Männern innerhalb der Psychiatrie keinen Unterschied im Auftreten von Gewalt gibt (Beck et al. 1991; Hodkinson et al. 1985; Meyers u. Dunner 1984; Miller et al. 1993; Tardiff u. Sweillam 1982). Einige Studien fanden ein häufigeres Auftreten bei Männern (Kay u. Kent 1989; Pearson et al. 1986;

Steinert et al. 1996), einige Studien ein häufigeres aggressives Verhalten bei Frauen (Binder u. McNeill 1990; Kiejna et al. 1993; Rassmussen u. Levander 1996). In einer Studie, die speziell im Hinblick auf die geschlechtsspezifischen Unterschiede Gewaltverhalten analysierte, zeigte sich ein erhöhter Anteil von Frauen, die während der stationären Behandlung gewalttätig waren, während Männer eher im ambulanten Bereich zu Übergriffen neigten (Krakowsky u. Czobor 2004).

Immer wieder stellt sich die Frage, ob Migranten ein erhöhtes Gewaltpotenzial haben bzw. ob durch das erforderliche Einbinden von Dolmetschern und damit verbundene Verzögerungen in der Erfüllung von Bedürfnissen der Patienten Auslöser für erhöhte Gewalt bei Migranten in der Psychiatrie bestehen. De facto ist das Erkrankungs- und Sterblichkeitsrisiko bei Migranten erhöht, denn diese scheinen die stationäre Behandlung erst in Anspruch zu nehmen, wenn sie schwergradig erkrankt sind (Gesundheitsministerkonferenz der Länder 2007). Obwohl Migranten in der Psychiatrie insgesamt »kränker« sind als Deutsche, kommen Tätlichkeiten und kriminelles Verhalten bei Deutschen jedoch häufiger vor als bei Ausländern (Türken 29 %, Italiener 20 %, Jugoslawen 17 %) (Häfner u. Böker 1973; Häfner et al. 1977). Tätliche Aggression fand sich bei deutschen Patienten sowohl im Ausmaß als auch in der Häufigkeit ausgeprägter als bei Türken (32 %), Jugoslawen (12 %) und Italienern (8 %) (Grube 2004).

Zusammenfassend kann eine Assoziierung des Risikos für Gewalt mit männlichem Geschlecht, jüngerem Alter oder bestimmten psychiatrischen Diagnosen und Psychopathologie nicht in allen Studien erhärtet werden (Ketelsen et al. 2007; Ruesch et al. 2003; Spießl et al. 1998). Moderate Prädiktoren – die letztlich genauso gut Begleiterscheinungen erhöhter Gewaltbereitschaft sein könnten – sind Merkmale verminderter sozialer Kompetenz wie beschützte Wohnsituation, beschützter oder fehlender Arbeitsplatz und fehlende Ausbildung (Ketelsen et al. 2007; Ruesch et al. 2003; Spießl et al. 1998).

Als einzigen patientenbezogenen starken Prädiktor für das Auftreten von Gewalt kann man Gewalt in der Vorgeschichte als Risikofaktor festlegen (Steinert et al. 2002, 2007).

1.5   Rechtliche Aspekte

Eine Unterbringung in einem psychiatrischen Krankenhaus muss nicht notwendigerweise auf einer geschlossenen Station durchgeführt werden. Bereits aus den Vorschriften des Strafvollzugsgesetzes ergibt sich, dass im Fall des offenen Vollzuges nur verminderte oder keine Vorkehrungen gegen Entweichungen getroffen sein müssen (§§ 10 Abs. 1, 141 Abs. 2 StVollzG).

Ausreichend für eine Unterbringung sind die Beschränkung des Untergebrachten auf einen bestimmten Raum sowie die Reglementierung des Zusammenlebens und des Kontaktes nach außen. Die Kontrolle der Einhaltung dieser Regeln kann auch durch Beobachtung erfolgen und muss nicht notwendigerweise durch geschlossene Türen sichergestellt werden. Dies bedeutet, dass unabhängig von den gesetzlichen Regelungen eine Unterbringung auch auf offenen Stationen durchgeführt werden kann, wenn die entsprechende Überwachung der Untergebrachten durch das Personal gewährleistet ist (Arnold u. Kloss 1996). In einigen Psychisch-Kranken-Gesetzen (PsychKGs) ist die offene Unterbringung als Regelform der Unterbringung ausdrücklich vorgesehen.

So soll in Thüringen die Unterbringung nach Möglichkeit aufgelockert und weitgehend in freien Formen durchgeführt werden (§ 21 Abs. 1 ThürPsychKG). Der Untergebrachte soll in frei zugänglichen Stationen und Betreuungsbereichen aufgenommen werden, wenn dies der Behandlung dient, keine Missbrauchsgefahr besteht und dies nicht gegen den Willen des Untergebrachten geschieht. Das Vormundschaftsgericht, ein gesetzlicher Vertreter sowie der sozialpsychiatrische Dienst sind zu benachrichtigen (§ 21 Abs. 2 ThürPsychKG).

Therapeutische Skills zur Veränderung der Rahmenbedingungen

2.1   Reduktion der »Struktur« auf Akutstationen

Im Gegensatz zu einem Hotel, wo man sich gerne aufhält, weisen Akutstationen in der Psychiatrie häufig diverse Regelwerke auf, deren Nutzen für die Patienten und das dort beschäftigte Team teilweise nicht zu durchschauen ist. Ein Beispiel ist das frühe Wecken von Patienten um sieben Uhr morgens, meist mit dem Argument der »Strukturierung« des Patienten. Dieses Wecken führt zu Widerstand der Patienten und zu Unzufriedenheit und negativen Gefühlen des Patienten gegenüber dem Personal. Andere Regeln sind befristete Nutzung des Gartens, befristete Besuchszeiten, Zutrittsverbote zu bestimmten Räumen (Aufenthaltsraum, Badezimmer, Fernsehraum, Küche) zu bestimmten Zeiten, rigide Essenszeiten, Fernsehverbot zu bestimmten Zeiten, Waschverbot zu bestimmten Zeiten, Abnahme von diversen Gegenständen, Rauchverbot, auf Minuten angelegte Ausgangsregelungen, etc. In manchen Kliniken gibt es auch verschiedenste persönliche Gegenstände, die den Patienten abgenommen werden, um Sicherheit herzustellen. Da eine Hospitalisierung wider Willen mit Gefühlen der Vulnerabilität, Machtlosigkeit und Isolation einhergeht, wirken diese zusätzlichen Freiheitseinschränkungen möglicherweise auf Patienten demütigend.

Natürlich gibt es Argumente für oder gegen eine hohe Strukturiertheit von Akutstationen (Alexander u. Bowers 2004). So könnte ein Vorteil, wenn einer Patientin der Fön, die Nagelfeile und ihre Kosmetika weggenommen werden und ihr der Zugang zum Badezimmer verwehrt wird, sein, dass sie sich mit allen diesen Dingen nicht schädigen kann. Der Nachteil könnte jedoch sein, dass die Patientin verzweifelt ist, weil sie sich nicht mehr pflegen kann. Der Vorteil, wenn jemand einen 15-minütigen Ausgang alleine im Gelände hat, könnte sein, dass das Team weiß, wie lange der Patient sich wo aufhält. Der Nachteil könnte wiederum sein, dass der Patient gar nicht mehr zurückkommt, weil ihm der Sinn einer solchen Art von Freiheitsberaubung nicht einleuchtet.

Die Fähigkeit, Stationsregeln zu übersetzen, d.h. ihren Sinn und Nutzen für den Patienten zu erklären, besitzen oft weder der Patient noch das Behandlungsteam. Immer wieder stehen diese Regeln klar im Widerspruch zu einer wertschätzenden therapeutischen Beziehung. Diese wiederum gilt als die Grundlage jeglicher therapeutischer, aber insbesondere auch psychotherapeutischer Ansätze und Haltung.

Das erste Beispiel zeigt die Verunsicherung des Pflegeteams, wenn Regeln wegfallen, im zweiten Beispiel wird deutlich, dass eine »hochstrukturierte« geschlossene Station den Verlauf von Erkrankungen durchaus erschweren und eskalieren kann.

Fallbeispiele

Das Umsetzen offener Türen auf der psychiatrischen Akutstation der Charité (Berlin) führte zu teilweise erheblichem Widerstand bei einigen Pflegekräften. »Wenn wir den Ein- und Austritt der Patienten nicht mehr kontrollieren können und es keine Weckzeiten und keine Pflichten mehr von Patienten gibt, dann sind wir entmachtet« war ein häufiges Problem sowie »Wenn der nachts in den Ausgang gehen kann, dann tanzt der uns doch auf dem Kopf herum« , »Wenn der Patient spuckt (Alkohol trinkt, tritt, schimpft etc.), dann muss es eine Sanktion geben, wenn wir das ignorieren, dann machen wir uns unglaubwürdig«. »Wir sind hier kein Hotel« war der oft hilflose Satz, der klarstellen sollte, dass Patienten nicht zum Vergnügen da sein durften und dass es nicht sein durfte, dass ein Patient gerne auf der Station war.

Frau O. wird trotz ihres Status als Privatpatientin wegen einer schweren Manie auf die allgemeine Akutstation aufgenommen. Dort kommt es sehr schnell zu Isolation und Zwischenfällen; das Team der Akutstation hält eine zeitnahe Verlegung in die Privatklinik für unmöglich.

Frau M. ist auf der Akutstation die Problempatientin schlechthin. Trotzdem wird sie einige Tage nach der Aufnahme auf der Akutstation zur Deeskalation in die Privatklinik übernommen, wo sie weiterhin keine Medikamente einnimmt. Durch den sehr zuvorkommenden und hilfsbereiten, aber auch Struktur gebenden Umgang des Pflegeteams der Privatklinik mit der Patientin kommt es weder zu weiteren Zwischenfälle noch gestaltet sich die Behandlung auch nur ansatzweise als schwierig. Frau M. resümiert, dass die Ärzte der Akutstation zwar »top« gewesen seien, das ganze Umfeld, die »Erziehungsmaßnahmen« der Pflege und die verrückten Mitpatienten sie jedoch zu »manischen Fehlhandlungen« förmlich provoziert hätten.

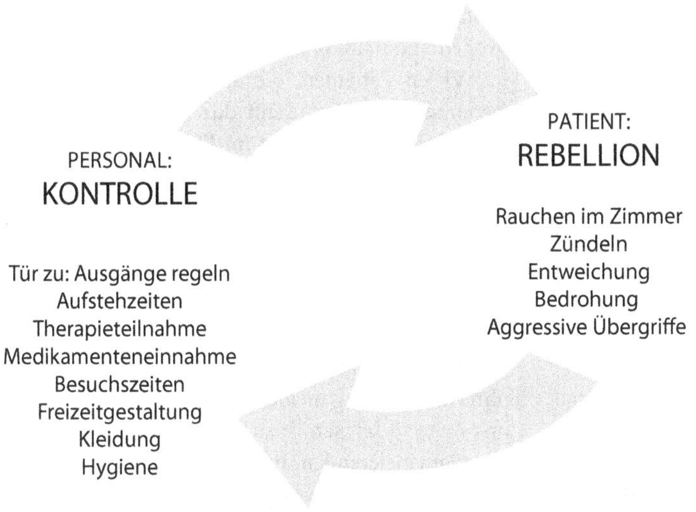

PERSONAL:
KONTROLLE

Tür zu: Ausgänge regeln
Aufstehzeiten
Therapieteilnahme
Medikamenteneinnahme
Besuchszeiten
Freizeitgestaltung
Kleidung
Hygiene

PATIENT:
REBELLION

Rauchen im Zimmer
Zündeln
Entweichung
Bedrohung
Aggressive Übergriffe

◘ **Abb. 2.1** Teufelskreis aus Kontrolle und Gewalt

Es gibt nur wenige ältere Arbeiten zum Patienten-Outcome auf hochstrukturierten (Bursten et al. 1980; Caplan 1993; Jungman u. Bucher 1967; Levinson u. Crabtree 1979; Lowe et al. 2003) und unstrukturierten Stationseinheiten (Alden 1978; Bursten u. Geach 1976; Johansen 1983; Lanza et al. 1994). Gut verwertbare Aussagen zum Outcome lassen sich daraus nicht abschließend ableiten. Es gibt Hinweise, dass beispielsweise selbstschädigendes Verhalten und aggressive Übergriffe mit der Anzahl der Stunden, in denen die Stationstür verschlossen ist, korrelieren (Baker et al. 2008). Der freie Zugang zu Essen und Getränken beispielsweise sowie ein Fernsehgerät im Raucherraum scheinen zu einer Reduktion von Aggressivität und des Bedarfes an Tranquilizern zu führen (Alexander 2006). Was die meisten Autoren diskutieren, ist die Beobachtung, dass Risikosituationen wie Gewalt und Selbstschädigung auch als Reaktion auf Restriktionen entstehen können. Durch diesen Zusammenhang könnte sich die Eskalation von selbst- und fremdschädigendem Verhalten auf Akutstationen erklären lassen (◘ Abb. 2.1).

Zu dieser Problematik liegen Studien vor, die den Zusammenhang zwischen reglementierenden Interaktionen des Pflegeteams mit Patienten und aggressiven Übergriffen herstellen konnten (Finnema et al. 1996; Hewison 1995; Muir-Cochrane u. Harrison 1996; Roper u. Anderson 1991; Whit-tington u. Wykes 1996). Zwei Studien zeigten aggressives Verhalten bei Patienten als Reaktionen auf Restriktionen des Settings (Lanza 1988; Nijman et al. 1997). Weitere Studien konnten einen Zusammenhang zwischen einer Erzwingung von Regeln und den darauffolgenden Übergriffen von Patienten feststellen (Morrison 1989, 1994).

Außerdem gibt es Hinweise auf eine erhöhte Konfliktbereitschaft beim Pflegeteam, wenn eine autoritäre Atmosphäre herrscht (Lutzen 1990; Watkins 1979). Insbesondere scheint eine Institution per se eine autoritäre Haltung beim Pflegeteam bewirken zu können (Morrison 1998). Wichtig ist letztlich die genaue Information der Patienten bei Aufnahme. Es konnte gezeigt werden, dass ein Mangel an Informationen über den Stationsablauf und das Procedere Angst und Verwirrung bei neu aufgenommenen Patienten steigert (Alexander 2006). Bereits zu Beginn der Behandlung sollten Regeln erklärt und im Kontext der Rahmenbedingungen schlüssig dargestellt werden. Regeln müssen also vom psychiatrischen Team genauestens überdacht und auf ihre Sinnhaftigkeit geprüft werden, damit sie wiederum den Patienten vermittelt werden können.

Fallbeispiele zur Diskussion im Team

Ist es therapeutisch unausweichlich, Patienten morgens um 7 Uhr zu wecken? Könnten sie ihr Frühstück nicht auch zu einem späteren Zeitpunkt einnehmen?

Ist es unumgänglich, alle Patienten zu durchsuchen? Kann nicht vielleicht als vertrauensbildende Maßnahme einfach gefragt werden, ob jemand Medikamente dabei hat, und ihm erklärt werden, warum eine individuelle Einnahme von Medikamenten die Klinik in Schwierigkeiten bringen kann?

Was sind die Gründe für ein Schließen der Küche oder der Aufenthaltsräume? Ist es sinnvoller, die Küche aufzuräumen oder dem Patienten einen Rückzugsort und das Fernsehen zu gewähren, oder sinnvoller, hungrigen oder gelangweilten Patienten zu erklären, dass es eben gewisse Regeln gibt?

Warum ist eine Teilnahmepflicht an bestimmten Angeboten erforderlich? Ist es aktivierender, wenn sich jemand um seine Katze zuhause kümmern kann oder wenn er in der Ergotherapie Körbe flechten muss? Könnte das therapeutische Angebot derart verbessert werden, dass Patienten gerne teilnehmen (z.B. durch Internetgruppen, Diskussionsrunden, Fitnesstrainer)?

Wirkt es sich positiv auf die Compliance der Patienten und ihre Aktivierung aus, wenn ihre Zimmer tagsüber verschlossen werden?

Regeln, die weder vom Team noch entsprechend von den Patienten als therapeutisch sinnvoll und förderlich erachtet werden, führen, gepaart mit geringer emotionaler Verfügbarkeit des Personals und wenig therapeutischem Engagement zur Intensivierung von Trotzreaktionen gegen ebendiese Regeln (Alexander 2006). Patienten, die nicht rauchen dürfen, zündeln, Patienten, die nicht nach Hause dürfen, verlassen die Klinik über andere Wege. Tatsächlich scheinen aggressive Durchbrüche bei Patienten seltener vorzukommen, wenn Gründe für Regeln erklärt werden (Bensley et al. 1995; Mistral et al. 2002), wobei auch häufigere »Entweichungen« von Patienten mit einem höheren Ausmaß an Stationsregeln assoziiert wurden (Bowers et al. 1999).

2.2   Erkennen eigener Grenzen

Thomas Bock (2010) schreibt in seinem Buch »Anstöße« über die Art von Hilfe, die psychisch Kranke brauchen: …»die Achtung vor dem Menschen und seiner Erkrankung darf die Medizin nicht verführen, allein alles zu können und alles zu wollen und maßlos zu werden.«

Vielen Patienten, die auf Akutstationen aufgenommen werden, kann durch die Möglichkeiten der Behandlung dort im Endeffekt nicht oder wenig geholfen werden. Gleichzeitig kann diesen Menschen jedoch durch den Faktor der Freiheitsberaubung und Zwangsbehandlung Schaden zugefügt werden. Der größte Schaden besteht sicherlich darin, dass Patienten die Psychiatrie als eine Instanz erleben, bei der sie keine Hilfe bekommen können und die sie im späteren Verlauf ihrer Erkrankung meiden werden. Dieser Tatsache ins Auge zu blicken ist sicher eine der wichtigsten entstigmatisierenden und deeskalierenden Maßnahmen, da sie die psychiatrische Kompetenz relativiert und die Frage der Verhältnismäßigkeit der leider oft allgegenwärtigen Zwangsbehandlung im Gegensatz etwa zu einer minimalinvasiven Intervention aufwirft. Was häufig überschätzt wird, ist, wie viel Zeit wir tatsächlich für einen Patienten haben. Eine richterliche Unterbringung in Berlin etwa wird den Rahmen von vier Wochen kaum überschreiten. Wichtiger, als in dieser kurzen Zeit eine komplette Remission zu erzielen, ist sicherlich, den Patienten für eine Weiterbehandlung nach dem Aufenthalt zu gewinnen.

Auch sind die rein medikamentösen Effekte, wenn sie nicht zu einer Adhärenz führen, sehr relativ zu sehen: In einem Kollektiv von 2326 untergebrachten Patienten und 764 Patienten, die freiwillig in psychiatrischer Behandlung waren, sich aber zu dieser Behandlung gezwungen fühlten, zeigten sich nur moderate Besserungen der Symptome durch eine Zwangsbehandlung (Kallert et al. 2007). Soziale Faktoren scheinen das Outcome stärker zu beeinflussen als etwa die Diagnose der Patienten (Kallert et al. 2007).

Es kann in der Psychiatrie nicht – anders als in allen anderen somatischen Disziplinen – der Grundsatz gelten, dass alle »schwierigen oder nichtcompilanten Patienten erst einmal auf die geschlossene Akutstation gehen«, da die Akutbehandlung, die dort praktiziert wird, nur für einen kleinen Anteil von Patienten tatsächlich von Nutzen ist. Gleichzeitig wird es dort bei einem hohen Turnover von schwerkranken Patienten und unterschiedlichsten, meist ungeklärten Fragestellungen zu einem relativen Personalmangel kommen, und ein entsprechend gefährdeter Patient wird eher »untergehen« als auf einer weniger belebten Station, wo sich die ganze Aufmerksamkeit auf den Neuzugang richten kann bzw. durch eine 1:1-Betreuung eine engmaschige Beobachtung und ein Kontaktangebot erfolgt. Dazu kommt auch ein Mangel an Fachkompetenz auf Akutstationen, insbesondere im psychotherapeutischen und medizinischen Bereich.

Steinert gibt eine gute Übersicht über mögliche Ursachen von Gewalt (Steinert u. Köhler 2005). Markiert ist in ❏ Tab. 2.1 der kleine Patientenanteil, der tatsächlich von einer geschlossenen psychiatrischen Akutbehandlung signifikant profitiert. Intoxikationen sind ein Grenzfall und können unter internistischem Monitoring letztlich sicherer geführt werden. Alle anderen Störungsbilder stellen entweder keine Aufnahmeindikation in die Psychiatrie (sondern z.B. in die Neurologie) dar oder erfahren durch die geschlossene Behandlung keine kausative Lösung ihres Problems und im »worst case« eine Retraumatisierung und damit iatrogene Schädigung, wie es bei persönlichkeitsgestörten Patienten teilweise beschrieben wird.

Eine Zwangsbehandlung kann einen Großteil der oben erwähnten Krankheitsbilder nicht beeinflussen, teilweise entweder nicht oder nicht lege artis behandeln und im schlimmsten Fall sogar verschlechtern. Dies steht in Übereinstimmung mit der Deklaration von Madrid, der World Psychiatric Association (Helmchen 1996) und dem »White Paper«, das 2004 vom Europarat verabschiedet wurde (Steering Committee on Bioethics of the Council of Europe 2000, s. Gaebel et al. 2009). Wendet man diese Grundsätze etwa für einen randalierenden Patienten mit Persönlichkeitsstörung an, der damit versucht, seine Partnerin von einer Trennung abzuhalten, dann wird man weder die eingeschränkte Willensbildung noch die vernünftige Aussicht auf Besserung durch Zwangsbehandlung vorfinden, da es keine evidenzbasierte medikamentöse zugelassene (Zwangs-)Therapie für Patienten mit Persönlichkeitsstörungen gibt.

Fallbeispiele für fehlende Sicherheit auf geschlossenen Stationen
Eine 38-jährige Mutter entwickelt nach der ersten Geburt eine schwere postpartale Psychose. Diese führt zu einer Zwangseinweisung der Patientin auf eine geschlossene Station, die von der Patientin retrospektiv wahnhaft verarbeitet wird. Zwei Tage nach Aufnahme auf der geschlossenen Station nimmt die Patientin ihr neugeborenes Baby (das der Mann mitgebracht hat) mit auf ihr Zimmer und ertränkt es unter dem Einfluss imperativer Stimmen im Waschbecken.

Eine 45-jährige Krankenschwester hat über Monate eine schwere wahnhafte Depression. Sie fleht ihren Ehemann an, sie nicht in eine geschlossene Station einzuweisen, dies wäre ihr Ende und sie würde das Krankenhaus nie wieder verlassen. Auf eine ambulante oder tagesklinische Behandlung würde sie sich einlassen. Die Mutter der Patientin war wohl lebenslang in der Psychiatrie interniert gewesen, das ist die größte wahnhaft getriggerte Angst der Patientin. Trotzdem entscheidet sich der Ehemann schließlich zu einer Zwangseinweisung, am zweiten Tag ihrer Behandlung schiebt die Patientin eine Schwester zur Seite, schlägt mit einem Stuhl die Scheibe ein und springt aus dem Fenster der Psychiatrie in den Tod.

Die Verantwortung für Patienten und kritische Ereignisse zu tragen, für die die Fachkompetenz letztlich fehlt, und Patienten nur im Akutstadium zu erleben und nicht, wenn sie remittiert sind und selbstbewusst im Leben stehen, prägt die Teams von psychiatrischen Akutstationen.

Eine der relevanten Interventionen, die Hilflosigkeit und Haltung des Pflege- aber auch Ärzteteams verbessern können, liegt vor allem im Stressmanagement der Mitarbeiter (Gaebel et al. 2009). Beschäftigte in psychiatrischen Einrichtungen sollen lernen, den eigenen Stress und den eigenen Ärger in den Griff zu bekommen. Verschiedene Aspekte können im Teamgespräch (Voraussetzung ist ein regelmäßig stattfindendes offenes Teamgespräch) transparent diskutiert werden:

- Emotionale Instabilität spielt häufig beim Pflegeteam eine Rolle und soll durch den Umgang mit eigenen Emotionen und die Entwicklung emotionaler Stabilität ausgeglichen werden. Entwertende und zum Teil negative Einstellungen gegenüber Patienten, Kollegen und Arbeit müssen aufgearbeitet werden, und es müssen Handlungsalternativen erfolgen: »Handeln statt sich ärgern«.

━ Über-, aber auch Unterforderung sollten vermieden werden, und das Aufgehen in der Tätigkeit (z.B. »so wie es am Anfang einmal war«) soll durch kreative Aspekte erreicht werden. Beispielsweise lohnt es sich, neue Gruppen zu initialisieren, mehr Verantwortung an das Pflegeteam abzugeben und das Pflegeteam in klare Aktivitäts- und Ruhephasen zu bringen, anstatt sie auf Daueransprache bzw. Dauerrückzug in einer Passivität verharren zu lassen.

Neben Work-Life-Balance, Aufklärung und Enttabuisierung in Bezug auf psychische Stressbelastung, Förderung der individuellen Ressourcen und der Stressbewältigungskompetenz sowie Selbsthilfemaßnahmen werden auch sportliche Betätigung, gesunde Ernährung, Entspannungs- und Achtsamkeitsübungen sowie Zeitmanagement empfohlen.

Psychische Probleme im Team (häufig Sucht) müssen angesprochen werden, denn gerade hier ist die Stigmatisierung frappierend hoch; psychische Erkrankungen von in der Psychiatrie Tätigen werden paradoxerweise am stärksten stigmatisiert.

Rollendistanz sollte reflektiert und die Sinnhaftigkeit von »Normen« diskutiert werden.

Fallbeispiel
Als deeskalierendes Moment und auch in Reflexion der Rollendistanz wurde an der Charité Campus Mitte (Berlin) die Pflegeuniform abgeschafft. Nach einigen Jahren kam über einige Monate ein schwer behinderter autistischer Patient in Behandlung, der durchgehend eine 1:1-Betreuung (teilweise auch eine 2:1-Betreuung) benötigte, da er Personen wahllos würgte und angriff. Da er nicht sprechen konnte, war eine verbale Deeskalation nicht möglich. Innerhalb weniger Tage nach Aufnahme des Patienten sank die Stimmung des Pflegeteams auf den Tiefpunkt, und das gesamte Team zog wieder die Uniform an. Rational der Pflege war, dass man sich durch die Spucke des Patienten nicht seine eigene Kleidung ruinieren wollte. Sowohl bei mir als auch bei einigen Patienten der Station löste die plötzliche Verwandlung der Pflege Unwohlsein aus. Das Anziehen der Pflegeuniform verkörperte in diesem Fall die zunehmende Rollendistanz des Teams und die Verschlechterung der Atmosphäre. Nach einigen Wochen, als der Patient wieder entlas-

sen worden war, kam die Pflege wieder gut gelaunt in ihrer normalen Kleidung zum Arbeitsplatz.

Empathie scheint in der Arbeit mit Akutpatienten oft schwerer aufrechterhalten zu sein als auf anderen Stationen, da die Patienten oft vom Normalverhalten weiter entfernt sind.

Ein Perspektivwechsel ist vielen Pflegenden auf Akutstationen gar nicht mehr möglich. Der Satz »Behandeln Sie die Patienten, so wie Sie selbst behandelt werden wollen« muss immer wieder aufs Neue übersetzt werden. Oft würden Pflegende im Akutbereich beispielsweise Angehörige niemals auf ihre eigene Station aufnehmen, und der Abstand zu den Patienten erscheint unüberwindbar.

Ambiguitätstoleranz bezeichnet die Fähigkeit, in Konfliktsituationen andere Positionen aushalten und auch »Niederlagen« als Erkenntnisgewinn akzeptieren zu können. Sie sollte trainiert und vor allem legitimiert werden.

Die Vermittlung von Empathie, Sorge, Respekt, Ernsthaftigkeit und Fairness signalisiert dem Patienten Anteilnahme und Geborgenheit und wird mit Ausnahme von etwa schweren hirnorganischen Störungen oder Intoxikationen (also absoluten Ausnahmesituationen) niemals zu aggressivem Verhalten von Patienten führen. Es sollte für das ganze Team transparent werden, welche Teammitglieder warum Gewalt provozieren, und es sollte nicht die Reaktion auf diese Gewalt als heldenhafte Gegenwehr gelobt werden, sondern die Provokation von Gewalt sollte als vermeidbarer Fehler vermieden werden, und es sollten Überlegungen zur Verbesserung der Schlüsselsituationen angestellt werden.

Fallbeispiel
Der Pfleger M. kam mit der Öffnung der Station überhaupt nicht klar. M. kam aus einem problematischen Elternhaus und hatte selbst emotional instabile Persönlichkeitsanteile. Im Verlauf fiel auf, dass bei Gewaltsituationen immer Herr M. im Dienst war. Die anderen Kollegen im Pflegeteam gaben an, dass sie den Pfleger schätzten, da er bei Eskalationen immer parat sei und sie schützen würde. Er sei sehr hilfsbereit und immer als Erster zur Stelle, wenn es zu Fixierungen kam oder zur erforderlichen körperlichen Überwältigung von Patienten. Mehrere Schwestern gaben an, sie fühl-

ten sich immer »sicher«, wenn dieser Pfleger im Dienst sei. De facto hatte das gesamte Pflegeteam über Jahre scheinbar nicht wahrgenommen, dass genau dieser Pfleger offensichtlich kein Sicherheitsfaktor, sondern ein Sicherheitsrisiko war, da starke Gewalteskalationen von Patienten praktisch ausschließlich im Beisein dieses Pflegers auftraten, ohne dass dieser sich seiner »eskalierenden Haltung« bewusst war.

Die Transparenzmachung dieser oft an Einzelpersonen geknüpften Vorgänge und der offene Umgang mit derartigen Problemen im Team führt zu massiver Deeskalation und einer Art Zeichenumkehr im Umgang mit Gewalt und Gegengewalt.

Zusammenfassend heißt das Erkennen eigener Grenzen, dass einerseits nicht die Verantwortung für jeden akuten Patienten übernommen werden kann und soll, da teilweise die Fachkompetenz spezialisierter Stationen höher ist. Auch ist eine Einflussnahme auf den Patienten nicht immer möglich und vor allem nicht immer sinnvoll. Erkennen eigener Grenzen heißt außerdem, dass kein Mitglied im Team perfekt ist und dass das Team am stärksten ist, wenn es an Fehlern arbeitet und sich zu Fehlern bekennt.

2.3 Deeskalation durch Vermeidung von Eskalation

Deeskalation bedeutet freundliche und hilfsbereite Interaktion. Die Gewaltreduktion bei geöffneten Türen hängt möglicherweise maßgeblich damit zusammen, dass die Interaktion zwischen Pflege und Patienten ansteigt, sei es, weil eine Pflegekraft sich im Türbereich aufhalten muss (je nach Konzept), oder sei es, weil sie mit Patienten in Interaktion treten muss, die die Station nicht verlassen sollten. Diese Interaktion findet bei geschlossenen Türen nicht statt. Die Pflege befindet sich oft in ihrem Stationszimmer, zu dem Patienten in der Regel keinen Zutritt haben.

Deeskalation bedeutet auch eine adäquate Risikoabschätzung, da sich einige Situationen nicht deeskalieren lassen, sondern nur durch die Anwendung physischer Mittel bewältigt werden können. Jeglicher mechanischen Begrenzung wie Isolation, Fixierung oder Einsperren auf der Sta-

tion sollte der Einsatz von Sitzwachen vorgeschaltet werden, da Sitzwachen (z.B. Medizin- und Psychologiestudierende) ein oftmals großes Repertoire an Verhaltensweisen, eine hohe Empathiefähigkeit, Flexibilität, eine hohe Motivation aufweisen und eine Kreativität im Umgang mit Patienten aufweisen.

> ❯ Risikoeinschätzungen sollten möglichst unter Einbezug des ganzen Teams unternommen werden. Letztlich sind Ärzte alleine oft bezüglich ihrer Risikoabschätzung nicht zutreffend, und Schlüsselsituationen treten häufig im Beisein des Pflegeteams auf, das 24 Stunden auf der Station präsent ist. Mitspracherecht von allen Berufsgruppen wiederum stärkt das Zusammengehörigkeitsgefühl, und Entscheidungen im Alleingang sind meist unbeliebt.

Eine Deeskalation hat vor allem das Ziel, die Situation zu kontrollieren und dabei nicht physische oder chemische Kontrolle über den Patienten auszuüben. Manchmal bedeutet Deeskalation jedoch auch, weniger Kontrolle auf den Patienten auszuüben; in der Regel eskalieren Situationen immer dann, wenn es zu einem verschärften Kontrollbedürfnis seitens des Teams kommt. Entsprechend ist es wichtig, diese eskalierenden und kontrollierenden Elemente für alle Teamkollegen transparent zu machen und idealerweise abzuschaffen.

Beispiele für eskalierende Bedingungen sind:

- kein Zugang zu Nahrungsmitteln (Zusperren der Küche)
- kein Zugang zu Zigaretten
- kein Ausgang
- kein Besuch
- keine Möglichkeiten zu telefonieren
- richterliche Anhörungen
- keine transparenten Sprechzeiten der Ärzte
- seltene Gesprächsangebote
- fehlende Reaktion auf Patientenwünsche
- Abnahme von Besitz (Gürtel, Pass etc.)
- Kritik
- Patientenaufnahme in engen Räumen unter hoher Personalpräsenz
- keine psychologischen Einzelgespräche
- kein Sportangebot
- kein Zugang zum Garten

- Langeweile durch fehlende Gruppenangebote
- keine Rückzugsmöglichkeit
- freiheitsbeschränkende Maßnahmen wie z.B.
  - Wecken
  - Eingrenzen der Essenszeiten, ohne die Möglichkeit, dass jemand sich noch etwas holen kann
  - Beschränkung der Fernsehzeiten
  - Nachtruhe zu einem verfrühten Zeitpunkt
  - Durchsuchungen

Deeskalation ist am Erfolg versprechendsten, wenn sie als frühe Intervention und damit Vermeidung von Eskalation erfolgt. Je weiter die Eskalation vorangeschritten ist, desto geringer sind die Chancen zur spontanen Entspannung bzw. auch zum Rückzug einer Partei.

Ein zentrales Mittel der Deeskalation ist der Zeitgewinn bei Entscheidungen und Reaktionen.

Deeskalierende Maßnahmen sollten mit dem notwendigen Selbstvertrauen und der entsprechenden Sicherheit vorgenommen werden, ohne jedoch provozierend zu wirken. Das Selbstvertrauen sollte dabei idealerweise nicht darin bestehen, Patienten unangenehme Wahrheiten zu sagen oder sie einzuschränken, sondern ihnen Freiheiten zu gewähren, die man durch klinische Souveränität überblicken können sollte.

So wäre eine mutige deeskalierende Maßnahme nicht, einem verbal aggressiven Patienten vertraglich klarzumachen, wie die Regeln der Station sind oder ihm als Sanktion den Ausgang zu verwehren, sondern diesem Patienten gerade deshalb Ausgang zu geben, damit er sich beruhigen kann.

Es gibt viele körpersprachliche Richtlinien, die Deeskalation quasi übersetzen, wie beispielsweise gesenkte Arme, nach oben geöffnete Handflächen, eine zugewandte Körperhaltung auf der Höhe des Patienten (wenn der Patient sitzt, immer vor ihm hinknien) sowie ein respektvoller Abstand (gerade katatone Patienten explodieren förmlich, wenn man ihnen (auch verbal) zu nahe kommt). Ein erhobener Arm oder Zeigefinger, in die Seite gestemmte Arme, eine Erhöhung gegenüber dem Patienten und massiges Auftreten führen eher zu Abwehr und im ungünstigsten Fall zum Gegenangriff.

Verbale Deeskalationstechniken haben zum Ziel, die emotionale Anspannung aus der Situation zu nehmen. Die emotionale Botschaft und die dadurch mitgeteilte Sorge oder Befürchtung sollte ernst genommen und möglicherweise geteilt werden, indem etwa

- auf die emotionale Botschaft adäquat reagiert wird,
- die Mitteilung der anderen Person paraphrasiert wird,
- ein eindeutiges Interesse an der Sichtweise der anderen Person signalisiert wird.

Eine bekannte und probate Methode der Kommunikation ist die Nutzung von sog. Ich-Botschaften. Hierbei wird die eigene subjektive Perspektive verdeutlicht, ohne dass die Aussagen zu stark oder gar apodiktisch werden (Bsp.: »Ich erlebe das so...« und nicht: »Das ist so!«).

Darüber hinaus kann ein erheblicher Deeskalationseffekt durch die Vermeidung sog. Kommunikationskiller erzielt werden. Damit sind Äußerungen gemeint, die eine erwartbare und eskalierende Reaktion der anderen Seite hervorrufen können, beispielsweise die Moralisierung, die Zurechtweisung, die Verniedlichung, die Verunglimpfung oder die Beschuldigung.

> **Deeskalation bedeutet eine bewusste Unterlassung eskalierender Kommunikation.**

2.4   Interventionen zur Gewaltreduktion

Die Exposition von Pflegeteams gegenüber Gewalt hat katastrophale Auswirkungen auf deren Gesundheit. Wenn die Gesundheit eines Pflegeteams nicht geschützt wird, wird es Burnout-Symptome entwickeln, die wiederum zu einer Verschlechterung der Gewaltsituation führen (Felton 1998; Melchior et al. 1997). Etwa 20 % der Mitglieder eines Pflegeteams, die Opfer von Gewalt wurden, entwickeln posttraumatische Stresssymptome (Inoue et al. 2005); zudem führt Gewalt am Arbeitsplatz zu Burn-Out (Leiter et al. 1996; Prosser et al. 1997) und verringerter Zufriedenheit mit dem Job (Dougherty et al. 1992; Stamm 1997).

In der jüngsten Literatur nehmen Untersuchungen zur Reduktion von Gewalt auf Akutsta-

◨ Tab. 2.1 Potenzielle Ursachen für Gewaltverhalten bei psychiatrischen Patienten. (Nach Steinert u. Kohler 2005)

Häufig	– Alkoholintoxikation (evtl. in Verbindung mit einer Persönlichkeitsstörung) – **akute Psychosen (schizophrene oder bipolare Störungen)** – Erregungszustände in psychosozialen Konfliktsituationen ohne zugrunde liegende psychiatrische Erkrankung – Mischintoxikation bei Polytoxikomanie – Persönlichkeitsstörung
Weniger häufig	– postkonvulsiver Dämmerzustand bei Epilepsie – akute Belastungsreaktion nach psychischem Trauma – geistige Behinderung mit rezidivierenden, gleichartig verlaufenden Erregungszuständen – Demenz – **Entzugssyndrom/Delir** – unmittelbar vorangehendes Schädel-Hirn-Trauma – organische Persönlichkeitsstörung
Selten	– akute Gehirnerkrankung, z.B. Subarachnoidalblutung, Enzephalitis (neurologische Symptome können zunächst fehlen!) – metabolische Störung (z.B. Hypoglykämie, Niereninsuffizienz, Leberinsuffizienz) – sonstige Gehirnerkrankung (Tumor, Gefäßprozess) – pathologischer Rausch

tionen zu (◨ Tab. 2.1). Die Mehrheit dieser Untersuchungen zeigt, dass durch das Training von Teams mit vergleichsweise wenig Interventionen (teilweise nur einzelne Workshops) und in relativ überschaubaren Zeitintervallen signifikante Reduktionen von Gewalt erzielt werden können. Eine zentrale Rolle bei diesen Untersuchungen spielt das Pflegepersonal.

Die Haltung eines Teams bezüglich des Ursprungs von Aggression bedingt die Reaktion darauf. Eine internale Attribuierung von Gewalt führt eher zu Fixierung, Zwangsmedikation, Isolation und Eskalation von Gewalt, während eine externale oder situationale/interaktionale Attribuierung diese nicht zwangsläufig bedingen.

Teamsupervision und Nachbesprechung von Gewaltsituationen und Übergriffen sind ein essenzieller Bestandteil, um Gewalt von Patienten zu verstehen und darauf sinnvoll zu reagieren oder sich so zu verhalten, dass erst gar keine Gewalt auftritt. Die unterschiedlichen Stimmung der Patienten auf verschiedenen Stationen schien nach Arbeiten von Bowers et al. (2000) im Wesentlichen mit Haltungen und Einschätzungen des Pflegeteams auf diesen Stationen zusammenzuhängen; hier konnten drei relevante Faktoren ermittelt werden: eine positive Würdigung der Patienten durch das Team, die Fähigkeit des Teams, seine eigenen natürlichen Emotionen den Patienten gegenüber zu regulieren, und die Fähigkeiten des Teams, effektive Strukturen und Regeln auf der Station zu schaffen und diese transparent zu erklären.

Diese Prozesse wiederum scheinen abhängig zu sein von (Bowers et al. 2006)
- der psychiatrischen Philosophie des Teams,
- den Moralvorstellungen des Teams (Professionalität, Ehrlichkeit, Humanismus, Nicht-Verurteilung),
- der Verwendung kognitiver Selbstbewältigungsmaßnahmen,
- den interpersonellen und Teamwork-Fähigkeiten (Zusammenhalt, Konsistenz, gegenseitige Unterstützung) sowie von
- der Unterstützung der Organisation (Angebot der Supervision und Weiterbildung).

Einen großen Einfluss auf den Umgang mit Gewalt hat die Einschätzung der Gewalt (Collins 1994; Whittington u. Higgins 2002). Viele Untersuchungen versuchen durch Aggressions-, Deeskalations- oder Fixiertrainings einen besseren Umgang mit aggressiven Patienten zu ermöglichen (Collins 1994; Delaney et al. 2001; Needham et al. 2002; Nolan et al. 1999; Spokes et al. 2002).

Eine randomisierte kontrollierte Studie aus der Schweiz konnte keine signifikanten Veränderungen der Haltung eines Teams durch einen Kurs im Aggressionsmanagement feststellen (Needham et al. 2004). Eine andere Studie, die den Effekt eines Trainingskurses auf die Haltung des Pflegeteams untersucht hat, belegte keinerlei Auswirkungen des Kurses bezüglich der Einschätzungen zu Patientenmotivation und Verantwortung für Gewalt

◘ Tab. 2.2 Tabellarische Übersicht über Interventionen und Outcomes zur Gewaltreduktion auf Akutstationen

Gruppe	Intervention	Zielgruppe	Outcome
Allen et al. (2006)	Bezugspflege, Zuhausebehandlung	Krkhs	↑Zufriedenheit, Zuversicht, Skills
Ashcraft u. Anthony (2006)	12h-Training, Recoverymodell, Komitee	Station	↓Zwangsmaßnahmen
Bisconer et al. (2007)	Aggressionsmanagement	Patient	↓Aggression, ↓Zwangsmaßnahmen, ↓Übergriffe
Björkdahl et al. (2007)	Bröset, Zuhausebehandlung	Station	↓Übergriffe, ↑Zwangsmaßnahmen
Bowers et al. (2006, 2008)	City Nurses, Workshop	Station	→Aggression, Übergriffe, ↑Zuversicht, Skills
Calabro et al. (2002)	Rollenspiele, Prävention, Acting Out	Team	↑Zuversicht, Skills
Canatsey et al. (2002)	Stimuluskontrolle	Station	↓Zwangsmaßnahmen
Corrigan et al. (1995)	Problemlösetraining	Station	↓Zwangsmaßnahmen
Donat (2003)	Personalschlüssel, Verhaltenskonsil	Krkhs	↓Zwangsmaßnahmen
Donovan et al. (2003)	ABCD-Regel	Station	↓Zwangsmaßnahmen
Fisher (2003)	Clozapin, DBT, Umgang	Krkhs	↓Zwangsmaßnahmen
Forster et al. (1999)	Diskussionen mit Team, Selbstverteidigung	Station	↓Zwangsmaßnahmen
Goren et al. (1996)	Pflegephilosophie, Task Force	Krkhs	↓Zwangsmaßnahmen
Hahn et al. (2006)	Ethik-Debriefing, Aggression	Team	→Zuversicht, Skills, Haltung
Hellerstein et al. (2007)	Coping Agreement Questionnaire, Diskussionen	Station	→Zwangsmaßnahmen, ↓Aggression, ↓Übergriffe
Hurlebaus et al. (1997)	Workshop, Aggressionsmanagement	Team	↑Zuversicht, Skills
Ilkiw et al. (2002)	Weiterbildung, Selbstfürsorge	Team	↑Zuversicht, Skills
Infantino et al. (1985)	Deeskalation, Abbruch, Kontrolle	Team	↓Aggression, ↓Übergriffe
Jonikas et al. (2004)	Krisenmanagement, Therapeutenmanagement	Station	↓Zwangsmaßnahmen
Kalogjera et al. (1989)	Krisenmanagement, Feedbackrunde	Station	↓Zwangsmaßnahmen
Martin (1995)	Körpertraining	Krkhs	↑Aggression
Martin et al. (2008)	Problemlöseprogramm	Station	↓Zwangsmaßnahmen
Mc Cue et al. (2004)	Stressmanagement, Deeskalation, Kriseninstitut	Station	→Aggression, ↓Zwangsmaßnahmen
Meehan et al. (2006)	Deeskalation, Weiterbildung	Station	↓Aggression, ↓Übergriffe

☐ **Tab. 2.2** *Fortsetzung*

Gruppe	Intervention	Zielgruppe	Outcome
Morales et al. (1995)	Haltung Team, Supervision	Station	↓Zwangsmaßnahmen
Needham (2004, 2005)	Monitoring, Aufklärung, Bröset	Station	↓ →Aggression, →Zuversicht, Skills
Nijman et al. (2007)	Information, Aufklärung Patienten	Station	↓Aggression
Paterson et al. (1992)	Gewalttraining	Team	↑Zuversicht, Skills
Philips u. Rudestam (1995)	Selbstverteidigung	Team	↑Zuversicht, Skills
Pollard et al. (2007)	Haltung, Monitoring, Diskussion	Station	↓Zwangsmaßnahmen
Visalli et al. (1997)	Implementierung Deeskalations-stufen	Krkhs	↓Zwangsmaßnahmen
Whittington u. Wykes (1996)	Gewalteinschätzung, Workshop	Station	↓Aggression

(Collins 1994). Die Haltung eines Teams bedingt die Anzahl der Übergriffe bei Patienten: Je kontrollierender die Haltung, desto mehr Übergriffe durch die Patienten (Morrison 1990).

Im Folgenden werden einige Ergebnisse aus wissenschaftlichen Studien zum Thema Gewaltprävention und deren Effekte vorgestellt. Die nachfolgende ☐ Tab. 2.2 gibt die Art der Intervention wieder und die Einrichtung/Einheit, in der die Intervention erfolgte.

Allen et al. (2006) haben ein Modell entwickelt, in dem Pflegepersonal im ambulanten Setting integriert war und Bezugspersonensystem beinhaltete. Ein Komitee beurteilte das Outcome der Patienten. Decision Making-Prozesse wurden dezentralisiert, und Pflegekräfte arbeiteten an ihren praktischen Fertigkeiten. Die Studie fand an einem Krankenhaus statt. Es zeigte sich über einen Zeitraum von zehn Jahren eine signifikante Reduktion von Gewalt, restriktiven Maßnahmen sowie Isolationen.

Den gleichen Effekt erzielten Ashcroft und Anthony (2008). In ihrer Studie forderte die Leitung der Klinik eine Reduktion von Zwangsmaßnahmen. Die Behandlung sollte wertschätzend sein und nicht mehr regelorientiert umgesetzt werden; außerdem sollte sie individualisiert, personenzentriert und verständlich sein. Das Training des Personals, das insgesamt zwölf Stunden dauerte, bein-

haltete Aspekte des Recovery Models, ressourcenorientierte Behandlung, Wertlegung auf Prävention und den Ansatz, den Patienten so viel Kontrolle wie möglich zu geben. Ein weiterer Inhalt war Debriefing. Durch diese Intervention wurde eine Reduktion von Restriktion, Gewalt und Zwangsmaßnahmen erzielt.

Bowers et al. (2006) boten einen fünftägigen Kurs zu Ursachen und Prävention von Gewalt an. Sie zeigten den Teilnehmern Umgebungsfaktoren auf, die Gewalt provozieren, und erklärten Taktiken, wie mit Patienten gesprochen, verhandelt und kommuniziert werden kann; zudem boten sie einen Zusatzkurs zu Restraint-Taktiken an. Es konnte in dieser Untersuchung keine signifikante Reduktion von Gewalt und Aggression durch die Weiterbildung erzielt werden; das Ergebnis war nicht eindeutig.

Bisconer et al. (2006) entwickelten ein definiertes Zielverhalten beim Patienten, eine Möglichkeit zur Identifikation von Problemen und eine verbesserte Dokumentation und Zielvereinbarungen. Dadurch konnten in einem Zeitraum von 39 Monaten Zwangsmaßnahmen, Aggression und Übergriffe signifikant reduziert werden.

Auch die Gruppe um Björkdahl et al. (2007) konnte über einen Zeitraum von zwei Jahren Übergriffe reduzieren, indem ein Oberarzt mit der Pflege arbeitete, die Pflege in das ambulante Setting einbezogen, die Dokumentation verbessert und die Bröset Violence Checklist implementiert wurde, um Patienten mit einem erhöhten Gewaltrisiko zu identifizieren. Darüber hinaus wurden von dieser Gruppe Guidelines für Zwangsmedikationen und Zwangsmaßnahmen entwickelt (Björkdahl et al. 2007).

Bei Bowers et al. (2006, 2008) zeigten sich unterschiedliche Ergebnisse. Hier arbeitete ein Experte mit dem Team an drei Tagen pro Woche mit, aber das Programm zeigte sich nicht durchgehend erfolgreich.

Calabro et al. (2002) boten ein 12-stündiges Training an, das Rollenspiele, Selbststudium und Vorträge umfasste und in dem Management von eskalierendem Verhalten, Prävention des »Acting Outs«, Reduktion von Umweltfaktoren für Gewalt und Angstmanagement trainiert wurden.

Canatsey und Roper (1997) forderten, Patienten, die physisch oder verbal aggressiv waren, entsprechende Stimuli zu entziehen.

Corrigan et al. (1995) implementierten ein Problemlösetraining, bei dem individuelle Wissenslücken beim Team erhoben wurden.

Donat et al. (2003) implementierten ein Verhaltenskonsil, erhöhten Pflegepersonalschlüssel und verbesserten die Qualität von Behandlungsplänen.

Donovan et al. (2003) entwickelte eine ABCD-Regel: Autonomie, Dazugehörigkeit (Belonging), Kompetenz (Competence) und Hilfsbereitschaft (Doing for others).

Fisher et al. (2003) haben ein Programm entwickelt, um ein respektvolles Miteinander und Umfeld zu fördern. Darüber hinaus erhöhten sie Clozapin-Gaben und implementierten Dialektisch-behaviorale Therapie sowie Monitoring von Zwangsmaßnahmen.

Forster et al. (1999) setzten auf wöchentliche Diskussionen mit dem Team, eine Dokumentation der Weiterentwicklung auf der Station und Selbstverteidigungstraining. Das Team wurde mit der Erfahrung von Restraint-Situationen konfrontiert, es wurden Gründe für Aggression erörtert, und es wurden unnötige Zwangsmaßnahmen reflektiert.

Goren et al. (1996) entwickelten eine Pflegephilosophie und eine aggressionsfreie Task Force und präsentierten dem Team Daten und Literatur zu Zwangsmaßnahmen. Sie reduzierten Regeln und Gesetze, verbesserten die Kommunikation, supervidierten Praktiken und Politik der Station und verbesserten die Arbeitsumgebung.

Hahn et al. (2006) implementierten eine Weiterbildung über Ethik, Aggression, Aggressionsverhalten, Debriefing, Erkennen und Prävention von Aggression sowie Abbruchstrategien.

Hellerstein et al. (2007) initiierte Diskussionen des Teams, wie man Zwangsmaßnahmen vermeiden könnte. Darüber hinaus veränderte er die Politik der Zwangsmaßnahmen, versuchte mehr Flexibilität beim Team zu erreichen und entwickelte einen Coping Agreement Questionnaire, der in Zusammenarbeit mit dem Patienten ausgefüllt wurde.

Hurlebaus und Link (1997) führten einen vierstündigen Workshop durch, in dem die Definition und Ursache von Ärger, Aggressionstheorien, die Verwendung nicht verbaler Botschaften, die Verwendung nicht-körperlicher Interventionen, Selbstverteidigung sowie Abbruchstrategien entwickelt wurden.

Ilkiw-Lavalle et al. (2002) entwickelten das IN-TACT-Programm, das aus gesetzlichen Grundlagen, Aggressionszirkeln, Aggressionsmanagement, Dokumentation von Vorkommnissen sowie Selbstfürsorge nach einem Vorfall besteht. Außerdem wurden im Rahmen des zweitägigen Programmes Selbstverteidigungsstrategien eingeübt.

Auch die Gruppe um Infantino et al. (1985) trainierte ein Team in drei achtstündigen Sitzungen in Aggressionskontrolltechniken, verbaler Deeskalation und Abbruchmöglichkeiten und verbesserte das Reporting.

Jonikas entwickelte ein Krisenmanagementtraining für Patienten und für das Team (Jonikas et al. 2004). Er reduzierte Zwangsmaßnahmen durch die Implementation eines Therapeutenmanagements, das verschiedene Interventionen auf verschiedenen Stufen der Eskalation beinhaltet. Kologjera setzte Nachbesprechungen und Feedbackrunden ein (Kologjera et al. 1989).

In einer Studie von Martin (1995) wurden vor allem Körpertraining und Fertigkeiten zur Durchführung von Isolation und Fixierung etc. trainiert; dadurch stieg die Aggression der Patienten an. Aus diesem Ergebnis kann geschlossen werden,

◻ Tab. 2.3 Bröset-Gewalt-Checkliste

Verhaltensweise	Definition	Vormittags	Abends
Verwirrt	Erscheint verwirrt, verkennt Personen, ist desorientiert		
Reizbar	Ist schnell verärgert oder wütend, erträgt die Anwesenheit anderer nicht		
Lärmig	Verhalten ist übermäßig laut, schlägt Türen, schreit		
Körperliches Drohen	Deutliche Absicht, eine Person zu bedrohen, reißt an Kleidung, hebt Faust		
Verbales Drohen	Beschimpfungen, verbale Angriffe		
Angriff auf Gegenstände	Zerschlagen von Fenstern, Schlagen oder Kopframmen gegen einen Gegenstand, Zerschlagen von Möbeln		
Summe			
Interpretation	**0 Punkte**	**1–2 Punkte**	**>3 Punkte**
	Geringes Risiko	Mäßiges Risiko: Prävention	Hohes Risiko: Prävention und Plan

dass das Erlernen der körperlichen Durchführung von Zwangsmaßnahmen diese vermutlich erhöht. In der Folge entwickelten Martin et al. (2008) ein Problemlöseprogramm, das zur Reduktion von Zwangsmaßnahmen führte.

McCue startete 2004 sechs Initiativen: eine Ärger-/Stressgruppe für Patienten wurde implementiert; Patienten, die ein Risiko für Zwangsmaßnahmen aufwiesen, wurden identifiziert; dem Team wurde vom Kriseninterventionsinstitut ein Videoangebot ermöglicht; alle Zwangsmaßnahmen wurden nachbesprochen; ein Belohnungssystem für das Team wurde eingeführt.

Meehan et al. (2006) entwickelten das Programm PART (Professional Assault Response Training), das Deeskalation, Evasion, Psychopharmakologie, Management von Risiken, Symptommanagement und Risikoabschätzung lehrt; gleichzeitig verbesserte er das Monitoring.

Morales und Duphorne (1995) supervidierten ein Team zweimal pro Monat über einen Zeitraum von drei Monaten; dabei wurde gemeinsam die Haltung den Patienten gegenüber und die Vermeidung von Restriktionen reflektiert.

Needham implementierte die Bröset Violence Checklist und führte einen Fünf-Tages-Workshop zur Gewaltprävention durch (Needham et al. 2004, 2005).

Nijman entwickelte eine Staff Observation Rating Scale, und ein Informationsblatt für Patienten, warum die Tür geschlossen ist. Er entwickelte außerdem eine Prozedur für verbale Interventionen, diskutierte Behandlungsziele und verbesserte die Aufklärung von Patienten (Nijmann et al. 2005).

In einem zehntägigen Kurs vermittelten Paterson et al. (1992) theoretisches Wissen über Gewalt, über Techniken, um einen Übergriff zu verhindern, über Abbruchmöglichkeiten sowie über die professionelle Durchführung von Zwangsmaßnahmen.

Phillips und Rudestam (1995) untersuchten in zwei Gruppen den zusätzlichen Einfluss des Erlernens von Selbstverteidigungsmöglichkeiten zur allgemeinen Aufklärung über Gewaltprävention.

Pollard (2007) hat mit einem Team über einen Zeitraum von 48 Monaten über Alternativen zu Zwangsmaßnahmen diskutiert. Er fragte das Team nach Bedenken und Sorgen, diskutierte über das Risiko von Zwangsmaßnahmen und sprach über eine Veränderung der Politik, Monitoring und Feedback zur Verbesserung nach allen Episoden von Gewalt.

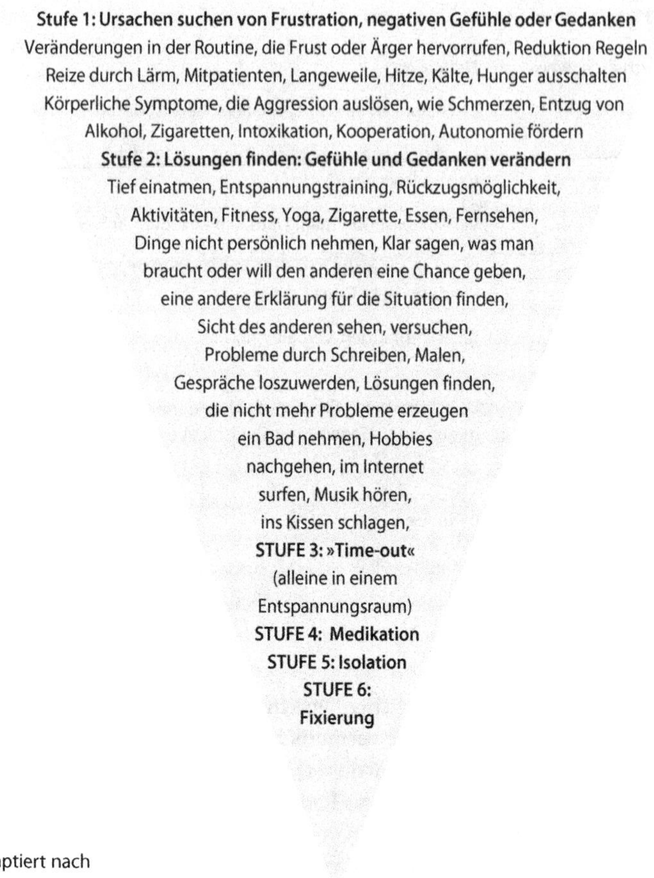

Stufe 1: Ursachen suchen von Frustration, negativen Gefühle oder Gedanken
Veränderungen in der Routine, die Frust oder Ärger hervorrufen, Reduktion Regeln
Reize durch Lärm, Mitpatienten, Langeweile, Hitze, Kälte, Hunger ausschalten
Körperliche Symptome, die Aggression auslösen, wie Schmerzen, Entzug von
Alkohol, Zigaretten, Intoxikation, Kooperation, Autonomie fördern
Stufe 2: Lösungen finden: Gefühle und Gedanken verändern
Tief einatmen, Entspannungstraining, Rückzugsmöglichkeit,
Aktivitäten, Fitness, Yoga, Zigarette, Essen, Fernsehen,
Dinge nicht persönlich nehmen, Klar sagen, was man
braucht oder will den anderen eine Chance geben,
eine andere Erklärung für die Situation finden,
Sicht des anderen sehen, versuchen,
Probleme durch Schreiben, Malen,
Gespräche loszuwerden, Lösungen finden,
die nicht mehr Probleme erzeugen
ein Bad nehmen, Hobbies
nachgehen, im Internet
surfen, Musik hören,
ins Kissen schlagen,
STUFE 3: »Time-out«
(alleine in einem
Entspannungsraum)
STUFE 4: Medikation
STUFE 5: Isolation
STUFE 6:
Fixierung

◘ Abb. 2.2 Dreieck der Deeskalation. (Adaptiert nach
Visalli u. McNasser 2000)

Die Bröset-Gewalt-Checkliste wurde von dem Pflegeforscher Roger Almvik in Trondheim entwickelt und ist ein Instrument zur Abschätzung eines bestehenden Aggressionsrisiko (Abderhalden et al. 2004; Almvik u. Woods 1998, 2003; Almvik et al. 2000; Linaker et al. 1995; ◘ Tab. 2.3).

Die ◘ Abb. 2.2 veranschaulicht plastisch das von Visalli entworfene »Dreieck der Deeskalation« zum Vorgehen bei sich zuspitzenden Situationen (nach Visalli 2000). Begonnen wird auf einer breiten Basis der deeskalierenden – meist dienstleistenden- Elemente, die glücken können und eine weitere Zuspitzung in Richtung Zwangsmedikation bzw. Restriktion nicht mehr erforderlich machen müssen.

In ◘ Abb. 2.3 kann die Synopsis der Mechanismen zur Verbesserung der Stationsatmosphäre und Patientenautonomie entnommen werden.

2.5   Haltung des Teams gegenüber Aggression

Aggression ist ein großes Problem für psychiatrische Pflegeteams, da diese am häufigsten von allen beteiligten Berufsgruppen unter Gewaltausbrüchen körperlich und psychisch zu leiden haben (Cooper u. Swanson 2002; Hahn et al. 2006; Rippon 2000; Whittington u. Higgins 2002).

Aggression bei Patienten kann zu Verletzungen anderer Patienten oder Personal, zur Abwesenheit beim Personal und verringerter Arbeitseffizienz führen (Bowers et al. 2006; Hunter u. Carmel 1989).

Die potenzielle Gewalt psychiatrischer Patienten ist ein signifikantes Thema in psychiatrischen Krankenhäusern. Die Prävalenz von Gewalt bei psychiatrischen Patienten reicht von 6,1 % bis 25 %

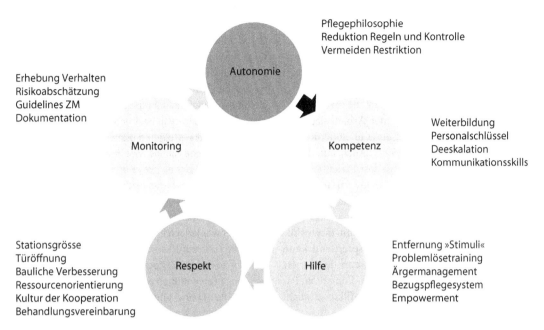

Erhebung Verhalten
Risikoabschätzung
Guidelines ZM
Dokumentation

Autonomie

Pflegephilosophie
Reduktion Regeln und Kontrolle
Vermeiden Restriktion

Monitoring

Kompetenz

Weiterbildung
Personalschlüssel
Deeskalation
Kommunikationsskills

Stationsgrösse
Türöffnung
Bauliche Verbesserung
Ressourcenorientierung
Kultur der Kooperation
Behandlungsvereinbarung

Respekt

Hilfe

Entfernung »Stimuli«
Problemlösetraining
Ärgermanagement
Bezugspflegesystem
Empowerment

◻ **Abb. 2.3** Qualitätsfaktoren einer guten Akutbehandlung. (Adaptiert nach Johnson et al. 2010)

(Grassi et al. 2001; Haller u. Deluty 1988; Ketelsen et al. 2007; Lee et al. 1987; Ruesch et al. 2003; Steinert et al. 1999; Walker u. Seifert 1994). In einer Studie von Reid et al. (1985) wurden pro psychiatrischem Bett jährlich ca. 2,54 Angriffe gezählt, wohingegen diese Zahl bei somatischen Betten bei 0,74 Angriffen jährlich lag (Reid et al. 1985).

Kognitive Faktoren spielen eine wichtige Ursache in der Einschätzung von menschlichem Verhalten und so auch von Aggressivität (Eron 1994; Quinsey u. Cyr 1986). Die Behandelbarkeit aggressiven Verhaltens wird von Klinikern jedoch oft umgekehrt proportional zu der Bedrohlichkeit eingeschätzt. Die Behandelbarkeit von Aggression wiederum erhöht die Selbstwirksamkeit eines Teams, und bei Nichtbehandelbarkeit sollte konsequent auch keine Behandlung erzwungen werden.

Ein psychiatrisches Pflegeteam zeigt einen höheren mittleren Angstwert als ein nichtpsychiatrisches Pflegeteam (De Lucio et al. 2000). Vor allem Rollenkonflikte und Entscheidungsdilemmata scheinen zur Angst während des Behandlungsprozesses beizutragen (Dawson et al. 1998).

Persönliche Charakteristika des Teams (Geschlecht, Alter, Erfahrung, psychologische Aspekte) spielen im Ausmaß der Angst eine erhebliche Rolle (Poyner u. Warne 1986). Personen, die einen höheren Angstwert aufweisen, empfinden die Bedrohung durch Aggressivität stärker (Chen et al. 2005; Chung u. Long 1984; Yarcheski et al. 1999). Die kognitive Verarbeitung spielt hier die wichtigste Rolle, was auch durch Befunde gestützt wird, die die Angstrate bei Pflegeteams mit dem Vorgehen gegen Aggression und dem Auftreten von Aggression verbinden (Chen et al. 2005).

Ein psychiatrisches Team muss also einerseits entängstigt werden, die interaktionelle Dynamik der Gewalt erkennen, eine gute Einschätzung treffen und bzgl. des Vorgehens Entscheidungen fällen (Morrison 1992; O'Brien u. Cole 2003).

In deutlicher Abweichung von den gesamtgesellschaftlichen Risikofaktoren für Gewalttaten konnte in psychiatrischen Krankenhäusern keine Assoziierung des Risikos für aggressives Verhalten mit männlichem Geschlecht, jüngerem Alter oder bestimmten psychiatrischen Diagnosen konsistent belegt werden (Steinert et al. 2007). Die

Schwere psychopathologischer Symptome spielt eine Rolle, ist aber ebenfalls als Risikofaktor nicht belegbar. Gemäß größerer Studien aus dem deutschen Sprachraum sind moderate Prädiktoren aggressiven Verhaltens Merkmale verminderter sozialer Kompetenz wie beschützte Wohnsituation, beschützter oder fehlender Arbeitsplatz und fehlende Ausbildung (Ketelsen et al. 2007; Ruesch et al. 2003; Spießl et al. 1998). Auch aus diesen Beobachtungen resultiert, also dass Patienten nicht nur durch ihre Erkrankung, sondern insbesondere durch psychosoziale Schwierigkeiten aggressiv werden. Dies äußert sich in Widerstand oder Fehlverhalten, wenn die Patienten mit ihren Problemen konfrontiert werden. Entsprechend kann auch Gewalt reduziert werden, wenn Teams der Akutstationen eine Zuhausebehandlung von Patienten anbieten, da hier Rollenkonflikte erweicht werden (Bowers et al. 2006).

Aus diesem Grund ist das Einbeziehen der sozialen Situation des Patienten von erheblicher Bedeutung. Kann ein Sozialarbeiter beispielsweise Probleme des Patienten nachhaltig lösen, wird dieser sich einerseits verstanden fühlen, andererseits wird das Gewaltverhalten abnehmen, und er wird eine bessere Adhärenz zu weiterer Therapie entwickeln. Immer wieder leben Patienten in belastenden Wohnsituationen, sei es bei Angehörigen oder in Heimen, arbeiten an einem überbeschützten Arbeitsplatz oder sind umgekehrt mit ihrer Arbeit überfordert und können es nicht rechtzeitig signalisieren, bevor die Situation eskaliert. Das Erheben von Sozial- und Fremdanamnese ist deshalb ein essenzieller Faktor, der den Patienten ernst nimmt und ihm hilft, aus einem Teufelskreis aus Eskalation und Reaktion auszubrechen.

Fallbeispiele

Ein 84-jähriger dementer Patient aus einer Demenz-WG wurde auf der Akutstation »abgeliefert«, da er aggressiv sei und einen Verfolgungswahn hätte, der sich auf seine beiden ca. 80-jährigen Mitbewohnerinnen beziehe. Er hätte eine Mitbewohnerin ins Gesicht geschlagen. Durch genaue Anamneseerhebung und einen Hausbesuch der Sozialarbeiterin zeigte sich, dass der auf der Akutstation sehr verträgliche Patient erheblich durch die beiden Mitbewohnerinnen gemobbt wurde, die die Grundlage der Einweisung,

nämlich eine Ohrfeige, schlicht erfunden hatten. Durch Umplatzierung des Patienten, der eher ein Einzelgänger war und dem die Gesellschaftsaktivitäten in der WG zu viel geworden waren, in ein einzelbetreutes Wohnen, löste sich sowohl der Konflikt als auch die für den Patienten unangenehme Wohnsituation, ohne dass die Gabe von bei Demenz ungünstigen Psychopharmaka erfolgen musste.

Eine türkische Familie wies ihren 22-jährigen Sohn immer wieder ein, da er im familiären Setting nicht tragbar sei; er hätte gezündelt, den Vater bedroht und sich ein Waffenarsenal zugelegt. Bei dem Patienten lag eine schwere hebephrene Schizophrenie vor, er war jedoch im stationären Setting stets freundlich und zurückhaltend, aggressives Verhalten ließ sich zu keinem Zeitpunkt beobachten. Durch mehrere Interventionen der Sozialarbeiterin mit der Familie, die es initial undenkbar fand, ihren Sohn »abzuschieben«, wurde der Patient in eine betreute WG entlassen, wo es dann über Jahre zu keinerlei Auffälligkeiten mehr kam. Letztlich war der beengte Wohnraum, die hohen Erwartungen der Familie und das überbehütete Ambiente immer wieder der Grund für das aggressive Verhalten des jungen Patienten gewesen.

Aggression im psychiatrischen Krankenhaus entsteht oft auf der Basis von Freiheitsbeschränkung. Auf der Station ist die Fähigkeit zur Deeskalation eines psychiatrischen Teams, zwei Aspekte seiner Rolle zu kombinieren, essenziell: Es muss den Patienten helfen, nicht nur die Regeln der Station zu verstehen, sondern auch das Rational hinter den Regeln.

Wenn es gelingt, dem Patienten dessen eigenen persönlichen Nutzen von Regeln zu vermitteln, dann wird der Patient diese Regeln ohne Widerstand befolgen. Umgekehrt gilt, dass eine wertschätzende Haltung immer ein Wohlwollen hinter Regeln vermuten lässt, während im erzieherischen Sinn oder gar aus Bequemlichkeit instrumentalisierte Regeln auf massiven Widerstand stoßen werden.

In einer Interventionsstudie von Bowers et al. (2006), die sich auf die Aufrechterhaltung und Stützung der Fähigkeiten im Pflegeteam konzentrierte, hat sich gezeigt dass durch Intervention sog. City-Nurses signifikante Reduktionen von verbalen An-

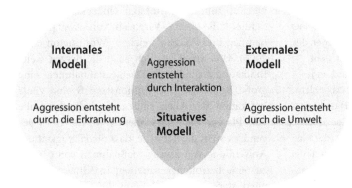

Abb. 2.4 Ursachenmodell der Aggression. (Adaptiert nach Hahn et al. 2006)

griffen (44 % Senkung), körperlicher Gewalt (53 % Senkung), Selbstverletzungen (72 % Senkung), Entweichungsversuchen (43 % Senkung) und Entweichungen (69 % Senkung) stattfanden. Diese Untersuchung zeigte, dass auf einer Akutstation Konflikte radikal gelöst werden können, wenn die Haltung des Teams sich verändert . Als Ergebnis der Bemühungen der City-Nurses um eine positive Haltung den Patienten gegenüber, ein besseres Verständnis der Patienten, eine bessere emotionale Selbstregulation des Pflegeteams und eine ethisch basierte Struktur der Regeln und Routinen verdoppelten sich die Interaktionsraten des Pflegeteams mit den Patienten, und die Stationsatmosphäre entwickelte sich positiv. Eine frühere Intervention zeigte außerdem, dass das Schließen der Stationstür und Entweichungen durch die Interaktion reduziert werden konnten (Bowers et al. 2003).

Aus einer veränderten Erklärung des Ursprungs von Aggression resultiert eine andere Haltung zu aggressivem Verhalten. Hierzu gibt es drei wichtige Modelle: das internale, das externale und das situative/interaktionale Modell der Aggression (Hahn et al. 2006; ❑ Abb. 2.4).

Im internalen Modell werden Charakteristika der Patienten als Grund für Aggression oder Gewalt gesehen (Duxbury 1999, 2002; Outlaw u. Lowery 1994). Diese geläufige Sichtweise wird durch biomedizinische Forschung unterstützt und rechtfertigt die Gabe von Medikamenten bei aggressiven Patienten. Dieses Modell befreit auch das Individuum von der Verantwortung (Duxbury 1999; Poster 1996).

Das externale Modell fokussiert auf Umweltfaktoren, die zum Auftreten der Gewalt bei Patienten führen. Quellen dieses Verhaltens werden in der Stationsatmosphäre (Morrison 1998), in Überfüllung (Nijman u. Rector 1999) oder im Zeitpunkt des Auftretens vermutet. Andere Faktoren sind z.B. Charakteristika des Teams, Geschlecht, Art der Interaktion und Erfahrung des Teams (Whittington u. Wykes 1992, 1996). Das externale Modell fordert ein breites Spektrum an Interventionsstrategien in der Prävention und im Management der Aggression des Patienten.

Das situative/interaktionale Modell schließt die charakteristischen Gegebenheiten der Situation mit ein, d.h. die Situation, in der Aggressivität auftritt. Die Team-Patient-Interaktion wird als integraler Bestandteil gesehen (Duxbury 1999, 2002; Whittington u. Wykes 1994).

Das psychiatrische Team sollte lernen, dass es nicht die zentrale Aufgabe ist, soziale Kontrollfunktionen auszuüben, weil eben diese Gewalt und Aggression erzeugen werden. Und diese erzeugt wiederum Angst und erzeugt wiederum Kontrollmechanismen. Freiheitseinschränkungen wie tägliche Rituale, Restriktionen, was die Freizeitgestaltung der Patienten und Einschränkung ihrer Ausgänge angeht, Beobachtungsmaßnahmen und Hinweise auf »Fehlverhalten« können zu Rebellion, Eskalation und sogar zu Übergriffen führen. Im unten angeführten Fallbeispiel wird verdeutlicht, wie Aggression unbewusst durch Teammitglieder erzeugt werden kann und Übergriffe und Eskalation provoziert werden können.

Fallbeispiel

Ein renommierter Sozialpsychiater betritt eine seiner Tageskliniken in Zivil und trifft auf einen Pfleger, der ihn offensichtlich nicht als Chef erkennt. Er steht vor dem Stationszimmer und wartet darauf, angesprochen zu werden, was er denn wolle. Da er nicht beachtet wird, tritt er in den Raum. Sofort dreht sich der Pfleger zu ihm um und sagt »Hinter den Strich!« Er fragt, was denn dieser Strich zu bedeuten habe, woraufhin der Pfleger laut wird: »Gehen Sie sofort hinter den Strich!« Bevor die Situation zu eskalieren droht, gibt der Kollege seinen Namen preis, woraufhin der Pfleger sich entschuldigt, er habe ja nicht gewusst, wer er sei...

2.6   Zwangsmaßnahmen reduzieren

Zwangsmaßnahmen sind als therapeutisches Mittel abzulehnen und sollten daher nie therapeutisch gebraucht werden. Zwangsmaßnahmen werden oft als Strafe angewendet, was niemals akzeptabel sein kann. Beim Einsatz von Zwangsmaßnahmen zum Schutz des Patienten ist der Schaden vielleicht noch größer (Stellungnahme von Aart Jan Vrijlandt, Europäischer Regionalrat der Weltorganisation für geistige Gesundheit (ERC der WFMH), die sich mit Gewalt und Zwang in der Psychiatrie befasst).

Das Cochrane-Review »Seclusion and restraint for people with serious mental illnesses«, das bisher einzige zu diesem Thema, kam 2006 zu dem Schluss, dass es keine wissenschaftlich hochwertigen Studien gibt, die Zwangsmaßnahmen untereinander oder gegen Alternativen überprüfen. Die fortgesetzte Anwendung sei deshalb infrage zu stellen (Sailas u. Fenton 2006).

In einem weiteren Review aus dem Jahr 2006 wurde festgestellt, dass es nur unzureichende Belege für die Sicherheit und Wirksamkeit von Zwangsmaßnahmen gibt (Nelstrop et al. 2006).

Die Frage, ob es sich bei Zwangsmaßnahmen um eine Therapiemaßnahme handelt, ist nicht unumstritten (Whittington et al. 2006). Grundsätzlich muss festgestellt werden, dass es hinsichtlich eines Wirksamkeitsnachweises erhebliche methodische und ethische Probleme gibt, die von der Suche nach einer geeigneten Outcome-Variable bis hin zum Studiendesign einer kontrollierten Studie (z.B. einem Vergleich von Zwangsmaßnahmen und Placebo) reichen (Whittington et al. 2006). Hier spielt letztlich auch die derzeit weite Indikationsstellung zu Zwangsmaßnahmen eine große Rolle, die ja definitionsgemäß eine vitale Indikation darstellen sollten, weshalb die Gabe von Placebo sich ausschließen würde. Dem gegenüber steht die Tatsache, dass die Häufigkeit der Anwendung von Zwangsmaßnahmen von 0 % bis zu 66 % betroffener Patienten in Klinikpopulationen stark variiert (Cannon 2001; Fisher 1994; Needham 2002; Sailas u. Fenton 2003; Sailas u. Wahlbeck 2005; Sebit 1998; Steinert et al. 2007). Es gibt Hinweise, dass lokale Einflüsse eine erhebliche Rolle spielen (Crenshaw et al. 1997; Fisher 1994; Martin et al. 2007; Way 1990).

Laut einer Studie von Martin et al. (2007) waren im Jahr 2007 in Krankenhäusern in Baden-Württemberg und Bayern 7,8 % der aufgenommenen Patienten von irgendeiner Art von freiheitsbeschränkenden Zwangsmaßnahmen betroffen, in Kliniken der Deutschschweiz waren es 12,5 %. Aus einigen deutschen Kliniken (Hamburg, Berlin) werden auch erheblich niedrigere Raten berichtet (2–3 %). Mit den Daten der Schweiz vergleichbar sind Ergebnisse aus Kliniken in Finnland (Kaltiala-Heino et al. 2003). Entsprechend kann die Inzidenz von Zwangsmaßnahmen erheblich verändert werden.

Gleichzeitig wird die Erforderlichkeit von Zwangsmaßnahmen durch Faktoren wie eine niedrige Bettenmessziffer (Lion et al. 1976), die Überbelegung psychiatrischer Stationen (Lanza et al. 1994; Palmsternia et al. 1991) und viele schwer kranke und wegen Fremdgefährdung gerichtlich untergebrachte Patienten erhöht, da diese Faktoren die Anzahl von Übergriffen erhöhen. Eine Vermeidung von Zwangsmaßnahmen ist entsprechend auch durch eine Anpassung dieser äußeren Gegebenheiten möglich.

Alle freiheitseinschränkenden Maßnahmen müssen ärztlich angeordnet werden oder im Falle eines rechtfertigenden Notstandes unmittelbar von einem Arzt überprüft werden (Gaebel et al. 2009). Debriefing-Techniken haben sich als Verbesserung erwiesen, wenn es um die Einstellung der Patienten gegenüber Kontroll- und Fixiermechanismen geht.

Zwangsmaßnahmen werden als die Möglichkeit der letzten Wahl (»last resort«) gesehen, die nur dann angewendet werden dürfen, wenn alle Deeskalationsversuche fehlgeschlagen sind (Gaebel et al. 2009).

Vor der Durchführung von Zwangsmaßnahmen sollten die Betroffen nach Möglichkeit gefragt werden, welche Zwangsmaßnahme für sie am ehesten erträglich wäre. Außerdem sollten Patienten über die Maßnahme aufgeklärt werden.

Zwangsmaßnahmen dürfen nicht als Strafe (Gaebel et al. 2009) und sollten immer im Rahmen eines Gesamtbehandlungskonzepts angewendet werden (Olsen 1998).

2.6.1 Was sind Zwangsmaßnahmen?

Ausgangsbeschränkungen jeder Art sind freiheitseinschränkende Maßnahmen, wenn sie ohne Einverständnis des Betroffenen erzwungen werden, z.B. durch geschlossene Türen oder ständige Begleitung (1:1-Betreuung).

Bettgitter gehören zu den häufigsten Zwangsmaßnahmen (Hamann et al. 2005). Sie zählen zu freiheitsbeschränkenden Maßnahmen, wenn sie ohne Zustimmung oder gegen den Willen der Betroffenen hochgezogen werden.

Festhalten ist die Intervention, die für Fixierung und/oder Zwangsmedikation häufig die Grundlage bildet (Whittington et al. 2006). Festhalten sollte einen Zeitrahmen von zehn Minuten nicht überschreiten (Gaebel et al. 2009).

Unter Fixierung wird am häufigsten das Festbinden eines Patienten auf ein Krankenhausbett mittels spezieller Gurtsysteme verstanden, um die Bewegungsfähigkeit deutlich zu mindern oder auch fast vollständig zu unterbinden (Sailas u. Wahlbeck 2005). Werden alle Extremitäten festgebunden, spricht man von einer 4-Punkt-Fixierung, wird zusätzlich ein Bauchgurt angebracht, von einer 5-Punkt-Fixierung. Fixierung im weiteren Sinne beinhaltet auch in der Gerontopsychiatrie zur Anwendung kommende Interventionen wie Bettgitter, Anbinden an einen Stuhl mittels Bauchgurt oder Verhindern des Aufstehens aus einem Stuhl durch ein quer über beiden Armlehnen festgeschraubtes Brett sowie Polizeimaßnahmen

wie der Gebrauch von Handschellen und von (in Deutschland nicht mehr gebräuchlichen) Zwangsjacken (Bush 2000). Die Fixierung sollte einen Zeitrahmen von drei Stunden nicht überschreiten und immer mit einer 1:1-Betreuung verbunden sein (Gaebel et al. 2009).

Körpernahe Fixierungen sind unter anderem Bandagen, Schutzdecken und Vorsatztische (Hamann et al. 2005).

Isolation ist definiert durch die Verbringung eines Patienten gegen seinen Willen in einen Raum oder Bereich, den er nicht verlassen kann (Martin et al. 2007). Die im Einverständnis mit dem Patienten getroffene Absprache, dass dieser sich in einen nicht abgeschlossenen Raum zurückzieht und dort für einen abgesprochenen Zeitraum verbleibt, ist keine Isolation (Cashin 1996). Die Isolation sollte ein Zeitintervall von einer Stunde nicht überschreiten (Curie 2005; Gaebel et al. 2009).

Eine Zwangsmedikation wird in der internationalen Literatur zwischen 1,3 % und 12,8 % der behandelten Fälle berichtet, wobei die zugrunde liegenden Definitionen unterschiedlich sind (Steinert u. Kallert 2006). In Kliniken aus Deutschland wurden Häufigkeiten zwischen 0,4 % und 5,6 % der behandelnden Patienten berichtet (Janssen et al. 2005). Eine Beeinflussung der Häufigkeit dieser Zwangsmaßnahmen scheint also durchaus gegeben zu sein.

Zwangsmedikationen könnten weniger wirksam sein als es dieselben Medikamente unter freiwilliger Einnahme sind, da unter der Zwangsgabe Placeboeffekte ausbleiben sollten, jedoch Nozeboeffekte möglicherweise erhöht sind (Meynen u. Swaab 2011).

Die Leitlinien geben vor, die jeweils am wenigsten restriktive Maßnahme zu wählen, ob jedoch Isolation oder mechanische Beschränkung als weniger restriktive Maßnahme zu werten sind, ist nach bisherigen Untersuchungen noch nicht geklärt (Bergk et al. 2011).

Der medizinische Begriff »Indikation« wird in dem Zusammenhang mit Zwangsmaßnahmen weitestgehend vermieden, weil er dazu führen könnte, dass Zwangsmaßnahmen als therapeutische Intervention verstanden werden.

Zwangsmaßnahmen haben explizit keine therapeutische Wirkung und lediglich ihre Erfordernis bei akuter Gefahr für Leib und Leben des Patienten oder im Rahmen der Heilbehandlung, wenn dem mutmaßlichen Wunsch des Patienten entsprochen wird.

In einer Befragung von Renner et al. (1997) empfand etwa die Hälfte der befragten Patienten die Unterbringung retrospektiv als »zum damaligen Zeitpunkt notwendig«. Fast zwei Drittel gaben an, sie hätten die Unterbringung als »ungerechtfertigten Eingriff in ihre persönlichen Rechte« erlebt bzw. als »Zwangsmaßnahme gegen ihren ausgesprochenen Willen«. Nur knapp 20 % der Patienten hatte die Unterbringung »als Erleichterung« erlebt, weil ihnen die Entscheidung abgenommen wurde. Über zwei Drittel der Patienten war retrospektiv der Meinung, die richterliche Unterbringung wäre »irgendwie vermeidbar« gewesen. 73 % der zwangsbehandelten Patienten gaben an, die Unterbringung »als ungerechtfertigten Eingriff« erlebt zu haben, im Gegensatz zu »nur« 47 % der Patienten, die während der Indexbehandlung keinen Zwangsmaßnahmen ausgesetzt waren. 58 % der Patienten ohne Zwangsmaßnahmen stuften die durchgeführte Behandlung als »eher gut« ein, im Gegensatz zu 39 % der Patientengruppe, die Zwangsmaßnahmen berichtete. 68 % der untergebrachten Patienten, die keinen (weiteren) Zwangsmaßnahmen ausgesetzt gewesen waren, würden im Falle einer erneuten Erkrankung die Klinik freiwillig aufsuchen, wogegen nur 39 % der zusätzlich Zwangsbehandelten diese Aussage machten.

In Studien werden teilweise Zwangsmaßnahmen bzgl. des Ausmaßes ihrer Freiheitseinschränkung oder die Auswirkungen der Maßnahmen und ihre Sinnhaftigkeit einander gegenübergestellt, wobei Argumente für oder gegen die verschiedenen Praktiken letztlich eher irrationaler Natur und nicht randomisiert untersucht sind. Bowles et al. (2002) lehnen beispielsweise die spezielle Beobachtung von Patienten ab, Farrell u. Dares (1996) lehnen Isolierung ab. Zwangsmedikationen und 1:1-Beobachtung erfahren mehr Zustimmung als Isolation und Fixierung (Klinge 1994; Terpstra et al. 2001). Verschiedene Studien zeigen, dass psychiatrische Teams sich bei Zwangsmaßnahmen unwohl fühlen und zwiegespalten sind (Olofsson et al. 1998; Plutchik et al. 1978; Steele 1993).

Die Komplikationsrate bei Fixierung betrug in einer Studie an 298 Patienten 7 %. Davon wurde als Ursache »Versuch, sich aus der Fixierung zu befreien« am häufigsten genannt (10 Nennungen), es folgten »Erbrechen« (3), »verletzte andere« (2), »spucken« (2), »verletzte sich selbst« (1) und »zunehmende Agitation« (1) (Zun 2003). Aus den USA wurden über 115 Todesfälle im Zusammenhang mit Fixierung berichtet (Masters u. Wandless, 2005). Auch bei korrekter Anwendung wurden einzelne Todesfälle berichtet (Hem 2001; Mohr 2003; Morrison 2001; Paterson 2003).

Nicht zwischen Isolierung und Fixierung differenziert wurde in einer Publikation über Berichte von Todesfällen während Zwangsmaßnahmen, die nach Hochrechnungen in den USA zwischen 50 und 150 Fällen pro Jahr aufgrund von falscher Technik oder schlechter Überwachung betragen sollen (Bush 2000). Im Deutschen Ärzteblatt wurde im Februar 2012 eine Arbeit der Gerichtsmedizin in München veröffentlicht, wo in über 26 ungeklärten Todesfällen während der Fixierung diese durch Strangulation erfolgte (Berzlanovich et al. 2012). Skandalös an dieser Untersuchung war der Umstand, dass bis zum Auffinden der Leiche bis zu drei Tage vergangen waren, eine lange Zeit, in der Patienten offensichtlich alleine in Fixiergurten belassen wurden.

Berichten zufolge kann Aggression auch nach Fixierung weiterhin auftreten bzw. noch eskalieren (Holzworth u. Wills 1999; Lemonidou 2002).

Fixieren und unfreiwillige Absonderung ist zusammenfassend verboten, ausgenommen

- wenn es die einzige Methode ist, um Schaden für sich selbst oder andere zu verhindern und
- wenn ein offizielles Verfahren folgt und
- wenn es nur so kurz wie möglich angewendet wird und
- wenn es in der Krankengeschichte dokumentiert wird und
- wenn es unter ständiger Beobachtung von qualifizierten Mitarbeitern stattfindet.

Bestimmte Festhaltetechniken, insbesondere das Festhalten in Bauchlage (wie in Amerika häufig praktiziert), geben Anlass zur Besorgnis (News and Notes 1999). Es wird empfohlen, zusätzlichen auf Rücken, Bauch oder Hüfte ausgeübten Druck zu vermeiden, insbesondere wenn der Patient sich fortgesetzt wehrt. Ein gewaltsames Nach-hinten-Beugen gibt ebenfalls Anlass zu Bedenken und sollte vermieden werden. Vitalzeichenkontrolle muss durchgeführt werden, Kopf und Hals sollten unterstützt werden, und die Atemwege müssen freigehalten werden (Whittington et al. 2006).

Eine britische Untersuchung zu verschiedenen Arten von Zwangsmaßnahmen aus Sicht der Mitarbeiter zeigte, dass Fixierung und Netzbetten die größte Ablehnung erfuhren (Bowers 2004).

Isolation wird von einigen Autoren als sicher beurteilt, obwohl nach klinischen Erfahrungen durchaus ein Selbstgefährdungspotenzial besteht (Farnham 1997; Gutheil 1978; Savage 1999).

Lokale Behandlungstraditionen statt wissenschaftlicher Evidenz bestimmen häufig die Art der Zwangsmaßnahmen. So wurde beispielsweise an der Charité Campus Mitte (Berlin) im Regelfall hochschwellig fixiert und in der Uniklinik in Basel niedrigschwellig isoliert.

Die »Nahbarkeit« (»approachability«), der Personalschlüssel und das Selbstvertrauen eines Teams haben große Auswirkungen auf die Entscheidung darauf, einen Patienten zu isolieren oder nicht (Boumans et al. 2011). Der stärkste Prädiktor für Isolationen scheint die Fähigkeit zur Reflexionsfähigkeit im Team zu sein, der hoch mit der Fähigkeit eines Teams verknüpft ist, nicht zu isolieren (Boumans et al. 2011), während die einzelnen Charakteristika der Patienten keine so große Auswirkung auf die Anzahl der Isolationen zu haben scheinen (Boumans et al. 2011). Auch wenn Teammitglieder den Isolierraum als hilfreich beschrieben und die Patienten sich während einer Isolierung beruhigten, verglichen in einer Studie von Mann (1993) erstmals von Isolation Betroffene die Isolierung mit Folter.

Eine Vergleichsstudie von fixierten und isolierten Patienten zeigte, dass 40 % der isolierten Patienten bei dieser Intervention positive Aspekte sahen, bei den fixierten waren dies nur 20 %. Beide Maßnahmen wurden zwar als kurzfristig wirksam eingeschätzt, aber ohne das Verhalten der Patienten nachhaltig zu verändern (Sagduyuk et al. 1995). Einige Betroffene sahen die Isolierung als Bestrafung an und maßen ihr keine therapeutische Bedeutung bei (Holmes 2004; Martinez et al. 1999;

Meehan 2004), andere sahen eine Notwendigkeit für die Isolation (Soliday 1985; Tooke u. Brown 1992).

An einer Stichprobe in Kalifornien wurde untersucht, welche Intervention Patienten als am wenigsten restriktive Alternative ansehen würden. Es zeigte sich, dass psychotrope Medikation bevorzugt wurde, dann Isolation und zuletzt Fixierung genannt wurden (Sheline u. Nelson 1993).

Anhand verschiedener Szenarien zu Zwangsmaßnahmen wurde von Betroffenen und Mitarbeitern die folgende Rangreihe von zunehmender Einschränkung erstellt: Festhalten und orale Medikation mit (relativ) geringer Einschränkung, Entkleiden müssen, i.m.-Injektion, Isolation und zuletzt Fixierung mit kontinuierlicher Überwachung als am stärksten einschränkende Maßnahme (Harris 1989).

In einer US-amerikanischen Studie wurde medikamentöse Intervention als die bevorzugte und am wenigsten restriktive Methode angesehen (Terpstra et al. 2001).

Die teilweise verübte Taktik, den Kopf des Patienten gegen ein Kissen zu drücken, stellt eine potenzielle Gefährdung des Patienten durch Ersticken dar (mündliche Kommunikation).

Bei Betroffenen zeigten sich in Interviews nach Fixierung Ärger, das Gefühl, ungerecht behandelt worden zu sein, und die Überzeugung, die Fixierung sei ungerechtfertigt gewesen (Sequeria u. Halstead 2002).

Es bestehen Bedenken hinsichtlich der Wirkung von Fixierung auf Personen, die einen sexuellen Missbrauch in der Vorgeschichte aufweisen (Gallop 1999).

Nach einer Fixierung können sowohl Mitarbeiter wie Patienten unter Traumatisierung und Stress leiden (Bonner et al. 2002).

Die insgesamt positiven Einschätzungen zu Isolation müssen infrage gestellt werden, weil früher isolierte Patienten eine weit weniger positive Einstellung zu Isolierung haben als diejenigen Mitarbeiter und die Patienten, die noch nie isoliert wurden.

In Deutschland beurteilten sowohl Mitarbeiter als auch Patienten nach vorgelegten Bildern Isolation als die am ehesten angemessene Intervention in Bezug auf eine Index-Situation (Bergk u. Steinert

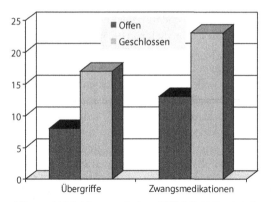

4,8 % versus 11,3 % bei Zwangsmedikationen ((chi²(df=1)=4,523, p=0,028*)
7,7 % versus 15,2 % bei Übergriffen((chi²(df=1)=4,460, p=0,026*)

◨ **Abb. 2.5** Verlauf von Übergriffen und Zwangsmedikationen nach Türöffnung

2006). Das tatsächliche Erleben der Zwangsmaßnahme zeigte jedoch fast identische Werte hinsichtlich der subjektiv empfundenen Einschränkung von Menschenrechten (Steinert u. Bergk 2007). Die Mitarbeiter psychiatrischer Einrichtungen halten trotzdem häufig Isolierungen für notwendig, für nicht allzu bestrafend und für in hohem Maße therapeutisch (Meehan et al. 2004).

Paradoxerweise glaubt die Mehrheit der Mitarbeiter, dass Festhalten und Isolieren zur Beruhigung der Betroffenen beiträgt und keine Aggressionen, Ängste oder Verletzungen verursacht, obwohl ca. 70 % von ihnen im Zusammenhang mit Zwangsmaßnahmen von Patienten angegriffen worden waren (Wynn 2003).

Steinert und Schmidt untersuchten (2004), ob die Freiwilligkeit im Rahmen wiederholter Zwangseinweisungen zunimmt, was für Männer nicht der Fall zu sein scheint, und ob der Behandlungserfolg sich auch bei unfreiwilliger Behandlung innerhalb der akuten Episode einstellt, was für beide Geschlechter zutrifft. Der kurzfristige Behandlungserfolg scheint nicht abhängig davon zu sein, ob die Behandlung freiwillig gesucht oder erzwungen wurde; wie hoch langfristige Effekte einer Zwangsbehandlung sind, ist bisher nicht untersucht.

Die ◨ Abb. 2.5 zeigt die Abnahme von Zwangsmedikationen durch die Türöffnung am Campus Mitte der Charité in Berlin. In dieser Pilotstudie wurde über einen Zeitraum von einem Jahr der Einfluss einer geschlossenen (91 % der Zeit geschlossen) und offenen (75 % der Zeit geöffnet) Türpolitik bei gleichbleibendem Klientel der Versorgungsregion Berlin-Mitte erhoben (Lang et al. 2010).

2.7 Reduktion von Entweichungen durch Reduktion von Unterbringungen

Die größte Anforderung an eine geschlossene Tür ist das Verhindern von »Entweichungen« aus der Behandlung, die bei Patienten, die potenziell eigen- und fremdgefährdend sind, einen Risikofaktor darstellen können und eine erforderliche Behandlung unterbrechen (Falkowski et al. 1990). Bedrohliche Ereignisse geschehen nach Entweichungen jedoch nur sehr selten (Meehan et al. 1999).

Entweichungen stören das soziale Klima einer Station (Schulman u. Kende 1988) und lassen oft das Team mit Gefühlen von Ärger, Betretenheit, Schuld und Sorge zurück (McIndoe 1986). Tatsächlich entweichen ca. 5–34 % der Patienten aus geschlossenen Abteilungen, ca. 50 % von ihnen im Rahmen ihres ersten Ausgangs (Chandrasena 1987; Conroy u. Jorgensen 1995; Meehan et al. 1999; Molnar et al. 1985; Richmond et al. 1991; Smith et al. 1992). In einer eigenen Erhebung ließ sich feststellen, dass bei geschlossener Tür die Anzahl der Entweichungen bei stationären Patienten signifikant erhöht war (Lang et al. 2010). Darüber hinaus fanden wir bei untergebrachten Patienten häufiger Entweichungen aus dem geschlossenen Setting als aus dem offenen Setting (Lang et al. 2010). Risikopatienten für Entweichungen sind junge (unter 40 Jahre alt), gerichtlich untergebrachte, schizophrene Männer, die in den ersten 48 Stunden keiner medikamentösen Behandlung zustimmen und schon einmal aus der Behandlung entwichen sind (Molnar et al. 1985; Tomison 1989).

In Interviews mit 100 entwichenen Patienten zeigten sich als Gründe für das Verlassen der Station vor allem Angst vor der Stigmatisierung, in der Psychiatrie zu sein, Abneigung gegenüber dem Personal und Unzufriedenheit mit dem Essen und den Therapieangeboten (Falkowski et al. 1990).

In einer weiteren Erhebung wurden Langeweile, Fehlen interessanter Beschäftigungsmöglichkeiten, kränkere Mitpatienten oder etwa die Beunruhigung über Probleme zuhause (Versorgen von Haustieren) herausgearbeitet (Meehan et al. 1999). Einige Patienten meinten auch, nicht so krank zu sein, um in einem Krankenhaus ohne Ausgang untergebracht zu werden, andere verließen impulsiv die Station (Meehan et al. 1999).

Vielleicht zeigt ein Entweichen tatsächlich auch ein kompetentes Verhalten an, indem die Patienten ihre Kontrolle und Macht über ein System, das sie normalerweise entmächtigt, wiedererlangen. Das Entweichen ist somit ein nachvollziehbares Manöver, das aus Sicht der Patienten auch als positive Ressource der Initiative und Motivation für externe Aktivitäten gesehen werden kann.

Patienten sind vor allem dann von Entweichungen »gefährdet«, wenn ihre behandelnden Ärzte geringe Erfahrung in der Psychiatrie (gemessen an Dienstjahren) aufzuweisen haben, und wenn Patienten innerhalb der Klinik verlegt wurden. Auch Burn-Out bei Pflegekräften wurde mit einer Häufung von Entweichungen assoziiert. Insgesamt scheint also die Einbettung des Patienten in das therapeutische Setting im Sinne einer Vertrauensbildung und Beziehung zum behandelnden Arzt eine Rolle zu spielen.

Als Grundvoraussetzung für eine offene Tür und damit für eine Behandlung auf Basis der Freiwilligkeit spielen die Vertrauensbildung beim Patienten und eine Einbettung und der Aufbau einer Verbindlichkeit die wichtigste Rolle. Therapieprogramme müssen vorhanden und attraktiv sein, Beschäftigungsmöglichkeiten müssen bestehen, und eine ambulante Weiterbehandlung bzw. idealerweise eine ambulante Krisenintervention sollte durch dasselbe Team gewährleistet sein (Aufsuchen des Patienten zuhause). Über Medikamente sollte im Sinne eines Shared Decision Making gesprochen werden, und es sollten medikamentenfreie Intervalle toleriert werden. Damit entfallen die meisten der üblicherweise von Patienten angegebenen Gründe für das Entweichen.

Immer wieder tendieren gerade junge und unerfahrene Ärzte dazu, das Verhalten von insbesondere psychotischen Patienten zu dramatisieren und zu stigmatisieren, und sie versuchen, Argumente

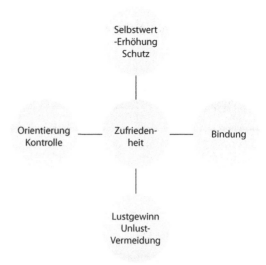

❏ Abb. 2.6 Grundbedürfnisse des Menschen

zu finden, um eine gerichtliche Unterbringung des Patienten zu erwirken. Hier spielen oft Angst und Unsicherheit auf Seiten der Kollegen eine nicht zu unterschätzenden Rolle, da diese den psychotischen Patienten nicht realistisch einschätzen und eine Bindung zu dem Patienten nicht herstellen können. Eine Unterbringung bedeutet aber in der Regel einen Vertrauensbruch und erhöht nicht automatisch die Sicherheit, dass ein Patient sich für eine Therapie entscheidet.

Es scheint im Sinne der Kooperation mit dem Patienten sogar sinnvoller zu sein, Gründe zu finden, die eine gerichtliche Unterbringung nicht erforderlich machen. Wenn ein Patient sich nämlich auf freiwilliger Basis in stationärer Behandlung befindet, fällt das Risiko, dass er aus dem ersten Ausgang nicht zurückkommt, weg, gerade weil er frei entscheiden kann. Darüber hinaus gibt es in der oralen Behandlung wesentlich verträglichere und modernere Präparate wie in der intravenösen Zwangsbehandlung, und dass ein Patient ein Medikament auch ein zweites Mal einnimmt, hängt maßgeblich von den Erfahrungen ab, die er bei Ersteinnahme macht.

Ein wichtiger Punkt, der auf geschlossenen Stationen regelhaft nicht implementiert wird, aber als häufiger Grund für Entweichungen angesehen werden kann, ist das Fehlen der Erfüllung von Grund-

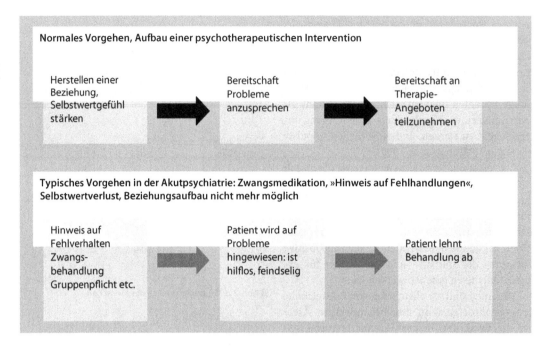

Normales Vorgehen, Aufbau einer psychotherapeutischen Intervention

Herstellen einer
Beziehung,
Selbstwertgefühl
stärken

Bereitschaft
Probleme
anzusprechen

Bereitschaft an
Therapie-
Angeboten
teilzunehmen

Typisches Vorgehen in der Akutpsychiatrie: Zwangsmedikation, »Hinweis auf Fehlhandlungen«, Selbstwertverlust, Beziehungsaufbau nicht mehr möglich

Hinweis auf
Fehlverhalten
Zwangs-
behandlung
Gruppenpflicht etc.

Patient wird auf
Probleme
hingewiesen: ist
hilflos, feindselig

Patient lehnt
Behandlung ab

◻ **Abb. 2.7** Vorgehen in einer Psychotherapie vs. Vorgehen in der Akutpsychiatrie

bedürfnissen der Patienten, was auf offenen Stationen durch ein selbstverständliches Commitment und Therapieangebot sowie die Möglichkeit der Patienten, dort sich frei zu bewegen, in der Regel vorhanden ist. Außerdem können Patienten auf offenen Stationen Bedürfnisse jederzeit erfüllen (zum Kiosk gehen, Besuch empfangen, nachhause gehen).

◻ Abb. 2.6 zeigt schematisch die Grundbedürfnisse von Menschen an.

2.8 Paradoxe Haltung in der Akutbehandlung

Die Grundlage jeden psychotherapeutischen Handelns ist das Herstellen einer Beziehung zur Lösung von Problemen. Die Qualität der Beziehung entscheidet hierbei am stärksten darüber, wie effektiv und hilfreich eine Therapie ist, und zwar unabhängig von der Therapieschule oder »Art« des Therapeuten.

Nach Rawer sind die Grundbausteine der Therapie in zeitlicher Abfolge zuerst die Herstellung der tragfähigen Beziehung und Aufbau des Selbst-

wertgefühls, dann ein vorsichtiges Ansprechen und Öffnen des Patienten für bestehende Probleme, und erst zuletzt geht es darum, eine Offenheit für Therapieangebote und Angebote zur Veränderung eigenen Verhaltens aufzuzeigen.

Im akutpsychiatrischen Kontext verläuft die Therapie in vielen Fällen eher »unpsychotherapeutisch«, nämlich genau anders herum. Zuerst wird der Patient dazu verpflichtet, bei therapeutischen bzw. medikamentösen Angeboten mitzumachen, dann wird, wenn es nicht schon bei der Begrüßung zur Begründung der Zwangsmedikation erfolgt ist, der Patient auf »Fehlverhalten« hingewiesen, und zur Bildung einer Beziehung oder Steigerung des Selbstwertgefühls kommt es eventuell gar nicht. Es wäre optimal, wenn auch in der Akutpsychiatrie der Beziehungsaufbau am Beginn glücken und ein verstärkter Fokus auf diesen gelegt werden könnte. Hierzu existiert so gut wie keine empirische Forschung. Dann wären eventuell viele Zwangsmaßnahmen zu vermeiden.

Die ◻ Abb. 2.7 veranschaulicht schematisch das Vorgehen in einer Psychotherapie im Vergleich zum typischen Vorgehen in der Akutpsychiatrie.

- **Beispiele für fehlender Beziehungsoptionen in der Akutpsychiatrie**

Ärzte in der Akutpsychiatrie erleben oft eine gewisse Entspannung, weil sie den Eindruck haben, »nicht mehr so viele Gespräche führen zu müssen«. Dabei sind gerade schizophrene Patienten oft extrem gesprächsbedürftig, nur wollen sie dann meist nicht über Symptome und Medikamente reden. Pflegekräfte in der Akutpsychiatrie sind meist eher Sicherheitspersonal, die den Patienten zeigen, »wo es langgeht«. Dabei sind gerade schizophrene Patienten extrem autonomiebedürftig und wollen den Eindruck haben, selber zu entscheiden und frei zu sein. Psychologen existieren häufig auf Akutstationen gar nicht. Sozialarbeiter und Ergotherapeuten werden in der Akutpsychiatrie oft nicht von Anfang an in die Therapie einbezogen.

Da meist davon ausgegangen wird, dass Patienten in der Akutpsychiatrie über keinerlei Krankheitseinsicht und Gesprächsfähigkeit verfügen, werden mit Eintritt relativ rasch Zwangsmaßnahmen implementiert. Es herrscht eine gewisse Selbstverständlichkeit vor, den Patienten nicht einzubeziehen und ihn nach seiner persönlichen Einschätzung und Zufriedenheit zu fragen. Es wird initial rudimentär mit den Patienten gesprochen, und dann geht es meist darum, Patienten auf Fehlverhalten hinzuweisen oder sie zu Medikamenten oder Therapien zu verpflichten.

2.9 Entdramatisierung

Die oberste Prämisse zur Erzeugung eines gewaltfreien Behandlungsmilieus in der Akutpsychiatrie ist die Vermeidung der Konzentration von »schwierigen« Patienten auf einer Station.

Dieses Ziel ist durch drei Mechanismen zu erreichen:

- »Schwierige« Patienten müssen auch auf anderen spezialisierten Stationen behandelt werden und können nicht im Falle der Eskalation verlegt werden, was letztlich auch für diese Patienten von Vorteil ist, da sie dort eine für sie besser entsprechende Spezialbehandlung erhalten können und bestehende Beziehungen zum Team nicht abgebrochen werden (z.B. Anorexiepatienten in der Psychosomatik, Delirpatienten in den medizinischen Kliniken, suizidale depressive Patienten auf der Depressionsstation etc.).
- Dem »Doppelmandat« der Psychiatrie sollte nicht blind gefolgt werden, was heißt, im Zweifelsfall nicht nur die Partei von Polizei, Angehörigen oder Betreuern zu ergreifen, sondern die des Patienten aus medizinischer Sicht. Während es in der Vergangenheit immer der für den Arzt einfachere und sichere Weg zu sein schien, einen Patienten erst mal einzusperren oder zu fixieren, also zu »zu sichern«, zeichnet sich durch eine neue Gesetzgebung und eine zunehmende Betonung der Mündigkeit der Patienten eine langsame Kehrtwende in der Akutpsychiatrie ab. Ärzte, die Patienten ihrer Freiheit berauben oder auch Zwangsmedikationen beispielsweise gegen bestehende Patientenverfügungen durchführen, können belangt werden und werden auch zunehmend belangt.
- Eine Türöffnung und freie Ausgangsregelungen führen meist zu einer deutlich ruhigeren Station, da z.B. nicht drei Maniker ununterbrochen auf der Station Unruhe verbreiten, sondern vermehrt unterwegs sind, und dann ist die Station deutlich ruhiger.

Allen diesen Mechanismen liegt eine entdramatisierende Einstellung zugrunde.

Die Dramatisierung, die oft in der Umgebung der Patienten um sich greift (»Jeder schizophrene Patient ist unkalkulierbar, jeder Maniker ist potenziell gefährlich, jeder Borderline-Patient bringt sich regelmäßig um«), sollte psychiatrisch rational bewertet und evaluiert werden, was zwar gegenüber der Gesellschaft für die Psychiatrie manchmal ein unbequemer Weg ist, allerdings den Patienten auf die Seite des Arztes bringt und den Arzt auf die Seite des Patienten. Hier ist eine hohe klinische Expertise für den Erfolg unumgänglich und letztlich auch immer Individualentscheidungen. In diesem Kontext darf ein Psychiater seine Potenz nicht überschätzen, was die Veränderung der Lebensrealität oder Lebensrisiken eines Patienten durch das Einsperren und Behandeln auf einer Akutstation betrifft bzw. bewirken kann.

2.9.1 Entdramatisierung der Eigengefährdung

Eigengefährdung wird oft als Grund für eine Zwangseinweisung auf einer Akutstation herangezogen – was natürlich richtig ist. Gemeint ist in den meisten Fällen jedoch nicht die akute Suizidalität, sondern eine indirekte Eigengefährdung, z.B. Gefährdung des Arbeitsplatzes, der Wohnung, der Beziehungen etc. Eigengefährdung wird in der Regel als Selbstschädigung durch Fehlernährung, Drogenkonsum, Verwahrlosung, Selbstverletzung, fehlende Nahrungsaufnahme oder Hilflosigkeit als Unterbringungsgrund auf einer Akutstation herangezogen. Diese Umstände sind in der Regel chronisch und werden durch eine dreiwöchige Zwangsunterbringung nicht abgewendet. Hier scheint es sinnvoller, genau diese Problempatienten, die ihren Lebensentwurf durch die Erkrankung nicht realisieren können, zuhause zu behandeln und ihnen gleichzeitig bei all diesen sozialen Aspekten zur Seite zu stehen, sei es eine Wohnung aufzuräumen, einen Kühlschrank aufzufüllen, einen mobilen Essensdienst zu organisieren oder eine rehabilitative Arbeitsmaßnahme zu initiieren. Die ambulante Hilfestellung wird weniger Widerstand hervorrufen und nachhaltiger in das Lebenskonzept des Patienten einwirken. Erhält ein Patient tragfähige Hilfestellungen, wird er umgekehrt die Behandlung auch im späteren Verlauf der Erkrankung aufsuchen und sich nicht so schnell wie möglich aus der Klinik entfernen.

Wenn Eigengefährdung durch Suizidalität dramatisiert wird, kann es dazu führen, dass beispielsweise Borderline-Patienten sich einer Viktimisierung in der Klinik geradezu willkürlich aussetzen (Früh 2005). Das Einsperren von suizidalen Patienten auf einer Akutstation alleine verhindert einen geplanten Suizid jedoch nicht. In einer Studie in England waren 75 % der Krankenhaussuizide Erhängen auf der Station, in anderen Studien erfolgen die meisten Suizide im genehmigten Ausgang. Daraus folgt, dass sich Patienten sehr gut auch auf der geschlossenen Akutstation umbringen können und die Sicherheit von geschlossenen Stationen bezüglich des Suizidrisikos offensichtlich überschätzt wird, da

Ärzte nicht einkalkulieren, dass jeder Patient nach einigen Tagen in den Ausgang gehen wird. Tatsächlich berichten einige Studien über ein erhöhtes Suizidrisiko auf geschlossenen Stationen. Unterschätzt wird in der Suizidprophylaxe sicher weiterhin die dramatische Rolle einer gelungenen Arzt-Patient-Beziehung, die auch kaum beforscht ist.

2.9.2 Entdramatisierung der Fremdgefährdung

1994 erschien ein offizielles Statement der Amerikanischen Psychiatrischen Gesellschaft zur Vorhersage von Gewalt. In diesem heißt es u.a.: »Psychiater verfügen über kein spezielles Wissen und über keine spezielle Fähigkeit, mit welchen sie in der Lage sind, gefährliches Verhalten vorherzusagen. Studien zeigten, dass sogar bei Patientinnen und Patienten, die in der Vorgeschichte ein gewalttätiges Verhalten aufwiesen, die Vorhersage des Psychiaters bei zwei von drei Patienten falsch war.« Natürlich kann man daraus nicht schließen, dass Psychiater Fremdgefährdung nicht mehr erheben oder verhindern sollten, sie sollten sie jedoch auch nicht überbewerten und Patienten damit stigmatisieren. Beispielsweise sollten Patienten, die freiwillig zu einer ambulanten Behandlung bereit sind, nicht wegen einer imaginären Fremdgefährdung auf einer Akutstation eingesperrt werden.

Nach der bisher einzigen in Deutschland durchgeführten, allerdings schon länger zurückliegenden Studie ist gesamtgesellschaftlich die Rate von Gewaltdelikten bei psychisch Kranken nicht erhöht, für einzelne Krankheitsgruppen wurden allerdings moderate Risikoerhöhungen beschrieben (Böker u. Häfner 1973). Kriminalstatistisch übersteigt also das globale Risiko psychotisch erkrankter Menschen, strafrechtlich durch Gewalttaten auffällig zu werden, nicht das anderer gesellschaftlicher Risikogruppen wie eben gesunder junger Männer (Angermeyer et al. 2000). Risikoerhöhung für Gewaltdelikte findet man bei den mit Substanzmissbrauch einhergehenden Störungen (Steinert 1991). Abhängigkeit per se wird jedoch von einigen Gerichten nicht als Unterbringungsgrund akzeptiert, da bei Abhängigkeit an die Motivation und Eigenverantwortung des Patienten appelliert wird. Das ist insofern paradox, da 80 % der Gewaltdelikte in Deutschland unter Alkoholeinfluss geschehen – Alkoholabhängigkeit wird jedoch als Unterbringungsgrund quasi ignoriert. Die gesamtgesellschaftliche Verhinderung von Gewalt durch die Akutpsychiatrie ist also relativ klein.

Patienten, die keine Vorgeschichte von Gewaltverhalten aufweisen, werden auch im Verlauf der aktuellen psychotischen Episode keine Gewalt ausüben. Wenn allerdings Patienten Gewalt bereits mehrfach im Vorfeld aufgewiesen haben, wird sich diese Gewalt durch einen stationären Aufenthalt z.B. von drei Wochen auch nicht dauerhaft verhindern lassen. Die Entdramatisierung von Fremdgefährdung ist also gleichzeitig auch die Relativierung der psychiatrischen Macht, die wir über Patienten und deren Schicksal haben. Nur 7 % der Patienten, die in psychiatrische Behandlung kommen, wenden harmlose Gewalt an (Bedrohungen, Sachbeschädigungen), nur 2 % der Patienten wenden diese gegen Mitarbeiter der psychiatrischen Klinik (Steinert et al. 2007). Die Gewalt wird seltener gegen Mitpatienten als gegen Mitarbeiter gerichtet (Steinert 1995). Hier scheint also seitens der Mitarbeiter ein erhebliches Deeskalationspotenzial noch unausgeschöpft.

Ein wichtiger Punkt in der Eskalation von Gewalt ist die tagelange Zuspitzung und die Entwicklung vor allem in den ersten Behandlungstagen. Spitzt sich die Gewalt etwa durch Unruhe, verbale Bedrohungen und wahnhafte Verarbeitung von Mitpatienten über Tage zu, dann ist es letztlich gewaltprovozierend, dem Patienten keinen Ausgang zu gestatten und zu warten, bis Akutpatienten aufeinander losgehen.

2.10 Verantwortung an den Patienten abgeben

Psychiatrisch Tätige neigen dazu, Verbesserungen bei Patienten sich selbst und Verschlechterungen den Patienten zuzuschreiben (Bock 2010).

Nicht wenige psychoseerfahrene Menschen berichten darüber, dass sie ohne oder gerade trotz psychiatrischer Behandlung wieder gesund geworden seien (Bock et al. 1997).

Nachuntersuchungen zeigen bei einem hohen Anteil von Ersterkrankten (58 %) keinerlei spätere Beeinträchtigung (Shepherd et al. 1998).

Internationale Vergleiche der WHO bestätigen einen günstigeren Verlauf psychotischer Erkrankungen in den Entwicklungsländern, wo bessere soziale Netze, größere Chancen der gemeinschaftlichen Betätigung, tragfähigere kulturelle Muster und weniger Stigmatisierung den Verlauf psychotischer Erkrankungen prägen (Bock 2010).

Auch für Borderline-Patienten zeigt eine Langzeituntersuchung, dass unabhängig davon, ob eine Behandlung erfolgte oder nicht, die Symptomatik mit der Zeit verschwand (Leichsenring et al. 2011).

Ressourcen, die einen Verlauf positiv beeinflussen können, sind ein biografisch später Krankheitsbeginn, ein rascher Krankheitsbeginn, verfügbare Bewältigungsstrategien, starke affektive Anteile und Positivsymptome in der Symptomatik, soziale Ressourcen, Arbeitserfahrung und materielle Sicherheit. Diese Ressourcen sollten genutzt werden und idealerweise stärker in die Therapie implementiert werden.

Seit einigen Jahren wird darüber diskutiert, ob Prodromalsymptome wie Konzentrations-, Aufmerksamkeits- und Schlafstörungen und sozialer Rückzug frühzeitig zu einer Behandlung führen sollten, was aber auch eine Stigmatisierung von Patienten beinhalten kann, deren Symptomatik möglicherweise »nur« im Rahmen einer Anpassungsstörung, Adoleszentenkrise oder auch unspezifisch drogeninduziert entstanden ist.

Fallbeispiel

Eine Medizinstudentin aus einem Schizophrenieseminar fragte mich einmal, ob in einem Interview mit ihr die bei ihr vor einigen Jahren diagnostizierte »Hebephrenie« erhärtet bzw. sogar relativiert werden könne. Diese sei im Zusammenhang mit THC-Konsum erstmals aufgetreten, und nun mache sie sich Sorgen, dass die Erkrankung einen ungünstigen Verlauf nehmen könne (worüber wir im Seminar diskutiert hatten). Sie stellte sich die Frage, inwieweit sie nun doch einer Neuroleptikatherapie, die ihr angeraten worden war, zustimmen solle.

Die Studentin hatte seit fünf Jahren eine feste Beziehung, keinerlei Negativsymptome, gute Noten und ein lebhaftes Sozialleben. Wahnvorstellungen, Ängste und ein sozialer Rückzug waren lediglich auf ihre Zeit des massiven THC-Konsums beschränkt gewesen, aber mit Einstellung des Drogenkonsums sei nie wieder eine derartige Symptomatik ausgebrochen. Nach einem sehr kurzen Interview erklärte ich der Studentin, dass eine Hebephrenie mit an Sicherheit grenzender Wahrscheinlichkeit auszuschließen sei und riet ihr von einem Neuroleptikakonsum mit zu erwartender sekundärer Negativsymptomatik strikt ab, was die Studentin enorm entlastete. Mittlerweile ist sie eine erfolgreiche chirurgische Fachärztin.

Kritisch zu sehen ist vor diesem Hintergrund eine genetisch deterministische Anschauung einer erblichen Disposition, die die Beeinflussbarkeit von Erkrankungen durch Betroffene relativieren würde (Alanen et al. 2001). Zwillingsstudien zeigen zwar eine Übereinstimmung von Symptomen bei eineiigen Zwillingen, die jedoch in einem genau so relevanten Prozentsatz durch die Umwelt gesteuert und aufgehoben werden können. De facto weisen bis zu 50 % der Menschen eine Hypersensitivität sowie auch produktiv psychotische Symptome auf, was letztlich nicht zu dem Schluss führen darf, dass die Hälfte der Menschheit schizophren sei.

Die Interaktion mit Patienten sollte weniger darauf ausgerichtet sein, Symptome zu dramatisieren und Verläufe frühzeitig zu determinieren, sondern das Erlebte zu integrieren, Ressourcen zu erhalten und zu reaktivieren, soziale Kompetenzen zu stärken und das Lebenskonzept des Betroffenen zu unterstützen. Statt Wohnheimen sollten betreute Wohngemeinschaften oder eigene Wohnungen angepeilt werden, statt stationärer Isolierung sollte ambulante Eingliederung ermöglicht werden, statt Entlastung sollte Selbstständigkeit gefördert werden, statt Stigmatisierung ein offener selbstbewusster Umgang mit der Diagnose, statt »Compliance-Erzwingung notfalls durch Depotgabe« sollte Empowerment, Selbstheilung und Eigensinn von Erkrankten respektiert und unterstützt werden.

Diese Recovery-basierten Ansätze sind als Grundlage einer Haltung zur Behandlung etwa in Hamburg implementiert worden:

Beispiele für Maßstäbe und Leitlinien

Die »Hamburger Maßstäbe für die Behandlung Ersterkrankter« (Bock 2010)
- Ein erstes Krisengespräch innerhalb 48 Stunden auf Wunsch zuhause
- Frühzeitige Einbeziehung der Familie in die Behandlung
- Vorrang ambulanter vor stationärer Hilfe
- Wenig stigmatisierende Atmosphäre, dialogische Sprache
- Unterstützung der persönlichen sozialen und familiären Ressourcen
- Sorgfältige Beratung über Therapie mit Psychopharmaka, um Empfindlichkeit auszugleichen, evtl. auch Drug Holidays

Leitlinien des »Turku-Modells« in Finnland (Lehtinen 1996), Home-Treatment als Modell der Zukunft
- Anpassung an die individuellen Bedürfnisse des Patienten
- Achtung des biografischen und persönlichen Kontextes
- Veränderung der familiären Interaktion
- Kleine Teams vor Ort mit psychotherapeutischer Kompetenz
- Minimale Interventionen statt maximale invasive Maßnahmen
- Problembezogenes Verhalten, Einbettung familiärer Konflikte
- Verwendung von Alltagssprache
- Coaching, ressourcenorientierte Beratung
- Wahlmöglichkeiten schaffen, Entwicklungsräume ermöglichen
- Erwartungen abklären, Zeit lassen für Entwicklung
- Ambulant geht vor stationär

2.11 Toleranz von Fehlverhalten

Wenn man die Gewalt, die von der Psychiatrie ausgeht, mit der Gewalt, die Patienten verüben, vergleicht, so sieht man rein statistisch gesehen, dass die Psychiatrie weiterhin Gewalt reduzieren muss. Bis zu 66 % der Patienten, die in psychiatrische Kliniken eingewiesen werden, erleben Gewalt in Form von Zwangsmaßnahmen, Freiheitsberaubung, Isolation und Fixierung (Cannon 2001; Fisher 1994; Needham 2002; Sailas u. Wahlbeck 2005; Sebit 1998; Steinert et al. 2007), wohingegen nur bis zu 10 % der Patienten Gewalt im Rahmen ihrer Einweisung ausüben (Ruesch et al. 2003; Spiessl et al. 1998; Steinert et al. 1991).

Die Gewalt, die von der Psychiatrie ausgeht und auch zu reaktiver Gewalt bei Patienten führen kann, bezieht sich auf alle Formen von Willenseinschränkung und Restriktion, die gegen die Bedürfnisse und Wünsche des Patienten gerichtet sind.

Typische Anlässe für Gewalt, die von Patienten ausgeht, sind z.B. eine geschlossene Stationstür, richterliche Anhörungen, Verweigerung von Ausgang, Applikation von Zwangsmaßnahmen, Abnahme persönlicher Sachen, Ungerechtigkeiten und Durchsetzung von Stationsregeln, subjektive Hoffnungslosigkeit, Aufforderung zu Aktivitäten, die der Patient nicht wünscht und Nebenwirkungen von Medikamenten (extrapyramidalmotorische Nebenwirkungen) (Abderhalden et al. 2006; Duxbury et al. 2006; Ilkiw-Lavalle u. Grenyer 2003; Richter 1999; Whittington u. Richter 2006). All diese Mechanismen reglementieren im Endeffekt Fehlverhalten, das wiederum stark kontextabhängig ist. In der Akutpsychiatrie kommt zu einer restriktiven Auslegung von Verhalten häufig eine geringe emotionale Verfügbarkeit von Pflegepersonal und wenig therapeutisches Engagement, was Trotzreaktionen und weiteres Fehlverhalten gegen die oft nicht nachvollziehbaren Regeln intensiviert (Alexander u. Bowers 2006).

Was Fehlverhalten darstellt, ist immer sehr relativ. So kann ich sagen, dass die Gründe für Zwangseinweisungen in Berlin beispielsweise andere waren als in Basel. Nimmt man eine empathische Haltung ein und entwickelt man eine Perspektive für den Patienten, dann wird man Fehlverhalten auch der Umwelt unterstellen, die vielleicht mit wenig Toleranz auf laute Musik, exaltiertes Auftreten, eine unordentliche Wohnung oder einen veränderten Tag-Nacht-Rhythmus reagiert.

Ein sicher markantes Fallbeispiel für die starke Bandbreite in der Interpretation von Fehlverhalten stellt eine Argumentation einer Richterin in Berlin-Mitte dar: Eine schizophrene Patientin, die freiwillig in unserer Behandlung blieb, sollte untergebracht werden, um tägliches Diskutieren über ihren Verbleib zu umgehen. Die Richterin sah den Grund für die akute Eigen- und Fremdgefährdung jedoch nicht, und so erläuterten wir ihr, dass die Patientin nachts um zwei Uhr Einrichtungsgegenstände aus dem Fenster geworfen hätte. »In dieser Straße geht doch eh niemand vorbei und schon gar nicht um diese Zeit« war die Begründung der Richterin auf ihre Ablehnung der Unterbringung.

Dass die Toleranz von Fehlverhalten auf einer Station die Qualität der Therapie und auch die allgemeine Zufriedenheit des Teams und der Patienten erhöhen kann, verdeutlichen folgende Fallbeispiele:

Fallbeispiele

Eine schizophrene Patientin in Berlin benutzte unsere Station immer wieder als eine Art Weglaufhaus. Immer, wenn sie in ihrem zuständigen Krankenhaus untergebracht wurde, verschwand sie nach drei Tagen aus der Behandlung und erschien in unserer Klinik. Grund war, dass sie auf unserer Station ihren Hund mitbringen durfte, was vom durchaus hundefreundlichen Pflegepersonal toleriert wurde. Unter der Bedingung, dass sie ihre Medikamente einnahm, konnte sie (mit Hund) bleiben, weswegen keinerlei Zwangsmaßnahmen bei der Patientin erforderlich waren.

Ein manischer Patient verblieb in unserer Behandlung nur unter der Prämisse, dass er auf einer Matratze und in einem Einzelzimmer schlafen konnte, was gestattet wurde. Im Gegensatz zu mehreren Voraufenthalten, wo der Patient über Tage fixiert gewesen war, waren Zwangsmedikationen bei diesem Patienten nicht erforderlich; er meinte, wenn wir ihm entgegenkämen, käme auch er uns entgegen. Er war auch in sehr langen depressiven Phasen auf unserer Station.

Ein Kunststudent verblieb auf unserer Station unter der Bedingung, dass er den Raucherraum neu gestalten dürfe. Tagelang beschäftigte er sich daraufhin damit, die Wände des Raucherraums mit Tieren zu bemalen, nebenbei wurde er wieder gesund.

2.12   Keine Konzentration von Akutpatienten

Um die Konzentration von Akutpatienten zu vermeiden, ist ein Krisenmanagement auf allen Stationen, auch auf anderen Spezialstationen, erforderlich. Zudem sind eine vorsorgliche Entlassung von Patienten vor Wochenenden oder Feiertagen und eine gerechte Aufteilung von Arbeitsbelastung und Aufnahmedruck unter den Stationen sinnvoll. Eine zügige Therapieplanung, ein effizientes Entlassungsmanagement und ein frühzeitiges Einbinden von Angehörigen in die Behandlung sind weitere Aspekte, die die Konzentration von Akutpatienten und damit Eskalation verhindern.

Die Konzentration von Patienten, von denen aggressives und gewalttätiges Verhalten befürchtet wird, auf einer einzelnen Station oder Einheit scheint die Häufigkeit aggressiver Vorfälle zu erhöhen (Gebhardt u. Radtke 2003; Lion et al. 1976). In unserer eigenen Erhebung zeichnete sich ein klarer Zusammenhang zwischen Türschluss-Gewaltverhalten, der Anzahl der auf der Station befindlichen Patienten und der daraus resultierenden Zwangsmedikationen ab (Lang et al. 2010). So fanden sich in der offenen Beobachtungsperiode doppelt so viele Übergriffe und Zwangsmedikationen wie in der geschlossenen. Eine ähnliche, jedoch ältere Studie von Folkard et al. (1961) zeigte 193 Übergriffe im offenen und 249 Übergriffe im geschlossenen Intervall in einer 10-wöchigen Beobachtungsperiode. Auch Baker et al. (2009) fanden eine Korrelation zwischen Gewaltereignissen und der Anzahl der »geschlossenen Stunden« einer Akutstation.

Der Umstand, der die Deeskalation bei offenen Türen maßgeblich bewirkt, ist eine geringere Anzahl von anwesenden Patienten. Gewaltverhalten erhöht »Crowding« auf Stationen. Dieses Crowding nimmt natürlich durch eine geöffnete Stationstür automatisch ab. Aber auch regelmäßige Überbelegung, zu großzügige Aufnahmepolitik und eine wahllose Häufung von beispielsweise manischen Patienten führen zu absehbarer Gewalteskalation (Ng et al. 2001). Es können klare Korrelationen zwischen Überbetten und Gewaltereignissen hergestellt werden (Lanza et al. 1994; Lion et al. 1981; Palmsternia et al. 1991). Neben der Türöffnung spielt fehlender Platz (keine Pufferzone) bei der Entwicklung von Gewalt eine Rolle (Lanza 1988; Nijman et al. 1997). Auf einer akuten 19-Betten-Station wurde aggressives Verhalten systematisch dokumentiert, wobei sich eine Korrelation zu Belegungszahlen der Station zeigte (Palmstierna et al. 1991).

2.13   Einbezug der Wünsche von Angehörigen

Der Einbezug von psychiatrieerfahrenen Patienten und Angehörigen ist eine der zentralsten und immer noch unterschätzten Ressourcen zur Verbesserung der Psychiatrierealität.

Angehörigen- und Patientengruppen, die Nutzung deren Selbsthilfepotenzials und die Etablierung von Patienten- und Angehörigensprechern zur Überwachung der klinischen Qualität sind wichtige Instrumente zur Verbesserung der Akutpsychiatrie. Allgemein wünschen sich Angehörige eine verstärkte Orientierung an der Primärprävention und an aggressions- und gewaltvermeidenden Strategien für das häusliche Umfeld (was dann wiederum Zwangseinweisungen verhindern kann). Es sollten also Angehörigen systematisch Strategien und Verhaltensoptionen zur Vermeidung von Eskalationen vermittelt werden.

Ein weiteres Anliegen von Angehörigen besteht in einer frühzeitigen und niedrigschwelligen Hilfe (sog. präventive Hausbesuche), bevor es zu eskalierenden Situationen kommt. Die Etablierung einer aufsuchenden Krisenhilfe durch Klinikmitarbeiter kann diesem Wunsch entgegenkommen.

Auch Angehörigenvisiten in der Klinik, wie sie bereits vor Jahren in einigen Kliniken eingerichtet wurden, sorgen für bessere Aufklärung, Einbeziehung und Verständigung innerhalb der betroffenen Familien. Hier können Familienangehörige entweder im Eingangsbereich der Stationen einen Zeitplaner finden, auf dem sie sich für einen Vor- bzw. Nachmittag eintragen können, oder sie können an den regulären Visiten einmal pro Woche (den bestehenden Wunsch des Patienten vorausgesetzt) teilnehmen.

Die Einführung der Rolle eines Familiengastes oder die Entwicklung eines ehrenamtlichen Sitzwachendienstes (wie z.B. in einigen Soteria-

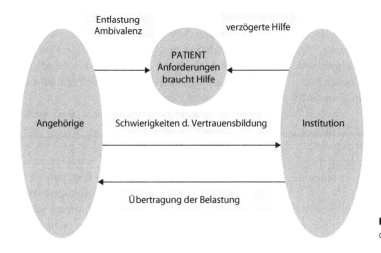

■ **Abb. 2.8** Übersicht über die Rolle der Angehörigen im Krankheitsverlauf

Modellen üblich) kann zur Solidarität und Entlastung der Angehörigen untereinander führen. Der Familiengast ist eine der möglichen Formen für zugehende Angebote, die eine Betreuungs- und Behandlungsbereitschaft herstellen können.

Sozialarbeiter sollten eine zentrale Position im Team einnehmen und beispielsweise bei der Oberarztvisite dabei sein, um transparent und konsequent bereits die weitere Versorgung zu implementieren, auch wenn der Patient nicht remittiert oder krankheitsuneinsichtig ist. Das Prinzip ist eine starke Intervention in weichen Strukturen. Über den Sozialarbeiter sollten dann Regelungen für eine konsequente, träger- und einrichtungenübergreifende Bezugsbehandlung und -betreuung erfolgen. Damit erfolgt eine Annäherung an die Praxis des Need-adapted-Treatment mit Berücksichtigung der gesamten sozialen Situation.

Was Angehörigen ebenfalls wichtig erscheint und zentral die Behandlungsqualität erhöht, sind:

- Behandlungsvereinbarungen
- Beschwerdemanagement
- Einbeziehung von Psychiatrie-Erfahrenen und Angehörigen in Qualitätsentwicklungsprozesse (statt bequemer Nutzerbefragungen)

Die Idealvorstellung für die Angehörigen wäre ein integriertes Krankenhaus, in dem die Institutsambulanz das steuernde Element der ambulanten, teilstationären und stationären medizinischen Versorgung darstellt.

Auf die ambulante Therapie, die auch aus aufsuchenden Elementen besteht, erfolgt stufenweise die Tagesklinik, wenn ambulante Behandlung selbst bei extramuraler Begleitung durch gemeindepsychiatrische Dienste und/oder Einrichtungen nicht ausreicht. Die stationäre Therapie steht als letzte Option zur Verfügung, jedoch ebenfalls mit den gleichen Therapeuten.

Diese medizinische Versorgung ist eingebettet in die Region des Patienten und der Angehörigen.

Auch sollte nach den Vorgaben der Betroffenen und Angehörigen ein Schutz der Patienten vor ihren Angehörigen und der Psychiatrie möglich sein (in Berlin: »Weglaufhaus«).

Alle Angehörigen wünschen sich Unterstützung, die so wenig interventionistisch ist wie nur eben möglich und deren Effektivität nachgewiesen ist. Sie fordern, dass neben medikamentöser Behandlung Need-adapted-Treatment, Empowerment und salutogenetische Orientierungen bei den Behandlern gleichberechtigt sind.

Könnten Psychiatrie-Erfahrene darauf vertrauen, dass immer die »weichest-mögliche« Intervention gewählt wird, sie wären vertrauensvoller im Umgang mit ihren Angehörigen und den professionellen Helfern. Die ■ Abb. 2.8 zeigt die zentrale Rolle, die Angehörige im Therapieverlauf einnehmen.

Die Einweisungs- bzw. Aufnahmesituationen können laut Angehörigen weich gestaltet werden durch:

- Alltagsnah ausgestattete Aufnahmeräume und -rituale, die Gastfreundschaft ausstrahlen.
- Berücksichtigung der gesamten sozialen Situation in der Aufnahmesituation: Wahrnehmung der Angehörigen und der individuellen Belange der Patienten (muss z.B. ein Hund oder eine Katze versorgt werden?)
- Gehaltvolle Information über die Medikamentierung, auch wenn der Patient nicht aufnahmefähig erscheint: Patienten erleben subjektiv die Nebenwirkungen, aber selten die Wirkungen
- Eine grundsätzlich nebenwirkungsorientierte pharmakologische Behandlung so wie ein Gespräch über Medikamente auf Augenhöhe (Verhandeln statt Behandeln)

2.14   Statt Verbote: Angebote!

In der Akutbehandlung findet sich in vielen psychiatrischen Kliniken ein sehr geringes Maß an Angeboten. Sogar das Rauchen wird in vielen Einrichtungen mittlerweile verboten. Patienten, die zwangseingewiesen wurden, haben dann keine Zigaretten mehr, können sich keine kaufen, und selbst wenn sie welche besitzen, dürfen sie die Station zum Rauchen nicht verlassen.

Psychologen auf Akutstationen, die Gruppen anbieten, sind eine Rarität, da die Patienten global als »nicht gruppenfähig« und »nicht psychotherapierbar« eingestuft werden. Immer wieder werden bestehende Angebote wie Physiotherapie und Ergotherapie an Ausgänge gekoppelt, da die Angebote »outgesourct« sind und Patienten, die keinen Ausgang haben, nicht an den entsprechenden Angeboten teilnehmen können. Ein Problem stellen auch die inhaltlichen Ausrichtungen vieler üblicher Gruppenangebote dar; so wirkt eine »Psychoedukation« auf einen Patienten, der überzeugt ist, nicht krank zu sein, eher aversiv.

Möglichkeiten, diese Missstände zu verbessern, sind die Integration von Psychotherapie auf allen Akutstationen, was bedeutet, dass schon vom ersten Behandlungstag an ein Psychologe jedem Patienten Einzelkontakte anbietet. Darüber hinaus sollte Ergotherapie auf der Station angeboten werden, oder der Ergotherapeut holt Patienten persönlich für eine Einzelergotherapie auf der Station ab. Körperliche Betätigung und Fitness sollten auf jeder Akutstation möglich sein, ein paar Fitnessgeräte; ein Boxsack, ein Fahrradergometer und ein Laufband ermöglichen einen gesunden Abbau von Spannungen und Aggressionen.

Psychologische Gruppenangebote sind auch auf Akutstationen durchführbar, so fand an der Charité Campus Mitte (Berlin) auf der Akutstation über mindestens sechs Jahre insgesamt acht Stunden Psychotherapie pro Woche statt, darunter eine psychodynamisch orientierte Gruppentherapie einmal wöchentlich, die natürlich immer wieder von manischen Patienten dominiert oder auch gesprengt wurde, letztlich aber gleichzeitig auch die Eingliederung der Patienten und den Zusammenhalt unter den Patienten sowie Problemaktualisierung sehr effektiv zur Folge hatte. Zudem zeigte sich, dass Angebote wie soziales Kompetenztraining und metakognitives Training auf eine hohe Resonanz bei akut schizophren Erkrankten stießen und nicht nur die oft von Patienten etwas aversiv empfundene Psychoedukation oder auch IPT machbar und erfolgversprechend sind.

Ideal ist die Implementierung einer »freien Gruppe«, in der über Wünsche von Patienten, aktuelle politische Themen oder auch Missstände auf der Station gesprochen werden kann. Diese Gruppe schafft darüber hinaus ein frei wählbares Angebot, angefangen von Yoga, Lauftraining und Tischtennisturnieren bis hin zu Literatur- oder Musikgruppen; dieses Angebot ist variabel und richtet sich nach den Bedürfnissen und der entsprechenden Zusammensetzung der jeweiligen Patienten. Weitere Faktoren zur Stabilisierung sind darüber hinaus Möglichkeiten der Selbstwerterhöhung, sei es durch Ausstellungen von Patienten, Bewirtschaftung eines Patientencafés oder die Sammlung von Patiententexten in einem Literaturband.

Dass die Anwesenheit von Tieren und deren Versorgung ein sehr stark deeskalierendes, Normalität erzeugendes, entängstigendes und für die Verselbstständigung wichtiges Instrument darstellen, konnte in vielen Studien belegt werden (Hoffmann et al. 2009; Lang et al. 2010).

Ein ganz zentrales Angebot stellt das Gesprächsangebot dar, welches vom Pflegeteam und den Ärzten mehr oder weniger erbracht wird.

Durch die Implementierung von freiwilligen ehrenamtlichen, aber auch studentischen Sitzwachen und festeingestellten Psychologen wird das Gesprächsangebot potenziert. Viele Patienten haben einen immensen Drang, sich mitzuteilen, denn sie sind vereinsamt und hoffen darauf, ihre Wahrnehmung etwa der Zwangsaufnahme, ihre Probleme im sozialen Umfeld und ihre Wünsche zu äußern und hier auf Akzeptanz, Wohlwollen und Bestätigung zu stoßen.

Erfolgreiche Beziehungsarbeit schafft eine Vertrauensbasis, die letztlich auch eine freiwillige Medikamenteneinnahme ermöglicht und zur Reduktion der Zwangsmaßnahmen führt. Häufig sind es einzelne Pflegekräfte und Ärzte, die im Team bekannt dafür sind, dass sie Patienten von der Einnahme der Medikamente überzeugen können. Diese Gespräche sind qualitativ und quantitativ jedoch variabel und sollten strategisch evaluiert und eingesetzt werden. Durch die Türöffnung werden genau diese Gespräche seltener unterbrochen, da Pflegekräfte nicht dauernd mit dem Öffnen und Schließen von Türen beschäftigt sind.

Das Pflegeteam hat einen zentralen Stellenwert in der Schaffung von Angeboten, denn gerade individuelle Angebote und Lösungen sind nur von einem flexiblen und motivierten Pflegeteam zu leisten und von dessen Initiative stark abhängig. So bieten einzelne Pflegekräfte den Patienten an, mit ihnen Wohnungen zu besichtigen, gemeinsam ins Kino oder ins Café zu gehen oder auch zu backen und zu kochen, am Computer bei Ebay Sachen zu verkaufen, etc. Das Einführen von Sitzwachen stellt auch hier eine Verbesserung der Behandlungsqualität dar, da die Wachen oft Studierende sind, die meist hochmotiviert und flexibel im Umgang mit Patienten sind und mit den Patienten etwa auch Unternehmungen durchführen, was examiniertes Pflegepersonal in der Regel nicht leisten kann.

Zunehmend wird auch der Einsatz eines guten Beschwerdemanagements empfohlen. Um dieses qualitativ zu verbessern, kann man z.B. einen Patientensprecher als Anlaufstelle etablieren, der seine Befunde direkt dem Chefarzt kommuniziert. Vom Europäischen Komitee für Menschenrechte wird ein Patientenfürsprecher dringend empfohlen.

2.15 Akzeptanz von Symptomen

Oft wird von Ärzten und Angehörigen a priori vorausgesetzt, dass Nonadhärenz bzw. Noncompliance ein irrationales Verhalten seitens des Patienten darstellt. Gleichzeitig ist jedoch bekannt, dass rund ein Drittel der Patienten auf antipsychotische Medikamente gar nicht respondiert (Conley u. Buchanan 1995), bei vergleichsweise schweren und teilweise fatalen Nebenwirkungen. Noncompliance ist ein gängiges Phänomen, das u.a. auch 50 % der somatischen Allgemeinpatienten betrifft, die unter chronischen Erkrankungen leiden. Entsprechend unterscheiden sich psychiatrische Patienten hier nicht signifikant bezüglich ihrer individuellen Therapieentscheidungen und scheinen sich in den Fällen der Unwirksamkeit von Medikamenten gegen Langzeitschäden durch Nebenwirkungen und damit durchaus rational für die gesundheitsbewusstere Alternative, nämlich für die Nichtbehandlung zu entscheiden.

Bei schizophrenen Patienten werden durch Behandlung insbesondere mit hochpotenten d2-antagonistischen Medikamenten in einem nicht unerheblichen Teil Depressionen getriggert und Negativsymptomatik verstärkt. Die Lebensqualität ist also durch Medikation bzw. Behandlung nicht per se als besser zu bezeichnen. Bei persönlichkeitsgestörten Patienten gibt es keine einzige zugelassene Substanz, die nachgewiesenermaßen Symptome der Grunderkrankung lindert. Ein Off-Label-Use wird hier in der Psychiatrie mit einer hohen Selbstverständlichkeit umgesetzt, ohne dass Patienten entsprechend aufgeklärt werden.

Gleichzeitig ist auch bekannt, dass Olanzapin zusammen mit Clozapin von Patienten nach dem stationären Aufenthalt am längsten eingenommen wird; damit ist die Compliance im Vergleich zu den Typika und anderen Atypika unter Olanzapin und Clozapin signifikant erhöht (Kilian et al. 2012; Tilhonen et al. 2009). Haloperidol und Risperidon werden hingegen im Schnitt nach 148 Tagen wieder abgesetzt.

Die Akzeptanz von Symptomen bedeutet, den Fokus stärker auf die Lebensqualität zu setzen als auf Symptomfreiheit. Symptome sollten im individuellen Kontext des Patienten gesehen werden und danach gewertet werden, inwieweit sie tatsächlich schaden oder den Alltag sogar bereichern. Selbstwirksamkeit, wie sie in der Psychotherapie vermittelt wird, sollte eine höhere Relevanz erhalten.

Gerade bei manischen Patienten ist es häufig so, dass jahrelang angestaute Aggressionen, Konflikte und Energie sich in der Manie sehr stark im Sinne des Patienten entladen. Häufig sind bipolare Patienten hochgradig angepasst und sozial eingebettet, fürsorglich und sozial veranlagt. Trennungen, die lange anliegen, werden in der Manie vollzogen oder neue Herausforderungen angenommen.

Fallbeispiel

Eine ca. 45-jährige sehr erfolgreiche Künstlerin wird von ihrem Ehemann, der Betreuer ist, gerichtlich untergebracht, weil sie in der Manie in selbstschädigender Weise Alkohol trinkt, Partys feiert und zu viel Geld ausgibt. In der Manie tapezierte sie in wenigen Tagen die ganze Station voll mit Kunstwerken. Durch die Zwangsbehandlung mit Haloperidol wird sie sehr schnell depressiv, antriebsarm und »hat ihre Kreativität verloren«. Die Bilder, die sie in der Manie gemalt hat, sind mittlerweile Hunderttausende von Euro wert. Soviel Geld hätte diese Patient auf Partys nicht ausgeben können.

2.16   Schaffen von Normalität

Vor ca. 15 Jahren etwa waren im akutpsychiatrischen Bereich in einigen Kliniken Frauenstationen von Männerstationen noch streng getrennt, es wurden nur Löffel zum Essen ausgegeben (die nach dem Essen eingesammelt und gezählt wurden), Patienten trugen Anstaltskleidung, Glasflaschen waren tabu, und jeder Patient wurde durchsucht und teilweise rund um die Uhr per Videoaufzeichnung (gegen seinen Willen) beobachtet.

Diese Regeln wurden inzwischen zunehmend gelockert, da es in entsprechenden Abteilungen über Jahre keine Zwischenfälle mit Glasflaschen gab, die Mischung von Frauen und Männern sich als deeskalierend erwies, die Videoaufzeichnung von Patienten gesetzlich verboten wurde und sich herausstellte, dass »Normalität«, etwa durch die

Benutzung von Messer und Gabel, Gewalt (und Rebellion) reduzieren konnte.

Trotzdem halten sich weiterhin diverse Tabus auf Akutstationen, die kaum hinterfragt werden: keine aufreizende Kleidung, kein Lippenstift, keine Patientenaufnahme ohne Durchsuchung, nie alleine mit einem Akutpatienten in einem Raum sein ohne Begleitung, keine Tücher oder dicke Ketten tragen, um nicht gewürgt zu werden, keine Stöckelschuhe, keine Rasierklingen, kein Fön, keine Ausgabe von Messern zum Backen, keine Schnüre oder Kabel etc.

Verschiedene typische Verhaltensregeln unterscheiden Akutstationen von Obdachloseneinrichtungen, Heimen, Fußballvereinen, Clubs, Cafés, somatischen Stationen etc., also Orten, wo zwar statistisch betrachtet genauso viel Gewalt und Eigengefährdung vorkommt, dieser jedoch nicht entsprechend »vorgebeugt« wird.

> **Das Schaffen von Normalität sowohl im Umgang mit den Patienten als auch im Setting der Station erzeugt eine Freundlichkeit und Fürsorge, die nicht nur Gewalt vorbeugen wird, sondern auch Respekt gegenüber dem Patienten, seinen Bedürfnissen und seiner Würde gegenüber vermittelt.**

2.17   In der Regel haben Psychotiker: Angst!

Die Angst ist ein zentrales Phänomen vieler Patienten, die an einer Erkrankung aus dem schizophrenen Formenkreis leiden. Unterschiedliche psychopathologische Phänomene können Angst auslösen, nur selten können Wahngebäude auch angstlindernd wirken. Neben unmittelbaren krankheitsbedingten ideologischen Modellen für die Angst kann diese auch durch andere Faktoren entstehen, z.B. durch das immer noch gefürchtete Setting der Behandlung in einem psychiatrischen Krankenhaus (Unterbringungsbereich); ebenso gibt es die Angst vor der Behandlung, vor Nebenwirkungen und der Polizei oder die Angst vor Stigmatisierung durch andere, die Angst also, einer wenig geschätzten Minderheit anzugehören.

Oft stehen sich psychiatrisches Team und Patient in der Aufnahmesituation gegenüber, und beide haben Angst. Der Patient hat Angst, weil er eine Zwangsbehandlung befürchtet, weil das Team wie ein Gericht vor ihm steht und weil er im Rahmen seines Wahns befürchtet, umgebracht oder für immer eingesperrt zu werden. Das Team wiederum hat Angst vor einem unberechenbaren Patienten, der vielleicht in der Vorgeschichte der Aufnahme bereits die Polizei angegriffen hat und dem man nicht zu nahe kommen darf. In diesem Fall ist es tatsächlich wichtig, einen gewissen Abstand einzuhalten, da insbesondere katatone Patienten bei Berührungen oder zu dichter Annäherung und im schlimmsten Fall bei Durchsuchungen nicht selten Panik bekommen.

In der Regel reagieren schizophrene Patienten mit Gewalt nur aus Angst heraus, weswegen es zentral ist, die Patienten abzuholen, da wo sie gerade stehen.

Freundlich zu sein, entängstigend, ruhig und vorsichtig Kontakt aufzunehmen und Fragen möglichst beiläufig zu stellen, sind wichtige Punkte. Die Aufnahme einer Beziehung ist wichtiger als eine lückenlose Anamnese über alle Eckdaten der Aufnahme oder alle Spezialaspekte der Psychopathologie.

Wichtig ist, zu signalisieren, dass man es gut mit dem Patienten meint, dass er hier sicher ist und dass er nichts zu befürchten hat. Entspannend wirkt etwas zu essen, eine Zigarette oder ein Gang in den Garten, da diese Normalität die Aufnahmesituation entschärft und gleichzeitig dem Patienten vermittelt, dass seine Bedürfnisse ernst genommen oder wahrgenommen werden.

> ❯ **Wichtig ist also, dem Patienten in seiner Angst zu begegnen und ihm diese Angst zu nehmen.**

Auch Fragen sind entschärfend, z.B. »Wollen Sie alleine mit mir sprechen?«, »Wollen Sie erst etwas essen oder erst eine Zigarette rauchen?«, »Wollen Sie die Station sehen?«, »Soll ich Ihnen mal Ihr Zimmer zeigen?« Oft wollen Patienten erst einmal mit niemandem sprechen, dann sollte man sie auch in Ruhe lassen können. Bei schizophrenen Patienten ist eine sofortige Medikation häufig nicht notwendig, wenn man ihnen sagt, sie sollen

erst mal ankommen, man würde sich in Ruhe ein Bild machen, und wenn alles gut läuft, bräuchten sie keine Medikamente. Dies ist in der Regel schneller anxiolytisch wirksam als eine Spritze und ein großes Personalaufgebot.

Angst sollte man direkt bei der Aufnahme ansprechen und ihr begegnen, indem man versucht, den Schutzfaktor, den eine Akutabteilung bieten kann, darzustellen (»Hier kommt keine Polizei herein, wir passen auf, dass Ihnen nichts passiert, hier gibt es keine Stasi, wir haben noch nie jemanden länger als vier Wochen behandelt« etc.).

Es hilft den Patienten, wenn eine freundliche und möglichst entspannte Pflegekraft dem Patienten in Ruhe die Abläufe der Station erklärt und beschreibt, welche Angebote bestehen und welche Unterstützung er bekommen kann. Vorsichtig kann man bei einem ausführlicheren Gespräch nach einem eventuellen Leidensdruck fragen, seien es Schlaflosigkeit, Ängste, Nervosität oder auch Beeinträchtigung durch Stimmenhören. Über diese für den Patienten subjektiv erlebbaren Beeinträchtigungen kann man versuchen, ein Medikament plausibel zu machen, damit er nicht mehr so »gestresst« ist, nicht mehr das »Gras wachsen hört«, nicht mehr »schlaflos ist« und damit gestärkt seinen »Verfolgern« entgegentreten kann. Man sollte dem Patienten immer signalisieren, dass man seine Angst versteht, dass seine Erlebnisse unerhört sind und er sicher sehr darunter zu leiden hat und dass man Medikamente nicht verabreichen will, weil seine Erlebnisse unglaubwürdig erscheinen, sondern weil man sich Sorgen um seine Gesundheit macht. Ein gut nachvollziehbares Beispiel für »Verfolgungserleben« ist der Unterschied, wenn man nachts wie in einem Horrorfilm durch einen dunklen Wald geht und bei jedem Knirschen zusammenschrickt und denselben Wald an einem Sommernachmittag bei einem Spaziergang wahrnehmen würde. Den Nachtwald wieder in einen Sommerwald zu verwandeln würden die Medikamente erleichtern, sie verändern jedoch nicht die Tatsachen, die sich hinter einem Knacken oder Knirschen etc. verbergen. Statt psychopathologische Items wie »verfolgt«, »beeinträchtigt« oder »Halluzinationen« zu verwenden, bieten sich umgangssprachliche

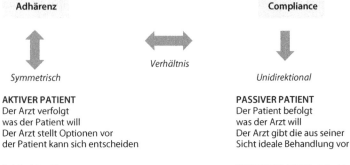

Adhärenz   **Compliance**

                                    Verhältnis

Symmetrisch   *Unidirektional*

AKTIVER PATIENT   **PASSIVER PATIENT**
Der Arzt verfolgt   Der Patient befolgt
was der Patient will   was der Arzt will
Der Arzt stellt Optionen vor   Der Arzt gibt die aus seiner
der Patient kann sich entscheiden   Sicht ideale Behandlung vor

Beidseitige Verantwortung   **NONCOMPLIANCE: Schuld
                                                             einseitig beim Patienten**

◗ **Abb. 2.9** Unterschied zwischen
Adhärenz und Compliance

Umschreibungen an, die signalisieren, dass man die Perspektive des Patienten einnimmt, wie beispielsweise »Werden Sie gemobbt?« »Haben die auch telepathische Fähigkeiten?« »Haben Sie die auch mal in Ihrer Wohnung gehört?«

Mehrere Patienten erwähnten, dass man in der Psychiatrie das »Sicherheitspersonal« von dem »therapeutischen Personal« trennen müsste, da es sie ängstigen würde und bedrohlich sei, von Therapeuten »gesichert« zu werden, und dass es ihnen schwer falle, sich diesen Therapeuten anzuvertrauen.

2.18   Adhärenz versus Compliance

Als ein kleiner Schritt der Psychiatrie in eine partnerschaftliche Haltung zu den Patienten wurde in neueren Arbeiten der Begriff der »kustodialen« Compliance durch den Begriff der Adhärenz ersetzt. Hier geht es darum, den Patienten an der Therapie mitverantwortlich zu sehen, was bedeutet, dass er verschiedene Optionen aufgezeigt bekommt, die ihm eine Wahlmöglichkeit zur Behandlung überlassen. Hierbei gibt der Arzt zum einen Verantwortung ab, verpflichtet sich aber zum anderen, Ziele des Patienten ernst zu nehmen und mit zu verfolgen. Diese Abgabe der Verantwortung klingt in der Theorie einfach, ist jedoch in der Praxis für den Arzt in der Psychiatrie nur eine Verlagerung der Verantwortung, da er mit seinem Vorgehen dieses in der Regel auch vor den »Instanzen der Gesellschaft« rechtfertigt (Angehörige,

Betreuer etc.) und sich hinter seinen »mündigen« Patienten und dessen Entscheidung stellt. Dem Patienten Entscheidungen zu überlassen, bedeutet also auch gleichermaßen, vom Patienten gewünschte Freiheitsgrade vor Betreuern, Richtern, Angehörigen etc. zu rechtfertigen. Dies bedeutet wiederum eine stärkere Empathie und Vertrauen dem Patienten gegenüber. Der Patient ist in diesem Prozess aktiv an seiner Therapie beteiligt und damit »im Boot«.

Bei der Compliance ist der Patient hingegen ausschließlich passiv. Der Arzt gibt die einzige aus seiner Sicht ideale Behandlungsoption vor, und der Patient hat keinerlei Wahlmöglichkeit.

Die ◗ Abb. 2.9 zeigt die Unterschiede zwischen Adhärenz und Compliance schematisch an.

In diesem Zusammenhang haben Debner et al. (2007) folgendes Phänomen beschrieben: Es gibt offensichtlich Erkrankungen wie Multiple Sklerose, rheumatische Arthritis oder auch Unfruchtbarkeit der Frau, bei denen sich lediglich 5–15 % der Patienten eine Entscheidung des Arztes und die alleinige Verantwortung beim Arzt wünschen. Bei diesen chronischen Erkrankungen, die in der Regel eine lebenslange Kooperation des Patienten und meist umfassende Informationen des Patienten über die Erkrankung und ihren Verlauf beinhalten müssen, wünschen sich bis zu 84 % der betroffenen Patienten eine gemeinsame Problemlösung und Entscheidung des Arztes und des Patienten. Weitere ca. 30 % wünschen sich, wenn sie an solch einer Erkrankung leiden, bei diesen chronischen Erkrankungen eine Problemlösung durch den Arzt, die Entscheidung möchten sie jedoch selbst treffen. Erkrankungen, die sich fast komplementär verhalten, sind beispielsweise Prostataerkrankungen, Brustkrebs und Knochenbrüche. Hier soll aus der Sicht von ca. 50 % der Patienten der Arzt die Problemlösung und Entscheidung liefern, aber auch hier sind es immerhin 44–54 % der Patienten, die Entscheidung und Problemlösung gemeinsam mit dem Arzt entwickeln wollen. Man kann aus dieser Untersuchung also auf unsere psychiatrischen Erkrankungen schließen, dass es hier einen hohen Anteil von Patienten geben sollte, die aktiv in die Therapie, die Lösung von Problemen, die Wahl der Medikamente und die Art der Behandlung einbezogen werden wollen.

Patienten, die unter chronischen Erkrankungen leiden, brauchen und erwarten eine starke Partizipation und Beteiligung an Therapieentscheidungen, da es hier in der Regel keine Pauschallösung für ihre Beschwerden und den Krankheitsverlauf gibt.

2.19 Adhärenztherapie

Obwohl die Raten zwischen den Studien sehr stark schwanken, suggerieren einige Autoren, dass bis zu einem Drittel der psychisch schwerkranken Patienten nach einmaligem Kontakt mit dem Gesundheitssystem diesen Kontakt abbricht (Bowers et al. 2004; Gray et al. 2005, 2008). Vor allem junge, männliche Patienten mit schlechter sozialer Ausgangslage sowie ethnischer Minderheit scheinen sich konsistent aus dem Gesundheitssystem zu entfernen. Hinzu kommen die Risikofaktoren komorbider Substanzkonsum und Early-onset-Psychose. Hier müssen bessere Strategien erfolgen, diese Patienten nach der Akutaufnahme in der Behandlung zu halten. Das Verlassen des Gesundheitssystems dieser Patienten könnte letztlich die Konsumentenseite reflektieren, dass ihren Wünschen nicht nachgegangen wird, die Behandlung nicht dort ansetzt, wo sie zu subjektiver Besserung führt, wichtige soziale Aspekte in der Therapie nicht eingeblendet wurden, oder auch, dass letztlich keine Zusammenarbeit mit den Therapeuten stattgefunden hat.

Die Effekte einer Adhärenztherapie wurden im engeren Sinne nur in wenigen kleineren Studien getestet. Das Ergebnis und die Erfolge waren unterschiedlich:

- Anderson et al. (2010) fanden bei Patienten eine Verbesserung der Zufriedenheit und Einbezogenheit in die Therapie durch eine Adhärenztherapie, wenn auch kein Effekt auf den PANSS auftrat.
- Gray et al. (2003, 2004, 2005, 2006, 2007, 2008, 2010) fanden an 406 Patienten keinen Effekt auf Adhärenz, Symptome oder Lebensqualität.
- Maneesakorn et al. (2007, 2008) fanden bei 35 Patienten einen Effekt auf Lebensqualität, Therapiezufriedenheit und Symptome. In einer Folgestudie bei 70 Patienten konnten die Forscher ihre Befunde erhärten und fanden eine Verbesserung unter Adhärenztherapie im PANSS, Patientenzufriedenheit und Zufriedenheit mit den Medikamenten.

Es gibt Hinweise, dass die Adhärenz bei schizophrenen Patienten durch Psychotherapie zu verbessern ist (Nose et al. 2003). Allerdings scheint dieser Effekt nicht nur durch einen psychoedukativen Ansatz zu gelingen, denn dieser scheint zwar das Wissen der Patienten zu erhöhen, die Adhärenz jedoch nicht zu beeinflussen (Gray et al. 2006, 2010). Gray et al. (2003, 2004, 2005, 2006, 2008, 2010) haben eine Adhärenztherapie entwickelt, jedoch noch keine durchweg überzeugenden Ergebnisse generiert. Trotzdem sind Ansätze dieser Therapie sicher sinnvoll, gut implementierbar und fokussieren genau auf die perspektivische langfristige Einbindung des Patienten in eine tragfähige Arzt-Patient-Beziehung.

Die ◘ Abb. 2.10 gibt einen Überblick über die Ansätze der Adhärenztherapie, wie sie von Gray entwickelt wurde.

Als die vier Pfeiler der Adhärenztherapie beschreiben Gray et al. (2010):

- Den Patienten zu engagieren, d.h. ihn in der Diskussion und in Gesprächen über Medikamente zu motivieren.
- Das Umgehen mit Widerstand von Seiten des Patienten, da in einer gespannten Beziehung zwischen Therapeut und Patient

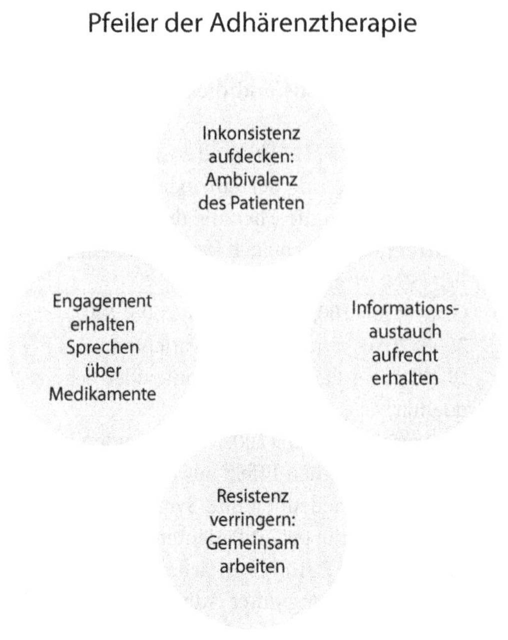

Pfeiler der Adhärenztherapie

Inkonsistenz
aufdecken:
Ambivalenz
des Patienten

Engagement
erhalten
Sprechen
über
Medikamente

Informations-
austauch
aufrecht
erhalten

Resistenz
verringern:
Gemeinsam
arbeiten

◘ **Abb. 2.10** Adhärenztherapie. (Adaptiert nach Gray et al. 2010)

dieser nicht bereit sein wird, einen Perspektivwechsel zu erwägen. Das Ziel ist hier, den Widerstand des Patienten möglichst niedrig zu halten.

▬ Informationsaustausch auf der Basis der Bedürfnisse des Patienten: Was möchte der Patient gerne wissen, wie geht es ihm damit?

▬ Diskrepanzen sollen zunehmend und vorsichtig thematisiert werden, sodass dem Patienten seine Haltungen und Annahmen über die Erkrankung und die Medikamente transparenter werden. Beispielsweise könnte gemeinsam überlegt werden, wie es dazu kommt, dass einerseits die Medikamente helfen, gesund zu bleiben, aber andererseits der Patient sie absetzen möchte.

2.20 Shared Decision Making

Deber et al. haben 2007 untersucht, inwieweit sich verschiedene Patientengruppen unterschiedliche Entscheidungsfindungsprozesse wünschen. In dieser Untersuchung zeigt sich, dass bei akuten Problemen wie etwa einem Knochenbruch oder Schmerzen in der Brust sich etwa 30–58 % der Patienten die Entscheidung und Problemlösung von Arzt wünschen, ein deutlich kleinerer Anteil wünscht sich die Entscheidungsfindung beim Patienten (Deber et al. 2007). Gegenteilig verhält es sich jedoch bei chronischen Erkrankungen – wie es ja auch bipolare Störungen und Schizophrenie eher sind – (bei Deber waren es: multiple Sklerose und Unfruchtbarkeit der Frau): Hier wünschen sich nur 5–10 % der Patienten die Verantwortlichkeit für Entscheidung und Problemlösung beim Arzt, der Großteil möchte hier selbst für die Entscheidung und Problemlösung verantwortlich sein (Deber et al. 2007). Das ist insofern logisch, da sich gerade bei chronischen Erkrankungen nicht nur eine einzige richtige Lösung finden lässt, und es vielmehr der gegenseitige Kompromiss ist, der zum Erfolg führt. Gerade bei chronischen Erkrankungen wird es immer wieder zu Rückfällen kommen, es wird misslungene Absetzversuche geben und Arzt und Patient sind beide gefordert immer wieder Neuentscheidungen zu treffen. Hier kann der Arzt also eher mögliche Optionen aufzeigen, für die sich der Patient jedoch aktiv entscheiden muss.

Quantitativ verhalten sich Untersuchungen zum Shared Decision Making genau umgekehrt. So findet man im Pubmed unter dem Begriff »Shared Decision Making« und »Cancer« ca. 450 Treffer. Gibt man den Begriff »Shared Decision Making« und »Schizophrenia« ein, landet man lediglich bei 44 Studien, die fast alle von derselben Arbeitsgruppe stammen. Obwohl die psychiatrische Literatur zu Fragen des Shared Decision Making weniger fortgeschritten ist als viele andere Fachgebiete (Adams et al. 2007), zeigen Studien, dass Erwachsene mit psychiatrischen Erkrankungen sehr wohl informiert werden und aktiv an ihrer Behandlung teilhaben möchten (Simon et al. 2009). Die große Mehrheit psychiatrischer Patienten ist in der Lage, Therapieoptionen zu verstehen und rationale Entscheidungen zu treffen (Carpenter et al. 1998; Grisso u. Applebaum 1995; Stroup et al. 2005).

Die Erfordernis, Shared Decision Making in der Psychiatrie zu etablieren, zu beforschen und auszubauen, ergibt sich daraus, dass 90 % der schizophrenen Patienten Probleme haben, therapietreu zu sein (Keith 1990). Schlechte Therapietreue ergibt sich aus Ablehnung von Behandlung, fehlender Einnahme der verordneten Medikamente, Abbruch der Behandlung, Einnahme falscher Dosierungen etc. (Lindström u. Bingefors 2000). In einer Spontanumfrage auf einem internationalen Kongress in Frankreich gaben 40 % der klinischen Psychiater an, dass eine mangelnde Therapietreue die größte Herausforderung in der Therapie der Schizophrenie darstellt In einer Untersuchung über 2804 Patientenjahre ergab sich, dass sich die Hospitalisierungsrate von schizophrenen Patienten verdoppelt, wenn sie nicht therapietreu sind (Gilmer 2004). Das wäre noch tolerierbar; das eigentliche Problem ist jedoch, dass sich die Tage bis zur Remission in Abhängigkeit der Anzahl von Rückfällen zu vervielfachen scheinen (Lieberman 1996). So verdreifachen sich etwa die Tage bis zur Remission bereits beim dritten Rückfall (Lieberman 1996).

Eine besondere Ausgangssituation für das Shared Decision Making bei schizophrenen Patienten stellen die unterschiedlichen Prioritäten von Angehörigen, Patienten und Ärzten dar. So wollen Angehörige vor allem keinen Stress haben und ihre eigene Selbstständigkeit erhalten, und Patienten wünschen sich in erster Linie Reintegration, die Vermeidung von Krankenhausaufenthalten und Nebenwirkungsfreiheit (Fischer et al. 2002; Nasrallah et al. 2005).

Eine Übereinstimmung der Prioritäten liegt bei etwa 22 % zwischen Arzt und Patient und bei etwa 18 % zwischen Angehörigen und Patienten (Nasrallah et al. 2005, Fischer et al. 2002). So stellt etwa die Eigenständigkeit bei Patienten die Priorität Nummer 2 dar, bei Angehörigen und Ärzten rangiert sie auf Rang 6. Eine Untersuchung hierzu stammt von Kikkert et al. (2006), die zeigen konnten, dass für Patienten und Angehörige die Wirksamkeit der Medikamente von höchster Relevanz ist und an zweiter Stelle die Freundlichkeit und Hilfsbereitschaft des Arztes (»caring tone of voice«) steht, wohingegen diese Punkte bei den behandelnden Ärzten als Schlusslicht rangierten; die Ärzte sahen eigene Erfahrungen und das Auftreten von Nebenwirkungen

als entscheidender für die Therapietreue an. Dass hier letztlich die Prioritätensetzung der Patienten für den Langzeitverlauf der Therapie zutreffender zu sein scheint als die von Ärzten, zeigen einige Langzeitstudien (z.B. Ascher-Svanum et al. 2008).

◻ Tab. 2.4 zeigt die divergierenden Einschätzungen von Ärzten, Angehörigen und Patienten zu Prioritäten in der Therapie und Behandlung (Kikkert et al. 2006).

Trotz seiner extrem hohen Nebenwirkungsrate ist Clozapin dasjenige Medikament, das von Patienten am längsten eigenständig eingenommen wird. Dass diese Entscheidung der Patienten für Nebenwirkungen, aber auch für Wirksamkeit und damit für Clozapin richtig ist, belegen neueste Daten einer Langzeitstudie mit 77000 finnischen Patienten, deren Gesamtmortalität unter Clozapin massiv erniedrigt war im Vergleich zu allen anderen Neuroleptika (Tilhonen 2009). Therapietreue bedeutet somit, den Patienten Recht zu geben, auch wenn es nicht unbedingt der inhaltlichen Ausgangsbasis des Arztes entspricht (»evidence does not make a decision, people do it«).

◻ **Tab. 2.4** Auffassung über gute klinische Praxis von Patienten, Angehörigen und Ärzten. (Kikkert et al. 2006)

	Patient	Angehörige	Arzt
Effektivität Medikamente	1	1	5
Eigenes Management Nebenwirkungen	2	3	2
Arzt »Caring tone of voice«	3	2	6
Nebenwirkungen der Medikamente	4	5	3
Eigene Vorerfahrungen	5	6	1
Haltung gegenüber Medikamenten	6	4	4

Zu einem aufgeklärten Patienten gehört ein aufgeklärter Arzt

- Zu den häufigsten Annahmen vieler Psychiater gehört, dass Depotpräparate die Compliance erhöhen (de facto gibt meines Wissens keine einzige Studie, die das beweisen konnte).
- Darüber hinaus meinen einige Kollegen, dass Medikamente wie Aripiprazol, Ziprasidon und Risperidon keine extrapyramidalmotorischen Nebenwirkungen aufweisen (v.a. bei affektiven Patienten besteht jedoch ein ähnliches Risiko für extrapyramidalmotorische Nebenwirkungen dieser Medikamente wie unter Haloperidol).
- Eine häufige Interpretation ist, dass extrapyramidalmotorische Nebenwirkungen in der Visite vorgetäuscht werden; de facto werden sie durch die Anspannung in der Visite nur getriggert, und diese Nebenwirkungen wiederum lösen Therapieabbruch, Suizide und das Auftreten von Aggression und Dysphorie aus (Gentile 2007).
- Falsch ist, dass bei Unwirksamkeit eines atypischen Neuroleptikums ein Wechsel auf ein typisches Präparat sinnvoll ist.
- De facto gibt es allerdings nur einige wenige Atypika, für die tatsächlich in 124 Metaanalysen gezeigt wurde, dass sie den Typika überlegen sind (Clozapin, Amisulprid, Risperidon, Olanzapin und Zotepin; Davis et al. 2003).
- Viele Kollegen geben an, dass Spätdyskinesien nicht behandelt werden können. Hier kann das auslösende Präparat abgesetzt und durch Quetiapin oder Clozapin ersetzt werden (Kinon et al. 2001).
- Oft werden anticholinerge Neuroleptika bei Demenz gegeben. Diese verursachen und verstärken kognitive Defizite (Ballard et al. 2009) und scheinen auf Verhaltensstörungen überhaupt keinen Einfluss zu haben (Schneider et al. 2006). Sexuelle Funktionsstörungen werden als Nebenwirkung bei Akutpatienten als wenig relevant

▼

eingestuft. Häufig wird nach diesen nicht gefragt, und diese Nebenwirkung, die zum Absetzen gerade bei jungen Männern führt, wird nicht in die Therapie einbezogen (günstig sind Quetiapin, Clozapin, Olanzapin, Aripriprazol, bei Antidepressiva Bupropion).

- Haloperidol kann Depressionen bei schizophrenen Patienten auslösen, und lediglich für Clozapin, Olanzapin, Citalopram und Perphenazin wurde eine Reduktion von Suizidmortalität gezeigt (Haukka et al. 2008).
- Selten ist Psychiatern und Pflegepersonal in der Therapie bewusst, dass bereits unter 4mg Haloperidol bis zu 90 % der Patienten remittieren und 50 % der Patienten unter 3mg (Emsley et al. 2006).
- Häufig wird argumentiert, dass Patienten wegen Nebenwirkungen ihre Medikamente absetzen, die man ihnen vorausschauend ersparen kann. Diese Praxis ist nicht evidenzbasiert, da dreimal so viele schizophrene Patienten wegen fehlender Wirksamkeit als wegen Nebenwirkungen absetzen (Liu-Seifert et al. 2005). So werden der Reihenfolge nach abgesetzt: Ziprasidon, Perazin, Quetiapin, Risperidon, Olanzapin, Clozapin (Ascher-Svanum et al. 2006). Die Patienten entscheiden sich also für Wirksamkeit. Entsprechend kommen auch Patienten, die Risperidon erhalten haben, am schnellsten wieder in die stationäre Behandlung zurück, gefolgt von Patienten, die auf Haloperidol eingestellt wurden, und zuletzt Clozapin-Patienten (Werneck de Castro 2007).
- Ein oft zitierter Mythos ist, dass Haloperidol kardial am sichersten ist. De facto ist es bezüglich QT-Verlängerung und der Entwicklung von Torsades de Pointes sowohl Quetiapin als auch Risperidon und Olanzapin unterlegen; am besten schneidet hier Amisulprid ab, das auch die beste Verträglichkeit bei schweren Leber- und Nierenfunktionsstörungen besitzt.

▼

- Viele Kollegen gehen davon aus, dass Risperidon und Haloperidol Aggression reduzieren können, wohingegen eine Studie von Tyrer et al. (2009) zu dem Schluss kommt, dass diese Antipsychotika nicht mehr als akzeptable Behandlung von Aggression gewertet werden können.
- Viele Psychiater entscheiden sich entgegen jeglicher Evidenzbasierung weiterhin für eine Behandlung von dementen Patienten mit Neuroleptika, was erwiesenermaßen die Sterblichkeit alter Menschen fast verdoppelt (Ballard et al. 2009) und auf Verhaltensstörungen bei dementen Patienten keinen Einfluss zu haben scheint (Schneider et al. 2006).
- Auch für Patienten mit Persönlichkeitsstörungen gibt es kein einziges zugelassenes Medikament, trotzdem erhalten persönlichkeitsgestörte Patienten regelhaft – meist ohne Aufklärung – Off-label-Psychopharmaka.
- Immer wieder erhalten katatone Patienten Haloperidol, obwohl es bei Katatonie praktisch unwirksam ist.

Wichtiger als ein fachlich kompetenter Arzt ist ein Arzt, der sein eigenes Wissen immer infrage stellen kann und flexibel auf seine Patienten reagiert.

Fallbeispiele

Ein schizophrener Patient, der vor einigen Jahren auf die Akutstation aufgenommen wurde, wurde befragt, welche Medikation er bereit wäre, freiwillig einzunehmen. Er gab an, er würde 20 mg Olanzapin einnehmen, aber nur in Kombination mit 500 mg Aspirin und 500 mg Paracetamol täglich. Auf den Wunsch des Patienten wurde eingegangen, letztlich auch aufgrund der Tatsache, dass er sich die frei erhältlichen Medikamente sowieso besorgen könnte. Nach einigen Tagen trat eine deutliche Besserung der Symptomatik auf, und der Patient wurde vollremittiert mit genau dieser Medikation entlassen. Mittlerweile gibt es tatsächlich Untersuchungen, die eine antipsychotische Wirksamkeit von antiin

flammatorischen Substanzen suggerieren (Lean et al. 2010).

Der Patient P. lebte vor der Aufnahme in die Psychiatrie verwahrlost in verschiedenen Haushalten von Freunden. Er empfand die Aufnahme in die Psychiatrie positiv. Endlich konnte er sich waschen, bekam neue Kleidung aus dem »Fundus« und spielte begeistert mit den Hunden. Allerdings zeigte er in den ersten Tagen der medikamentenfreien Aufnahme ein zunehmend psychotisches Verhalten mit Stimmenhören, Selbstgesprächen, manierierten Ritualen (beten auf den Knien) und teilweise misstrauischen und ängstlichen Reaktionen. Der Patient gab jedoch im Arztkontakt keinerlei Leidensdruck an. Nach einer Eingewöhnungszeit auf der Station wurde dem Patienten nahegelegt, er müsse irgendein Medikament seiner Wahl einnehmen. Vor dem Medikamentenschrank stehend erklärte er, die einzigen Tabletten, die er einnehmen würde, wären die »rosaroten Seroquel prolong«-Tabletten (Quetiapin 25mg), »aber nur die rosaroten«. Ohne große Hoffnung ließen sich die Ärzte auf diesen Versuch ein. Herr P. konnte so viel Quetiapin 25mg pro Tag erhalten, wie er wünschte; es wurde als Bedarfsmedikation ohne feste Dosierung angesetzt. Herr P. nahm täglich eine relativ kontinuierliche Dosis zwischen 10–20 Tabletten Seroquel prolong 25mg ein, sodass er bei einer Tagesdosis von ca. 300–600mg Quetiapin über einen Zeitraum von drei Wochen zunehmend remittierte. Er fing an, sich regelmäßig zu waschen, die Selbstgespräche und teilweise bizarren Rituale klangen ab, und er ließ sich sogar auf die Idee einer Entlassung in ein betreutes Wohnen ein. Herr P. wurde in vollremittiertem Zustand mit 300mg Quetiapin in einer Darreichung von 12×25mg-Tabletten ins betreute Wohnen entlassen.

Wenn eine Entscheidung eine Shared Decision sein soll, muss sie mehrere Charakteristika erfüllen: Es müssen mindestens zwei Personen an der Entscheidung beteiligt sein, die die zur Entscheidung führenden erforderlichen Hintergrundinformationen überblicken. Die Entscheidung, die auch das Treffen keiner Entscheidung beinhalten kann, muss von allen Beteiligten gleichermaßen akzeptiert und getragen werden (Charles 1997).

Eine wichtige Komponente für den Erfolg von Shared Decision Making scheint insbesondere eine längerfristig bestehende Partnerschaft zwischen Patient und klinischem Team darzustellen (Montori 2006).

Grundbedingungen für Shared Decision Making-Interventionen

- Einbeziehung des Patienten in die Definition des Problems; Erfragen von Vorwissen des Patienten; Klärung, ob der Patient das Problem und das Ausmaß der zu treffenden Entscheidung wahrnimmt
- Die Sorgen, Vorbehalte und Erwartungen des Patienten müssen erfragt und in die Entscheidung einbezogen werden.
- Mögliche Behandlungsoptionen mit Vor- und Nachteilen, Risiken und Nutzen müssen diskutiert werden (z.B. auch Nicht-Behandlung).
- Informationen müssen dem Patienten transparent gemacht werden, insbesondere bezüglich Risiken (Beipackzettel etc.).
- Es muss sichergestellt werden, dass die Patienten die Informationen verstehen und mit den getroffenen Entscheidungen zufrieden sind und auch Möglichkeiten bestehen, diese zu revidieren (Braddock 1997; Elwyn 2005).

Nach Appelbaum (1988) lauten die relevanten Komponenten für ein erfolgreiches Shared Decision Making:

- Verstehen: die Fähigkeit, Informationen bzgl. Diagnostik und Behandlung zu verstehen
- Einschätzen: die Fähigkeit, diese Informationen auf die eigene Person zu übertragen
- Schlussfolgern: die Fähigkeit, Behandlungsoptionen zu vergleichen
- Wählen: die Fähigkeit, eine Behandlungsentscheidung konsistent zu verfolgen

Eine Sonderform des Shared Decision Making im Akutbereich ist der gemeinsam festgelegte Krisenplan (Patientenverfügung oder Behandlungsvereinbarung). Dieser bedeutet eine Festlegung zwischen weitgehend remittierten Patienten und Therapeuten, wie im Notfall (bei Exazerbation) zu verfahren ist. Der Krisenplan wird von beiden Seiten unterzeichnet und ist im Fall einer Patientenverfügung juristisch bindend. Es konnte gezeigt werden, dass solche Vereinbarungen Zwangshospitalisationen verhindern können und die Patienten ein verbessertes Gefühl der Kontrolle über ihre Behandlung bekommen (Henderson et al. 2009). Allein schon eine Aufklärung vor der Zwangsmedikation mit Haloperidol scheint bereits die darauf folgende Compliance und das Gefühl der Therapieteilnahme bei Akutpatienten zu verbessern (Johannsen 2006).

2.21   Empathisches Zuhören

Die Definition des Empathiebegriffs nach Jacobs (1988) sieht folgendermaßen aus: Empathie oder Identifikation meint die Fähigkeit, die Perspektive einer anderen Person einzunehmen, das zu erfahren, was diese Personen erfährt, und einzuschätzen, welches die daraus resultierenden Ziele der Person darstellen.

Die beste Ressource im Umgang mit sowohl akuten als auch chronischen schizophrenen Patienten ist das nicht-direktive Gespräch und das sog. aktive Zuhören. Als Zeichen des Aufnehmens und der Ermutigung im Gespräch dienen nonverbale (Blickkontakt, Kopfnicken, sich nach vorne lehnen) sowie paraverbale (»mmh«, »aha«) Signale.

Empathisches Zuhören erfolgt in einem sicheren Rahmen, damit der Patient sich öffnen kann. Der Arzt muss sich für ein aktives Zuhören frei machen von Vorannahmen, Hypothesen und Urteilen, damit er Raum für die Welt des Patienten bietet. Ein guter Zugang zum Patienten ermöglicht den regelmäßigen Ausschluss von Suizidalität und Fremdgefährdung und ist eine Grundvoraussetzung der offenen Türpolitik, die dann ein höheres Maß an Sicherheit gewährleistet als der Türschluss. Empathisches Zuhören kann auch bedeuten, dass der Arzt die darunter liegenden Ängste und Selbstwertproblematik des Patienten anspricht und verbalisiert (»Sie sind sehr verletzt, dass die Leiterin Ihrer Schule Ihnen die Teilnahme am Schauspielunterricht verboten hat, oder?«).

Eine wichtige Technik dabei ist Clean Language, d.h. so wenig Worte wie möglich und ohne Suggestionspotenzial zu benutzen. Es kann sein, dass der Arzt dann nur noch »hmm...«, »was dann...?« oder »und...?« einsetzt. Wichtig ist, Interesse am Patienten zu signalisieren und auch mal miteinander lachen zu können. Der Patient kommt in Schwung und wird nur noch ermuntert, bestimmte Gedankenrichtungen weiter zu verfolgen. Auch die Technik der Paraphrasierung wird eingesetzt, d.h. das Gesagte wird in eigenen Worten wiederholt. Gegebenenfalls wird kurz nachgefragt. Diese Technik dient der Zusammenfassung, dem Faden-Halten und natürlich dem eigenen Verständnis.

Meistens ist es gerade die Unverfänglichkeit der Gesprächsthemen, die die Qualität eines Gesprächskontaktes aus der Wahrnehmung des Patienten verbessert. Auch ist mein persönlicher Eindruck, dass schizophrene Patienten sehr wohl registrieren, wie lange jemand mit ihnen spricht, wie viel Zeit er sich dafür nimmt und wie viel Wertschätzung die Bezugsperson vermittelt. Umgekehrt sind gerade schizophrene Patienten überhaupt nicht nachtragend und haben häufig einen sehr feinen ironischen Humor und hochinteressanten Blick auf die Welt. Die Psychose erleben sie oft als »Denkausbruch«, weswegen weder der Hinweis auf psychotische Symptome (»Wir müssen etwas gegen Ihre Stimmen/gegen die telepathischen Fähigkeiten unternehmen«) noch die Abwertung durch die »Krankheit« (»Sie sind krank, Sie brauchen Medikamente«) mir sinnvoll zu sein scheint.

> Je länger der Patient mit dem Arzt spricht, desto fähiger hört dieser aktiv zu (und desto höher ist auch die Wahrscheinlichkeit, dass der Patient dem Arzt so sehr vertraut, dass er Medikamente einnimmt).

Therapeutischer Optimismus wirkt bei allen Erkrankungen – psychiatrischen und somatischen – lebensverlängernd. De facto scheint therapeutischer Realismus sogar die Suizidquote zu erhöhen. Im heutigen Verständnis der Arzt-Patient-Bezie-hung in der Psychiatrie verschiebt sich »Das Wohl des Kranken als oberstes Gesetz« zum Prinzip »Der Wille des Patienten ist oberstes Gesetz« (Luther 2001). Zunehmend wird auch diskutiert, inwieweit das vom Arzt gemutmaßte Wohl des Patienten tatsächlich dessen eigenem Willen, Lebensstil und Lebensentwurf entspricht. Für diese Entwicklung ist neben dem Aspekt einer Modernisierung der Psychiatrie auch die zunehmende Verrechtlichung der modernen Medizin mitverantwortlich. Patienten verklagen als mündige Geschäftspartner in zunehmendem Maße Ärzte, die ihrer Aufklärungspflicht nicht nachkommen, ihren Machtradius überschreiten oder gegen Patientenverfügungen verstoßen. Die Autonomie des Patienten gewinnt teilweise Vorrang vor dem Prinzip der Fürsorge, was aber nicht Laissez-Faire bedeuten darf. Der frühere Paternalismus, der dem Arzt die bestimmende Rolle zumisst, erscheint überholt. Als Ideal gilt der »mündige« Patient, der aufgeklärt, eigenverantwortlich und selbstbestimmt die Richtlinien seiner Behandlung vorgibt und sie möglicherweise damit auch besser trägt.

Eine symmetrische Arzt-Patient-Beziehung, die oft als idealtypisch angesehen wird, existiert letztlich nur ausnahmsweise. Die Analyse von Visitengesprächen lässt häufig eine überraschend starke Asymmetrie erkennen. Diese kommt schon rein numerisch im Überwiegen der Gesprächsanteile des Arztes (bis zu 80 %) im Vergleich zu denen der Patienten zum Ausdruck (Nordmeyer et al. 1982). Bliesener und Köhle (1982) nannten die traditionelle Visite schlichtweg einen »verhinderten Dialog«. Obwohl der Wunsch nach umfassender und verständlicher Information von 93 % aller befragten Patienten als »sehr wichtig« eingestuft wird, nehmen nach eigener Einschätzung nur knapp 30 % der Ärzte den Wunsch der Patienten nach Information adäquat wahr (und hier rangieren Psychiater in ihrer Aufklärungsfreudigkeit nicht sehr weit vorne, wenn man sie etwa mit Chirurgen vergleicht).

Kommunikationsstörungen und -defizite im Arzt-Patient-Gespräch führen nachweislich zu einer Reihe unerwünschter Effekte, die durchweg die Arzt-Patient-Beziehung direkt oder indirekt beeinflussen wie mangelhafte Compliance (Sakett et al. 1982), gestörtes Vertrauensverhältnis (Goedhuys u.

Rethan 2001) oder Entlassung gegen ärztlichen Rat (Keating et al. 2002). Vor dem Hintergrund der zunehmenden »Biologisierung« der Psychiatrie gerät die Notwendigkeit einer guten Gesprächsführung zunehmend in den Hintergrund, sodass der Erwerb dieser essenziellen Fähigkeiten der Vorbildfunktion älterer Kollegen und Vorgesetzter zugeschrieben (Jocham et al. 2002) und in diesem Bereich zu wenig geforscht wird.

Hierauf folgen möglicherweise Defizite in der einfachen Anamneseerhebung, die z.B. dazu führen könnten, dass die Rate der Fehldiagnosen bei Obduktionen sich in den letzten 50 Jahren nicht verändert hat, obwohl die apparativen Möglichkeiten exponentiell besser geworden sind. Die »alten Ärzte« haben einfach besser zugehört und besser gefragt. Die Ausbildung von Medizinern und damit auch Psychiatern hat in der vorliegenden Form nicht das Ziel, dialogische Fähigkeiten der angehenden Ärzte zu entwickeln und zu stärken, obwohl hier sicher eine Schlüsselfunktion zur Verbesserung der Arzt-Patient-Beziehung und Behandlungsqualität liegt.

Charon entwickelte bereits 1979 ein Konzept zur Beziehung zwischen Selbsteinschätzung und Einschätzung durch andere.

Psychiatrische Patienten fühlen sich durch Psychiatriepersonal oft nicht wertgeschätzt, sogar gedemütigt (Alexander 2006). Demütigungen erfolgen in der Regel im Zusammenhang mit normativen Hinweisen, die teilweise paradoxer Natur sind (▶ Fallbeispiel).

Fallbeispiele

Ein Patient wird in einer Hauruck-Aktion mit Polizeigewalt in die Klinik gebracht, um dann nach einigen Tagen vom Pflegepersonal darauf hingewiesen zu werden, dass seine Kleidung verschmutzt ist.

Ein Patient wird mit Medikamenten sediert, um dann darauf hingewiesen zu werden, dass er nicht bis 12 Uhr schlafen soll.

Wenn ein akuter, erregter Patient in Handschellen mit der Polizei auf die Station geführt wird, ist die erste wichtige vertrauensbildende Maßnahme das sofortige Lösen der Handschellen. Bei genauer anamnestischer Klärung ist es in 95 % der Fälle nicht so, dass der Patient unmittelbar »aggressiv« wurde, sondern dass er auf eine reale oder wahngetriggerte Bedrohung der Umgebung (wie es z.B. das Eintreten der Wohnungstür durch die Polizei sein kann) reagiert hat. Die dynamisch ausgelöste Aggressivität eines psychotischen Patienten (oft sind auch Angehörige beteiligt) kann nicht losgelöst als gesteigerte Aggression gesehen werden. Auch statistisch wurde gezeigt, dass schizophrene Patienten – mit Ausnahme der Gruppe, die bereits vor Ausbruch der Psychose gewalttätig war, und mit Ausnahme von Patienten, die zusätzlich eine Suchterkrankung haben – nicht mehr zu Gewalt neigen als die Allgemeinbevölkerung (Böker et al. 1973).

Wichtig ist, dem agitierten Patienten gegenüber komplett ruhig aufzutreten: Je lauter der Patient, desto leiser der Arzt, je agitierter der Patient desto ruhiger der Arzt. Freundlichkeit und Herzlichkeit müssen gerade im Erstkontakt ebenso selbstverständlich sein wie das Signalisieren eines Bemühens um den Patienten (»Wie können wir Ihnen helfen, was können wir für Sie tun?«). Von Bedeutung ist auch, die Akutaufnahmesituation zu entschärfen, indem z.B. mit dem Patienten durch den Garten spaziert, eine Zigarette geraucht oder über Themen, die für den Patienten nicht angstbesetzt sind, gesprochen wird. Es wird initial immer empfohlen – egal wie absurd die Wahnkonstellation des Patenten ist –, Partei für diesen zu ergreifen und eher das Verhalten der Umwelt als unnachvollziehbar zu werten.

Fallbeispiel

Herr B. wird von seinem Betreuer eingewiesen, da er einen systematisierten Vergiftungswahn entwickelt hat. Er fühlt sich bestrahlt und verfolgt und ist der festen Überzeugung, dass in seiner Magengegend ein Chip implantiert wurde, der ihm starke Schmerzen verursache. Er sei hier komplett falsch in der Psychiatrie, er bräuchte eine internistische Abklärung. Ihm wird angeboten, die psychiatrische Behandlung zurückzustellen. Das Abklären von Vergiftungssymptomen und das Suchen des Chips sollen absolute Priorität erhalten. Tatsächlich findet sich im Rahmen der gastroenterologischen Abklärung eine schwere Gastritis sowie eine Divertikulitis, die die Beschwerdesymptomatik erklären und durch Eradikationstherapie und Nahrungsumstellung behandelt werden können.

◻ Tab. 2.5 Implementierung von Psychotherapie im Akutbereich

Therapeutische Beziehung	Ressourcenaktivierung	Problemaktualisierung	Aufklärung	Problembewältigung
Die Qualität der Beziehung zwischen Team und Patient entscheidet signifikant über das Therapieergebnis	Die Wünsche und Vorstellungen des Patienten stehen als Schlüssel zu einer erfolgreichen Therapie im Vordergrund	Die Probleme werden im Dialog erfahrbar gemacht. Das geschieht durch die Interaktion der Patienten untereinander in einer realen Gruppensituation	Dem Patient wird über Psychoedukation ein klares Bewusstsein der Determinanten seines Erlebens und Verhaltens vermittelt	Die Behandlung unterstützt den Patienten mit problemspezifischen Maßnahmen darin, positive Bewältigungserfahrungen im Umgang mit seinen Problemen zu machen

Gegen die psychischen Schäden (die den Patienten schwächen sollen, um ihn für seine Verfolger unschädlich zu machen), nämlich Schlafstörungen, die der Chip verursacht, nimmt er nach ca. dreiwöchiger Vertrauensbildung Olanzapin ein, was dann zu einer Vollremission der Symptomatik führt. Der Chip wurde nie gefunden. Herr B. erklärte es sich so, dass er sich im Rahmen der Koloskopie gelockert haben könnte und dann mit dem Stuhlgang abgegangen sei.

Bei »milderen« Erscheinungen der Psychose wie z.B. Schlafstörungen eignen sich Sätze wie »Nach all diesen Strapazen scheint mir ausreichender Schlaf für Sie sehr wichtig zu sein, damit Sie wieder zu Kräften kommen«, um den Weg für eine Pharmakotherapie zu ebnen und gleichzeitig heikle Themen wie Wahn oder Stimmenhören umschiffen zu können. Bei Depression eignet sich »damit sie wieder hoffnungsfroher werden und mehr Mut bekommen«, und bei Konzentrationsstörungen »damit Sie wieder gut ein Buch lesen können«.

2.22 Implementierung von Psychotherapie im Akutbereich

Über die Implementierung von Psychotherapie im Akutbereich gibt ◻ Tab. 2.5 Auskunft.

2.23 Ressourcenaktivierung

Ein empirisch breit gestützter Wirkfaktor von Psychotherapie ist die Ressourcenaktivierung. Eine Fülle über die verschiedensten Therapieformen und -settings verteilter Forschungsergebnisse weist darauf hin, dass man Patienten besonders gut helfen kann, indem man an ihre positiven Möglichkeiten, Eigenarten, Fähigkeiten und Motivationen anknüpft und die Art der Hilfe so gestaltet, dass der Patient sich in der Therapie auch in seinen Stärken und positiven Seiten erfahren kann (Grawe 1994).

Man könnte versucht sein, diese Grundlagen so zu interpretieren, dass die Psychotherapie bei denen am besten wirkt, die sie am wenigsten nötig haben. Eine funktional zutreffendere Interpretation solcher und vieler ähnlicher Befunde ist aber wohl die, dass einige Therapien deshalb so gut wirken, weil sie bereits vorhandene Ressourcen des Patienten für die therapeutischen Veränderungszwecke nutzen. Wie lässt sich Ressourcenaktivierung bei unfreiwillig aufgenommenen Akutpatienten, die von allen Diagnosegruppen sicher die schlechteste Ausgangssituation bzgl. Ressourcen haben, in ein psychotherapeutisches Konzept integrieren?

Der Patient an sich ist nicht entweder gut oder schlecht motiviert. Er lässt sich vielmehr auf Vorgehensweisen, die gut mit seinen mitgebrachten Zielen, Eigenarten und Gewohnheiten übereinstimmen, bereitwilliger ein als auf solche, die ihn verunsichern, die ihn sich als unfähig erleben lassen oder die auf etwas anderes hinzielen als er von sich aus eigentlich will. Die Frage, wozu der Patient von sich aus positiv motiviert ist und wofür er gute Voraussetzungen mitbringt, sollte daher leitend sein für die Wahl und spezifische Gestaltung des therapeutischen Angebotes, wenn man den Wirkfaktor der Ressourcenaktivierung gezielt nutzen will. Dies erfordert, dass ein guter Teil der psychotherapeutischen Diagnostik darauf ausgerichtet wird, die vom Patienten mitgebrachten Stärken, Eigenarten, Gewohnheiten, Fähigkeiten, Einstellungen und Ziele auszumachen, die für den Veränderungsprozess gezielt genutzt werden können. Tatsächlich ist die Diagnostik jedoch in der Regel ganz überwiegend darauf ausgerichtet, die Probleme und Defizite des Patienten ausfindig zu machen.

Eine der wichtigsten Ressourcen, die für den therapeutischen Veränderungsprozess genutzt werden können und sollten, sind die zwischenmenschlichen Beziehungen des Patienten. Für ein gutes Therapieergebnis spielt es gemäß vieler Forschungsbefunde eine sehr wichtige Rolle, in welchem Ausmaß der Patient seinen Therapeuten als ihn unterstützend, aufbauend und in seinem Selbstwert positiv bestätigend erlebt (Grawe 1994). Dabei kommt es vor allem darauf an, in welchem Ausmaß der Patient sich selbst als fähig zu einer guten Beziehung erleben kann. Die Bedeutung, die eine gelungene Aktivierung dieser wichtigen Ressource für das Therapieergebnis hat, ist unmittelbar einleuchtend: Wenn ein in seinem Selbstwert angeschlagener Psychotherapiepatient sich nicht auf seine problematischen Seiten reduziert, sondern in seinen positiven Zielen und Fähigkeiten erkannt, bestätigt und unterstützt fühlt, dann erlebt er sich allein dadurch schon in veränderten Bedeutungen mit direkten positiven Auswirkungen auf sein Wohlbefinden, aber auch mit einer erhöhten Aufnahmebereitschaft für veränderungsorientierte therapeutische Interventionen.

Psychotherapeuten gegenüber die Wichtigkeit dieses Wirkprinzips zu betonen, könnte bedeuten, »Eulen nach Athen zu tragen«, denn wohl kaum einer würde die Wichtigkeit einer guten Therapiebeziehung bestreiten. Ganz anders sieht es aber aus, wenn man reale Therapien auf die konkrete Verwirklichung des Prinzips der Ressourcenaktivierung hin analysiert. Nur selten nimmt die Mehrzahl der Therapeuten sich bietende Gelegenheiten wahr, Patienten, Familien oder Paare sich in ihren positiven Seiten erleben zu lassen (Grawe 1994). Und auch in den Ausbildungsgängen der verschiedenen Therapierichtungen sucht man meist, glücklicher-

weise nicht immer, vergeblich nach Ausbildungsbestandteilen, bei denen ein Training in der Aktivierung positiver Ressourcen in den Mittelpunkt tritt (Grawe 1994). In einer sich am empirischen Ergebnisstand orientierenden Psychotherapie müsste dieses Wirkprinzip in der Therapiepraxis, in den Ausbildungsgängen und in der Supervision eine stärkere ausdrückliche Aufmerksamkeit erfahren als es gegenwärtig geschieht.

Eine optimale Nutzung des Wirkfaktors der Ressourcenaktivierung verlangt, dass der Therapeut sein therapeutisches Angebot ganz auf die Möglichkeiten und Eigenarten des Patienten abstellt. Dafür ist eine möglichst große Flexibilität und Variabilität im therapeutischen Repertoire erforderlich. Therapeuten, die ihr therapeutisches Angebot nur innerhalb der Grenzen einer bestimmten Therapieschule variieren können, sind in ihren Möglichkeiten zur Nutzung des Wirkfaktors stark eingeschränkt. Die optimale Nutzung des Wirkfaktors erfordert Psychotherapeuten, die über die Begrenzungen der Patienten einzelnen Therapieschulen hinaus ausgebildet wurden und handeln können.

2.23.1 Aufgabe

In der Charité am Campus Mitte wurden die Visiten immer als interaktive Gruppe abgehalten. Die Resonanz der Patienten war hervorragend. In der Visite waren Sozialarbeiter, Ergotherapeuten, Psychologen, Ärzte und das Pflegepersonal vertreten. Es fand keine Vor- und Nachbesprechung zu den einzelnen Patienten statt. Das Weglassen der Vor- und Nachbesprechung führte dazu, dass sich keine negativstigmatisierenden Haltungen oder Dramatisierungen der Ereignisse im Team einschleichen. Außerdem wird die Visite dadurch transparent: Paranoide Patienten erleben sie nicht als undurchsichtig; jegliche Thematik wird mit dem Patienten erörtert. Es wird dadurch eine Kultur der Mitsprache etabliert, es soll mit dem Patienten gesprochen werden und nicht über ihn. Das stete Kolportieren von indirekten Patientenkontakten über Dritte in Teambesprechungen wird dadurch ausgeschaltet. Initial stellt sich jedes Teammitglied bei dem Patienten vor, und es wird erklärt, dass es in der Visite um seine Belange geht und darum, wie jeder Einzelne ihm am besten helfen kann. »Was können wir für Sie tun?« ist das Hauptanliegen der Visite. Dinge direkt mit dem Patienten zu besprechen und zu klären, führt auch dazu, dass sich das Team stärker disziplinieren muss und direkte Interaktionen und Abmachungen mit dem Patienten gefördert werden.

Fallbeispiel
Die Einrichtung eines Patienten-/Angehörigensprechers in der Fachkonferenz wurde von mir vorgebracht. Dieser sollte ein Büro bekommen und die Möglichkeit, der Geschäftsleitung Vorschläge zur Verbesserung aus Patientenperspektive zu unterbreiten. Als Resonanz erhielt ich eine E-Mail einer Assistenzärztin, die davon ausging, dass Patienten über derlei Ressourcen nicht verfügen können, da sie zu krank seien.

Ein weiteres Beispiel für Ressourcenorientierung ist, die Korrektur von Arztbriefen durch Patienten zuzulassen. In folgendem Fallbeispiel sind praktisch alle Korrekturen durch den Patienten sinnvoll und richtig und wurden entsprechend ausnahmslos von dem behandelnden Arzt übernommen.

Fallbeispiel
Sehr geehrter Herr Doktor H.,
nach telefonischer Rücksprache mit Frau Dr. L. wende ich mich an Sie mit der Bitte, Korrekturen in meinem ärztlichen Entlassungsbrief vorzunehmen. Der Arztbrief enthält gravierende Fehler. Die Änderungen führe ich im Folgenden auf:
S. 1: Nachrichtlich muss der Brief nicht an Frau Dr. E. sondern an Frau Dr. T., T.straße 4 in 10000 Berlin geschickt werden.
S. 1: Mein Krankenhausaufenthalt ging nicht wie angegeben bis zum 19. sondern bis zum 20..
S. 1: Diagnose: Da ich mit Todessehnsucht stationär aufgenommen wurde, kann nicht von einer LEICHTEN depressiven Episode gesprochen werden. Das Wort »leicht« ist zu streichen, und es bleibt bei »mittelschwer«.
S. 2 zu Psychiatrische Vorgeschichte: Nach dem Satz »...in ambulanter Behandlung in der PIA bei Prof.« ist neu einzufügen: »Danach in fachärztlicher psychiatrischer Behandlung bei Frau Dr. T.«
S. 2 zu Familienanamnese: Satz 2 neu formulieren: »Eventl. seien Vater und SCHWESTER DES VATERS UND

DIE GROSSTANTE VÄTERLICHERSEITS ebenfalls an einer bipolaren Störung erkrankt.«
S. 2 zu Soziobiographische Anamnese: S. 1 neu: »Jurastudium, KRANKHEITSBEDINGT abgebrochen. S. 2 neu: Ausbildung zum Industriekaufmann IM RAHMEN DER BERUFLICHEN REHABILITATION.
Satz 4: Meine Ex-Freundin hat mich im Juli 2007 verlassen.
S. 3 zu Psychopathologischer Befund bei Aufnahme: Der Satz »Der Patient verneinte Phobien, Vermeidungsverhalten, Panikattacken« STIMMT NICHT!!! Ich habe und leide unter Ängsten!!! Ich kann bestimmte U-Bahnlinien nicht alleine nutzen, und abends traue ich mich nicht, mit öffentlichen Verkehrsmitteln zu fahren. Ich habe starke Angst, dass ich in bestimmten Gegenden von arabischen und türkischen männlichen Jugendlichen zusammengeschlagen werde. Ebenso habe ich in manchen Ost-Berliner Gegenden Angst vor Übergriffen von Neo-Nazis. Ich denke, dass mir diese Personengruppen meine Angst ansehen. Daraufhin engt sich meine Wahrnehmung ein, ich bekomme einen »Tunnelblick«, kann keine klaren Gedanken mehr fassen, habe große Angst und fange an, schnell zu atmen (Brustatmung). Daher VERMEIDE ich diese Gegenden und auch Uhrzeiten und benutze dann keine öffentlichen Verkehrsmittel!!! Das ist doch eine Vermeidungsstrategie, und vegetativ sind das auch Panikattacken!!!
Sehr geehrte Frau Dr. L. Bitte arbeiten Sie diese Änderungen in Ihren endgültigen Entlassungsbrief ein. Für Fragen können Sie sich gerne bei mir per Mail oder per Telefon: 0170-0000000 melden.

2.24 Problemaktualisierung

Ein weiterer Wirkfaktor von Psychotherapie ist die »Problemaktualisierung« oder das »Prinzip der realen Erfahrung«: Was verändert werden soll, muss in der Therapie real erlebt werden.

Es gibt eine große Zahl von Hinweisen darauf, dass Probleme am besten in einem Setting behandelt werden können, in dem eben diese Probleme real erfahren werden, z.B. generalisierte zwischenmenschliche Schwierigkeiten in einer Gruppentherapie, Paarprobleme unter Einbeziehung beider Partner, Probleme, an denen Familienangehörige maßgeblich beteiligt sind und unter Einbezug der relevanten Familienmitglieder, Schwierigkeiten in ganz bestimmten Situationen wie Waschzwänge, Platzangst usw. durch Aufsuchen dieser Situationen (Grawe 1994).

Manche Beziehungsprobleme können auch im Rahmen einer Einzeltherapie in der Beziehung zum Therapeuten real erfahren und behandelt werden. Dafür ist der Begriff der Übertragung geprägt worden. Übertragung ist jedoch nur ein Spezialfall eines allgemeineren Prinzips: Die problematischen Bedeutungen, die das Leiden des Patienten ausmachen, können dann am wirksamsten verändert werden, wenn diese Bedeutungen in der Therapie real zum Erleben gebracht werden.

Herbeigeführt wird die Veränderung erlebter Bedeutungen durch das reale Erleben von Bedeutungsveränderungen im Therapieprozess. Die Annahme, dass es für eine erfolgreiche Veränderung darauf ankommt, dass der Patient tatsächlich erlebt, worum es geht, stellt ein zentrales Element fast aller therapeutischen Konzeptionen dar. Große Unterschiede bestehen nur darin, wie sie diese Prozesserfahrung herbeizuführen versuchen. Wenn sich in der psychoanalytischen Therapie beim Patienten eine Übertragungsneurose entwickeln soll, um sie dann durcharbeiten zu können, dann heißt dies nichts anderes, als dass die als zentral angenommenen Problemstrukturen zum Erleben gebracht und dann durch das reale Erleben veränderter Bedeutungen in der Therapiebeziehung dauerhaft verändert werden sollen. Das Psychodrama ist hauptsächlich darauf ausgerichtet, problematische Beziehungskonstellationen erlebnismäßig zu reaktualisieren. In Familien- und Paartherapien werden durch die reale Anwesenheit der relevanten Bezugspersonen und durch die gezielte Provokation der problematischen Beziehungsabläufe die problemrelevanten Beziehungsschemata der Beteiligten aktiviert und zum realen Erleben gebracht. Indem ein Therapeut mit einem Agoraphobiker das Menschengedränge in einem Kaufhaus aufsucht, bringt er die problemrelevanten Bedeutungen »Ich kann das nicht, ich halte das nicht aus, ich muss hier raus« zum vollen Erleben. All dies sind Inszenierungen für das reale Erleben problemrelevanter Bedeutungen mit dem Ziel, den Patienten neue, veränderte Bedeutungen real erleben zu lassen. Vom realen Erleben veränderter

Bedeutungen erwarten die meisten Therapiekonzeptionen in erster Linie das Eintreten therapeutischer Wirkungen.

Die Ergebnisse der Therapieforschung unterstützen diese Wirkannahme, aber sie zeigen, dass es viel mehr Möglichkeiten zur Herbeiführung solcher Erfahrungen gibt als innerhalb der einzelnen Therapieformen wahrgenommen werden. Liegt es nicht nahe, anzunehmen, dass ein bestimmtes Problem auf ganz verschiedene Arten real erfahrbar gemacht werden kann und dass für verschiedene Arten von Problemen und Patienten bestimmte Arten solcher Problemaktualisierungen nützlicher sind als andere? Und wäre dann nicht zu fordern, dass ein Therapeut möglichst ganz verschiedene Arten der Problemaktualisierung beherrschen lernen sollte, damit er sie möglichst gut auf die Problemeigenarten und die situativen Bedingungen des einzelnen Patienten zuschneiden kann? Auch unter dem Gesichtspunkt der Problemaktualisierung erweisen sich die Grenzen zwischen den verschiedenen Therapieformen als schädlich, denn sie behindern die Therapeuten darin, das ganze Spektrum der eigentlich vorhandenen therapeutischen Möglichkeiten wahrzunehmen. Die Aufforderung zur optimalen Nutzung dieses Wirkfaktors führt daher zur selben Schlussfolgerung, zu der wir schon beim Wirkfaktor der Ressourcenaktivierung kamen: Psychotherapeuten sollten über die Grenzen der einzelnen Therapieschulen hinaus ausgebildet werden und handeln.

Fallbeispiele

In der jahrelang unter Prof. Fähndrich geführten offenen Psychiatrie im Krankenhaus Neukölln (eines Problembezirks in Berlin) wurden Angehörigenvisiten als zentraler Bestandteil der Therapie wöchentlich angeboten, um die Angehörigen maßgeblich in den Therapieprozess einzubeziehen, eine Konfrontation mit alltagsrelevanten Fragestellungen herzustellen und um eine Zukunftsorientierung, Realitätsprüfung und regelmäßige Klärung von Missverständnissen zu ermöglichen (Fähndrich u.a. 2001; Johannsen 1993).

Paargespräche ermöglichen einen guten Einbezug des Partners als wichtigsten Faktor im Umfeld des Patienten. Partner, die nicht möchten, dass ihre Angehörigen in der Psychiatrie eingesperrt werden, müssen ermutigt werden, Probleme zu lösen, Mitverantwortung zu übernehmen, Ängste abzubauen, den Partner mit nach Hause zu nehmen und mit Unterstützung des Teams im Genesungsprozess mitzuwirken. Es gilt die Prämisse: Ambulant vor stationär. Partner sollen ermutigt werden, ihre Angehörigen immer mit nach Hause zu nehmen und kurzfristig sehr schnell über den Notarzt oder das Team der Station eine erneute Einweisung, die in der Regel nicht erforderlich ist, mit sofortiger Wiederaufnahme als Notlösung zu inszenieren.

Interaktive freie Stationsgruppen ermöglichen ein Mitspracherecht zum Gruppenangebot und eine flexible Ausrichtung der Gruppen für alle Patienten. Von der Diskussions- oder Problemlösegruppe über Tischtennisturniere oder Qui Gong, Hippo- und Aromatherapie, Entspannung- und Laufgruppe bis hin zu Koch- oder Kinogruppen kann jegliche Beschäftigung bedarfsgerecht organisiert werden.

In der Charité im Campus Mitte (Berlin) wurde von Frau von Haebler eine psychodynamisch orientierte Stationsgruppe auf der Akutstation implementiert, bei der sich im Regelfall alle Patienten der Station beteiligten und die sehr erfolgreich Patienten mit problematischen Verhaltensweisen konfrontierte, ohne dabei pädagogisch zu wirken. Darüber hinaus entwickelte sich eine Gesprächskultur, eine Kohärenz und ein Gemeinschaftsgefühl unter den Patienten, die weitere Aktivitäten und ressourcenorientierte Freizeitgestaltung ermöglichten.

2.25 Aktive Hilfe zur Problembewältigung

Ein weiteres wichtiges Wirkprinzip von Psychotherapie ist die »aktive Hilfe zur Problembewältigung« (Grawe 1994). Damit ist gemeint, dass der Therapeut den Patienten mit geeigneten Maßnahmen aktiv darin unterstützt, mit einem bestimmten Problem besser fertig zu werden. Dieses Wirkprinzip kommt in sehr vielen und ganz verschiedenen therapeutischen Vorgehensweisen zum Zuge; im Folgenden einige der bekannteren Verfahren, denen dieses Wirkprinzip gemein ist:

- Selbstsicherheitstraining mit gehemmten Patienten
- Reizkonfrontation mit Agoraphobikern
- Stressbewältigungstraining nach Meichenbaum

- Sexualtherapie nach Masters und Johnson
- Anwendung von Entspannungsverfahren oder Hypnose auf Schmerzzustände
- Interpersonale Depressionstherapie nach Klerman und Weissmann
- Kommunikations- und Problemlösetraining mit Paaren
- Verschiedene familientherapeutische Interventionen

Viele dieser Verfahren wurden ursprünglich innerhalb der Verhaltenstherapie entwickelt. Aber etliche Verfahren, bei denen dieses Wirkprinzip ganz zentral ist, haben einen theoretischen Hintergrund, der absolut nichts mit Verhaltenstherapie zu tun hat, wie etwa der interpersonale Ansatz von Klerman und Weissman, Familientherapie oder Hypnotherapie nach Erickson. Gemeinsam ist diesen Verfahren, dass sie das, was der Patient als sein Problem erlebt, als solches ernst nehmen und mit bereichsspezifischen Maßnahmen, die sich für die Bewältigung dieser Probleme bewährt haben, dem Patienten helfen, eben diese Schwierigkeiten zu überwinden oder besser damit fertig zu werden. Die Maßnahmen, mit denen dieses Wirkprinzip realisiert werden kann, können sich je nach Problembereich sehr unterscheiden. Sie machen sich bereichsspezifische Eigenarten des psychischen und physiologischen Funktionierens zunutze, die die Grundlage dafür sind, dass es schließlich zu einer Problembewältigung kommt.

Für die therapeutische Wirkung ist entscheidend, dass der Patient die reale Erfahrung macht, besser im Sinne seiner Ziele mit der betreffenden Situation zurechtzukommen. Wie dies am besten erreicht werden kann, hängt von der spezifischen Problematik und den situativen Umständen ab. Hier muss der Therapeut ein reichhaltiges problem- und situationsspezifisches Erfahrungswissen einbringen können, um Patienten mit unterschiedlichen Problemen und Voraussetzungen zu der Erfahrung verhelfen zu können, dass sie besser als vorher mit bestimmten Schwierigkeiten fertig werden können.

Wenn ein Therapeut die Problematik seines Patienten unter der Perspektive dieses Wirkprinzips betrachtet, dann sieht er sie unter der Perspektive des Könnens versus Nicht-Könnens. Er betrachtet den Zustand oder das Problem des Patienten als ein echtes Nicht-anders-können. Die insgesamt ausgezeichnete Wirksamkeit, die für ganz verschiedene therapeutische Vorgehensweisen festgestellt wurde, welche als unterschiedliche Realisierungen des Wirkprinzips betrachtet werden können, spricht dafür, dass es viel häufiger als es in der Psychotherapieliteratur geschieht, angemessen ist, psychische Störungen und Probleme einfach als ein Nicht-anders-können zu betrachten und die therapeutische Hilfe darauf auszurichten, dem Patienten aktiv dabei zu helfen, die Zustände, Schwierigkeiten, Probleme, die den unmittelbaren Gegenstand seines Leidens ausmachen, besser zu bewältigen. Für den psychotherapeutischen Ansatz bei Akutpatienten bedeutet dies, Fähigkeiten von Patienten zu erkennen und zu fördern und ihnen das Selbstvertrauen wiederzugeben, Probleme in ihrem Leben aufs Neue zu regeln und in ihrem Sinne zu lösen.

2.26 Patientenfreundliche Kommunikation

Das psychiatrische Team muss sich bewusst machen, dass es auch in der Kommunikation untereinander Begriffe gibt, die den Patienten stigmatisieren, die schlicht unprofessionell sind und die dem Patienten unterstellen, er würde bewusst »schädigen«. Zu vermeiden sind insbesondere auch Dramatisierungen von Eigen-, Fremdgefährdung und Fehlhandlungen, wie sie oft im Rahmen von Dienstübergaben stattfinden, um die Anforderungen eines Nachdienstes zu unterstreichen, oder sie dienen gar der Selbstdarstellung des Berichtenden. Beim Pflegeteam besteht häufig eine pädagogische Kultur, die darin besteht, dass Patienten, die sich nicht an Regeln halten, abgewertet werden. »Anpassung« der Patienten wird von dem Pflegeteam häufig zum Behandlungsziel deklariert.

Die ◘ Tab. 2.6 veranschaulicht einige Beispiele für eine oftmals kaum wahrnehmbare, jedoch diskriminierende Kommunikation über Patienten. Idealerweise sollte das Reden über Patienten möglichst limitiert werden, zumal es von Patienten auch negativ verarbeitet werden kann. Besser ist es, mit den Patienten gemeinsam zu sprechen.

2.27 Ausgänge und Besuchszeiten liberal gestalten

Genauso wie es eskalierend ist, Menschen einzusperren, ist es deeskalierend, Patienten immer die Möglichkeit eines Ausgangs zu verschaffen. Idealerweise sollten alle Patienten nach Möglichkeit freie Ausgänge bekommen, was heißt, dass sie zu jeder Zeit die Station verlassen können, sich vorzugsweise abmelden und den Zeitpunkt ihrer geplanten Rückkehr angeben. Die Ausgänge können auch während der Therapiezeiten stattfinden. Es ist eine freie Entscheidung der Patienten, an Therapieangeboten teilzunehmen oder nicht.

> ❯ Die Teilnahme an Therapien wird nicht durch Anwesenheitspflicht in den Therapiezeiten forciert.

Es ist patientenfreundlicher, wenn keine festen Besuchszeiten existieren. Da viele psychiatrische Patienten wenige Angehörige und Freunde haben, sollte deren Erscheinen, was oft ein wichtiges Element der Therapie und der Entlastung der Patienten darstellt, durch restriktive Besuchszeiten nicht unnötig eingeschränkt werden.

2.28 Effektive, nebenwirkungsarme Behandlung

Eine offene Akutstation zu leiten führt auch hinsichtlich der Wahl der Medikamente zu einem Perspektivwechsel, nämlich der Einnahme der Perspektive des Patienten.

In Umfragen würden Psychiater selbst am ehesten Olanzapin einnehmen (Steinert et al. 2003), während sie in der Akutpsychiatrie am ehesten Haloperidol einsetzen. Haloperidol wiederum ist das Medikament, das sie selber kaum einnehmen würden und für das die ungünstigste Compliance belegt ist, wohingegen unter Clozapin und Olanzapin die Compliance am höchsten zu sein scheint (Tilhonen et al. 2009). In einer eigenen unrepräsentativen Umfrage fanden wir, dass Psychiater selbst am ehesten die Medikamente einnehmen würden, die auch Patienten am ehesten einnehmen würden, nämlich Quetiapin, Aripiprazol und Olanzapin. Diese Medikamente wurden neben Amisulprid als

◻ Tab. 2.6 Beispiele für Kommunikation über Patienten

Der Patient...	Mögliche Implikation	Sachliche Umschreibung
Verweigert	Ein Hotelgast »verweigert« auch nicht die Animation	Lehnt ab (ist sein gutes Recht)
Agiert	Agieren impliziert bewusstes Fehlverhalten, das jedoch im Endeffekt am Team liegt, das mit sich »agieren lässt«	Äußerungen schwanken, ist affektlabil
Faul	Es geht in der Klinik nicht um Leistung, es steht Patienten zu, sich in einem Krankenhaus zu erholen, nachdem sie oft Monate voller Ängste und Anspannung hinter sich haben	Depressiv bzw. anhedon
Spaltet	Kein Patient spaltet bewusst ein Team, er erzeugt lediglich in einem Team durch inkongruente Aussagen Meinungsverschiedenheiten, die bereits unabhängig von dem Patienten bestanden haben	Ist affektlabil
Angepasst, ruhig	Wenn die Zielvorstellung eines Team »Anpassung« und »Ruhe« ist, hat man in der Akutpsychiatrie den Job verfehlt	Freundlich, offen, zuge-wandt, nahm an Aktivitäten teil
Entwichen	Da wir kein Gefängnis sind und keiner der Patienten ein Verbrechen begangen hat, was er »absitzen« muss, ist eine Entscheidung gegen die stationäre Weiterbehandlung bei fast allen Patienten ein Recht	Hat sich aus der Behand-lung entfernt
Unkooperativ, provoziert	Fehlende Kooperation und Provokation sind »Diagnosen der Behandler«, mangelndes Aufzeigen von Optionen, falsche Angebote, mangelnde Empathiefähigkeit, mangelnde Fähigkeit der Abgrenzung, fehlende Ge-lassenheit bei Psychiater und Team werden dem Patienten angelastet	Patient braucht ein an-deres Setting, andere Angebote, andere Bezugs-personen
Asozial, antisozial	Diskriminierende Bezeichnung, die in der Regel nicht die Kriterien der dissozialen PKS erfüllt	
Ist nicht erreichbar	Die Phrase hat sich teilweise eingebürgert bei Psychiatrieanfängern, die keinen Zugang zu Patienten herstellen können und die Schuld da-für dem Patienten geben	

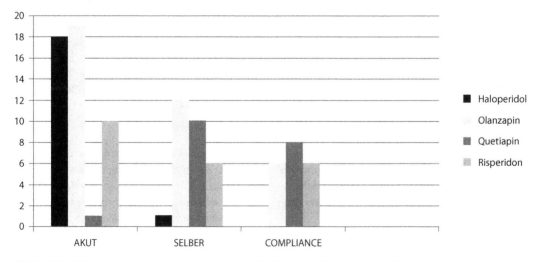

◻ Abb. 2.11 Diskrepanz zwischen dem, was Psychiater verschreiben und selbst einnehmen würden

am effektivsten gegen Negativsymptomatik, am effektivsten bezüglich antiaggressiver Wirkung und am effektivsten bezüglich langfristiger Compliance (neben Clozapin) eingeschätzt. Als Akutmedikament einsetzen würden Psychiater von diesen drei Medikamenten jedoch nur Olanzapin. Primär griffen sie in unserer Umfrage an 40 psychiatrischen Universitätskliniken in Deutschland beim akuterkrankten schizophrenen oder auch manischen Patienten eher auf Haloperidol oder Risperidon zurück (Lang et al., unpublizierte Umfrage).

In der ◘ Abb. 2.11 werden exemplarisch vier in der Umfrage häufig genannte Medikamente gegenübergestellt. Haloperidol wird beispielsweise in der Akutbehandlung eher eingesetzt, selber würden es die Psychiater aber kaum nehmen, und als complianceförderned sehen sie es nicht an.

Der Unterschied zwischen Quetiapin und Olanzapin auf der einen Seite und Risperidon und Haloperidol auf der anderen Seite ist im Endeffekt das Ausmaß an extrapyramidalmotorischen Nebenwirkungen. Obwohl Olanzapin in der Langzeitbehandlung eines der effektivsten Medikamente neben Clozapin darstellt, haben beide durch ihre anticholinergen Wirkmechanismen kein so starkes direktes D2-antagonistisches Nebenwirkungsprofil. Insbesondere Risperidon, Haloperidol, Aripiprazol, Flupentixol oder Ziprasidon lösen als hochpotente Medikamente D2-antagonistische Nebenwirkungen aus, wobei Amisulprid, obwohl es ein sehr spezifischer D2-Blocker ist, offenbar eine Ausnahmestellung einnimmt und vergleichsweise wenig extrapyramidalmotorische Nebenwirkungen erzeugt. Niedrigpotentere atypische Substanzen wie Clozapin, Olanzapin und Quetiapin haben geringere D2-antagonistische Eigenschaften und werden in diesem Zusammenhang etwa auch bei Lewy Body-Demenzen oder auch zur Behandlung von tardiven Dyskinesien eingesetzt.

Zusätzlich wird vermutet, dass die Wirkung von Clozapin und Olanzapin durch die starke Affinität dieser beiden Substanzen zum serotonergen 5HT2A-Rezeptor entsteht, was die Wahrscheinlichkeit extrapyramidalmotorischer Nebenwirkungen zu reduzieren scheint.

Bereits 1967 widmeten sich Helmchen und Hippius der Frage der »pharmakogenen Depression« (Helmchen und Hippius 1967). Diese scheint aus der Addition von Dosis und D2-Rezeptorblockade zu resultieren. Daher findet sie auch unter der Bezeichnung »akinetische Depression« (Van Putten 1978), »neuroleptisches dyskognitives Syndrom« (Tegeler et al. 1988), »dyskognitiv-apathische Nebenwirkungen« (Kapfhammer u. Rüther 1985), »behavioral toxicity« (Van Putten u. Marder 1987), »mentale Begleitwirkung von extrapyramidalmotorischen Störungen« (Carpenter et al. 1995), »neuroleptikainduziertes Defizitsyndrom« (Lewander 1994) oder »kognitiver und emotionaler Parkinsonismus« (Lindström 1994) Einzug in die Literatur und wurde bis heute nicht systematisch beforscht oder untersucht. Trotzdem kennen Patienten diese Symptomatik und erleben sie als quälend und blockierend und wählen entsprechend diese Medikamente nicht aus.

Insbesondere die Akathisie wird in ihrer Bedeutung für den Patienten oft unterschätzt, stellt sie doch –medizinisch betrachtet – im Vergleich zum medikamenteninduzierten Diabetes ein »harmloses« Problem dar. Sie ist subjektiv und von Patientenseite aus betrachtet jedoch eine der quälendsten Nebenwirkungen. 20–30 % der Akathisien treten unabhängig von anderen extrapyramidalen Störungen auf (Bratti et al. 2007), was heißt, dass sie nur durch einen aufmerksamen und geübten Blick beobachtet werden und möglicherweise nur in emotional angespannten Situationen für den Beobachter und Patienten nachzuvollziehen sind. Eine Akathisie sagt Noncompliance voraus (Perkins 2002) und stellt damit ein hohes Risiko in der Behandlung dar. Außerdem wird, und hier schließt sich der Kreis zur pharmakogenen Depression durch Akathisie, ein erhöhtes Suizidrisiko vorausgesagt (Tandon 2005); Akathisie scheint darüber hinaus mit vermehrten Übergriffen verbunden zu sein (Crowner et al. 1990).

Fallbeispiele

Eine Patientin kam auf freiwilliger Basis in unsere Station mit einem schweren systematisierten Verfolgungswahn. Eine Unterbringung oder Betreuung war aufgrund der sehr umschriebenen Symptomatik im Sinne einer wahnhaften Störung ohne jegliche Eigen- oder Fremdgefährdung nicht möglich. Die Patientin war glücklicherweise jedoch zu einem Therapieversuch bereit. Es war daher erforderlich, ein Medikament zu finden, das zu keinerlei einschränkenden Nebenwirkungen führte. Da die Patientin als Tänzerin sehr schlank war und uns die Vorgabe machte, auf keinen Fall auch nur ein Gramm zunehmen zu dürfen, entschieden wir uns für Ziprasidon. Bereits unter einer sehr niedrigen Dosis Ziprasidon entwickelte die Patientin eine occylogure Krise, die sie massiv erschütterte und die sie auch nicht durch eine akute Gabe von Biperiden behandeln ließ, da die sehr misstrauische Patientin nun ihr Vertrauen verloren hatte. Es war in der Folge nicht mehr möglich, die Patientin zu einer Behandlung zu bringen, und sie verließ die Klinik mit den Worten: »Nie wieder werde ich mich auf Psychopharmaka einlassen.«

Eine ältere Dame wird von ihrer Tochter auf unfreiwilliger Basis eingewiesen, weil sie teilweise dysphorisch, gereizt und »streitsüchtig« sei und Dialoge mit sich selber führen würde. Die Tochter gab an, dass die Besuche und das Zusammenleben mit ihrer Mutter nicht mehr möglich wären. Bei der schizophrenen Patientin besteht seit vielen Jahren eine Fluanxoldepotmedikation, die jedoch nie zu einer Vollremission führte, jedoch zu tardiven Dyskinesien, weswegen die Patientin ihr Haus kaum verlässt, da sie sich schämt. Bei Eintritt ist die Patientin sehr verschlossen. Sie betont immer wieder, sie sei unfreiwillig hier. Die Tochter und die behandelnde Ärztin der Patientin, die eine Erhöhung des Depotpräparates wünschen, sind sehr skeptisch, ob eine Einstellung auf Leponex überhaupt Sinn macht, da es ja kein Depot wäre. Die Patientin wird unter der langsamen Aufdosierung initial müde und sagt pauschal, über 150mg würde sie nicht einnehmen. Nachdem sie über drei Wochen mit 150mg Leponex behandelt wurde, gibt sie an, sie würde doch noch mehr von diesem Medikament nehmen wollen, da das unangenehme Gedankenlesen und die Attacken auf ihren Körper, die seit Jahrzehnten bestehen würden, endlich weniger geworden seien. Über die Symptome hatte die Patientin nie zuvor berichtet. Im Verlauf entwickelte sie durch die subjektiv erlebte Besserung eine Compliance und wurde stabilisiert mit 350mg Clozapin entlassen, was sie im Verlauf zuverlässig einnahm.

Die ❏ Abb. 2.12 zeigt ein Fallbeispiel einer 80-jährigen schizophrenen Drehtürpatientin, die jahrelang mit Typika (Flupentixoldepot) behandelt wurde und erstmals eine Compliance unter Olanzapin Depot entwickelte. Die Patientin hatte starke Dyskinesien

und eine Akinese und beschreibt die Beeinträchtigung durch D2-antagonistische Nebenwirkungen, die immer wieder zu einem raschen Absetzen des Präparates geführt haben. Mit jedem Voraufenthalt wurden unter der Maßgabe, dass sie ein Depot bräuchte, stets die extrapyramidalmotorischen Nebenwirkungen in Kauf genommen. Nach Einstellung auf Olanzapin kam die Patientin jahrelang pünktlich alle zwei Wochen zur Depotinjektion auf die Station.

Risikokriterien für eine neuroleptikainduzierte Dysphorie sind hochpotente Neuroleptika, primär D2-antagonistische Neuroleptika, hohe Dosierung, Akinese und Akathisie (Marder 2005).

Dysphorie scheint als Resultat einer neuroleptischen Behandlung dosisabhängig aufzutreten, wie mehrere ältere Studien, in denen die »Neuroleptic Dysphoria Scale« angewendet wurde, zeigen konnten: Unter 5–10 mg Haloperidol zeigten in mehreren Studien 20–23 % der Patienten eine dysphorische Reaktion (Bartko et al. 1987; Van Putten u. Marder 1986; White et al. 1981). Ca. 50 % der Patienten zeigten hingegen eine dysphorische Reaktion, wenn sie mit 25–28 mg Haloperidol behandelt worden waren (Awad u. Hogan 1985; Van Putten et al. 1992). Im Gegenzug scheint sich »Feindseligkeit« unter Olanzapin am effektivsten behandeln zu lassen, was bei 500 Patienten in der EUFEST-Studie mit Olanzapin im Vergleich zu Quetiapin, Amisulprid, Ziprasidon und Haloperidol gezeigt wurde (Volavka et al. 2011). Eine medikameninduzierte depressive Reaktion lässt sich auch im Tiermodell darstellen (Ballard 2007), und natürlich beeinträchtigt auch bei Gesunden Haloperidol die Stimmung und kognitive Performance (Saaedi et al. 2006). Bei 100 schizophrenen, schizoaffektiven und bipolaren Patienten konnte in einem 4,5-jährigen Beobachtungszeitraum festgestellt werden, dass eine initiale Neuroleptikagabe im Verlauf Depressionen zu erzeugen scheint, die bei den nichtbehandelten Patienten nicht auftrat (Emsley et al. 2006).

Fallbeispiel

Eine chronisch schizophren erkrankte Patientin wird durch ihren Betreuer eingewiesen, da er sich zunehmend um ihre Wohnsituation und damit verbundene Eigengefährdung Sorgen macht. Die Patientin würde

> Wie vereinbart, will ich hiermit versuchen, meinen jetzigen psychischen Zustand zu beschreiben.
>
> Seitdem ich das z. Z. injizierte Präparat erhalte, macht sich von Mal zu Mal ein reeleres Wahrnehmen u. Erleben der Umwelt bemerkbar, wie ich es seit Jahrzehnten nicht mehr besitze. Schuld daran ist die 1954 verabreichte Insulinkur mit 90 Schocks u. 450 Std. Koma. Seit einigen Jahren erlebe ich manchmal eine ahnungsvolle Erkenntnis des Erwachens des realen Bewusstseins, aber nicht in der Qualität wie jetzt. Einem Psychiater in der Charité sagte ich einmal bei einem Lichtblick, dass ich mich eingesponnen fühlte wie in einem Kokon ohne reales Erleben oder Erfassen der Umwelt. In mir ist ein Erwachen, das im Rückblick auf 50 Jahre Psychiatrie nicht gerade ohne Schatten aussieht. Ich will aber nach Kräften angeln, um positiv zu leben und zu sein.

▫ Abb. 2.12 Bericht einer Patientin nach jahrelangen extrapyramidalmotorischen Nebenwirkungen

Schimmelkulturen züchten, diese dann essen, und würde bizarre Dekorationen des Treppenhauses in ihrem Mietshaus hinterlassen, die bei den Bewohnern zu Aversionen führten und schon eine Abmahnung des Vermieters zur Folge gehabt hätten. Bei Aufnahme wirkt die Patientin euphorisch, sie sei eine Göttin, wir seien alle nur »Gewürm«, sie würde über mehrere Leben verfügen und könne uns all steuern. Gegen ihren Willen wird die Patientin zuerst mit Haloperidol und dann mit Risperidon behandelt. Es entwickelt sich bezüglich der Wahnsymptomatik eine Totalremission, die Patientin wirkt jedoch zunehmend verzweifelt, gedrückt, sie sei eine »sinnlose Sozialhilfeempfängerin«, die auf Kosten ihrer Umwelt leben würde. Außerdem leidet sie unter einer Akathisie, die sie daran hindert, ihrem geliebten Hobby, dem Sticken, nachzugehen. Nach einem schweren Suizid-

versuch durch Sprung aus dem dritten Stock wird die Patientin auf Clozapin umgestellt, worunter sich die depressive Symptomatik bessert und keinerlei Suizidgedanken mehr auftreten.

In mehreren Studien konnte parallel zur Dysphorie auch eine gesteigerte Aggressivität durch Haloperidol, Risperidon und allgemein Neuroleptika der ersten Generation gezeigt werden (Garcia-Cabeza et al. 2001; Hertling et al. 2003; Kim et al. 2006; Mortimer u. Al-Agib 2007; Rocca et al. 2008). Für die »D2-Vermittlung« dieser Nebenwirkungen spricht, dass es keine Unterscheidung zwischen Risperidon und Flupentixol bezüglich dieser Nebenwirkung zu geben scheint (Hertling et al. 2008). Und hier entsteht ein Teufelskreis der Nebenwirkungen: Je mehr Aggression besteht, desto höher werden Medikamente dosiert, und je höher dosiert wird, desto mehr Aggression entwickelt der Patient. Dazu kommt die Situation, dass gegen den Willen des Patienten insbesondere Haloperidol verabreicht wird, was wiederum genau diese aversiven Nebenwirkungen erzeugt und damit die Compliance ebenfalls im Sinne eines Teufelskreises zerstört. Clozapin, das die stärkste antiaggressive Wirkung hat, kann gegen den Willen akut nicht verabreicht werden und wirkt für die Akutbehandlung auch nicht schnell genug.

Zusammenfassend ist es ratsam, mit D2-antagonistischen Wirkungen sparsam umzugehen. Schizophrene Patienten brauchen oft deutlich weniger Medikamente als man annimmt (bereits unter 4mg Haloperidol remittieren bis zu 90 % der Patienten; Emsley et al. 2006). Bei Manikern kann man auch durch die hochdosierte Zugabe von Benzodiazepinen und Moodstabilizern hochwirksam behandeln, ohne ein medikamenteninduziertes Parkinsonoid auszulösen.

2.29 Fallbeispiele zur Türöffnung in zwei psychiatrischen Abteilungen

2.29.1 Vogtland-Klinikum Plauen (Waldmann 1997)

Die psychiatrische Abteilung am Vogtland-Klinikum Plauen (Chefarzt: Prof. Dr. Klaus-Dieter Waldmann) wird seit 1967 offen geführt. Die Öffnung geschah als Umsetzung der sog. Rodewischer Thesen, die auf einem Internationalen Symposium in Rodewisch 1963 beschlossen wurden. Im Folgenden wird These 2 ausführlich dargestellt:

Optimale Therapie kommt nur unter optimalen Bedingungen optimal zur Wirkung. Die psychiatrischen Krankenhäuser und Kliniken müssen ihre allgemeinen Bedingungen, unter denen sie therapieren, kritisch überprüfen. Die besonderen aus der Anstaltstradition übernommenen Maßnahmen, die den psychisch Kranken ‚anders‘ als einen anderweitig Erkrankten im Krankenhaus behandeln, sind Zug um Zug zu beseitigen. Akut und chronisch Kranke können zum überwiegenden Teil auf völlig offenen

Krankenstationen geführt werden. Entscheidend für die Öffnung der Krankenstation ist ein durchdachtes rehabilitatives Heilregime, der fürsorgliche Geist des Personals, die damit geschaffene Heilatmosphäre und die aktive Einstellung zur komplexen Therapie. Aus vorwiegend geschlossenen Heil- und Pflegeanstalten haben sich vorwiegend offene psychiatrische Fachkrankenhäuser zu entwickeln. Das umfassende Sicherungsprinzip der Heil- und Pflegeanstalt muss einem umfassenden Fürsorgeprinzip des Fachkrankenhauses weichen.

Der Zusammenhang zwischen einer »entsprechenden Heilatmosphäre« und der Öffnung der psychiatrischen Stationen wurde schon damals richtig erkannt. Öffnung der psychiatrischen Stationen kann kein formaler Akt sein, sondern muss lange im therapeutischen Team vorbereitet werden. Eine intensive therapeutische Beziehung zum Patienten ist Voraussetzung. Es muss ein Stationsklima herrschen, das den Patienten mit seiner psychopathologischen Symptomatik voll annimmt. Die Öffnung der Stationen an der Plauener Klinik geschah bei Pflichtversorgung, damals für 85000, jetzt für 130000 Einwohner, bei jetzt 65 Betten und 15 Tageskliniksplätzen. Ab 1998 können 80 Patienten vollstationär und 20 Patienten tagesklinisch betreut werden. Seit 1967 erfolgen alle Akutaufnahmen auf den offenen Stationen. Auch Unterbringungen nach PsychKG gegen den Willen der Patienten, die bei Pflichtversorgung für die psychiatrischen Abteilungen obligat sind, werden realisiert.

Dem kommt auch der Wortlaut des § 29 des PsychKG des Freistaates Sachsen entgegen, in dem es heißt:

Um das angestrebte Behandlungsziel zu erreichen, soll die Unterbringung nach Möglichkeit in offenen und freien Formen erfolgen, soweit der Zweck der Unterbringung dies zulässt.

Nach unseren Erfahrungen hat die heterogene Unterbringung der Patienten mit Verzicht auf Spezialstationen die Öffnung erleichtert, da dadurch Gewalt und Aggression verringert werden. Neuaufgenommene Kranke treffen auf den Stationen auf bereits remittierte Patienten, was wiederum angstabbauend wirkt. Auch die Betreuung der Patienten von der stationären Aufnahme bis zur Entlassung durch das gleiche Team wirkt sich nach unserer Auffassung therapiebegünstigend aus.

Die Heterogenität der Klientel (Ausprägung der unterschiedlichen psychiatrischen Symptomatik) verlangt offene Stationstüren. Natürlich hat jeder Patient sein eigenes spezifisches Therapieprogramm. Er erhält einen Therapieplan, aus dem eine vorgesehene Therapie ersichtlich ist (z.B. Ergotherapie, Musiktherapie, Gruppen für Neurotiker, Gruppen für chronisch bzw. akut psychotisch Erkankte, Trainingsgruppe für Patienten mit hirnorganischem Psychosyndrom, Motivationsgruppe für Suchtkranke, kommunikative und konzentrative Entspannung, verschiedene Sportgruppen).

Die Öffnung der psychiatrischen Klinik darf nicht dazu führen, dass komplizierte Patienten abgewiesen werden, denn damit würde die Verpflichtung zur Vollversorgung ausgehöhlt und eine Zwei-Klassen-Psychiatrie begünstigt. Vorwürfe von Kritikern gegenüber der offenen Psychiatrie, dass die »offene Tür« nur durch eine größere Anzahl von Fixierungen, Isolierungen und erhöhte Psychopharmakadosen ermöglicht wird, konnten in der Plauener Klinik nicht gestützt werden. Auch in anderen Einrichtungen konnte sogar eher eine Verringerung des Medikamentenverbrauches und der Fixierungen nach Öffnung der Stationen beobachtet werden. Aufgrund der Abnahme der Aggressionen durch die »offene Tür« werden Zwangsmaßnahmen seltener erforderlich.

Öffnen der Stationen bedeutet auch Öffnung zur Gemeinde, das heißt, dass die Patienten schon während ihres stationären Aufenthaltes Kontakt zu den gemeindepsychiatrischen Einrichtungen aufnehmen können. Dazu gehört in Plauen z.B. der Besuch von Veranstaltungen des Vereins »Partner für psychisch Kranke e.V.«, des Sozialpsychiatrischen Dienstes und der Kontakt- und Beratungsstelle. So kann die Schwelle für einen möglichen späteren Besuch dieser Einrichtungen nach der Entlassung bereits schon während des stationären Aufenthaltes erniedrigt werden. Aber auch der Besuch von Kino-, Theater- und Sportveranstaltungen und Ausflüge mit dem klinikeigenen Bus gehören dazu, ebenso wie die ehrenamtliche Mitwirkung der Mitarbeiter der Abteilung im gemeindepsychiatrischen Verbund. Insgesamt kann man nach 45-jähriger Erfahrung mit der offenen stationären Psychiatrie konstatieren, dass durch die »offene Tür« eine günstige Voraussetzung für eine erfolgreiche Therapie psychiatrischer Patienten besteht.

2.29.2 Psychiatrisches Krankenhaus (PKH) Marburg (Longinus 1997)

Die Öffnung der geschlossenen Aufnahmestation im PKH Marburg

Seit dem 01.09.1994 wird die geschlossene Aufnahmestation der PKH Marburg prinzipiell als offene Station geführt. Die anderen allgemeinpsychiatrischen Stationen und die gerontopsychiatrische Station waren schon offen bzw. befanden sich zu diesem Zeitpunkt im Prozess der Öffnung. Zwangsbehandlungen werden dort nicht durchgeführt, d.h., ein Patient, der seine Entlassung wünscht, wird auch entlassen.

Praxis der Öffnung

Die Öffnung der Station wurde von allen Mitarbeitern als ein großer Einschnitt angesehen. Vorrangig betraf das die Sicherheit der Patienten und die Verantwortung der Mitarbeiter, und zwar sowohl aus therapeutischer als auch aus juristischer Sicht. Vor diesem Hintergrund war allen Mitarbeitern wichtig, dass weiterhin eine Kontrolle darüber gewährleistet sein müsse, wer die Station betritt und – vor allem – verlässt.

Deshalb wurde folgende Regelung für die Praxis getroffen: In Zeiten der Öffnung hält sich ein Mitarbeiter der Station (in der Regel ein Pfleger oder eine Schwester) im Vorraum der Station auf. Dieser Vorraum wurde mit ansprechenden Möbeln, einer Musikanlage und Spielen neu gestaltet mit dem Ziel, ihn zu einer Art Empfangsbereich umzugestalten. Der Mitarbeiter dort hat eine dreifache Funktion: Er übt Kontrolle über Zu- und Abgang von der Station aus; er ist eine Art »Empfang« für Patienten und Besucher; er ist ansprechbar für Patienten der Station, was von diesen auch rege genutzt wird. Nachts und in der Mittagspause, wenn ohnehin wenige Personen die Station betreten oder verlassen wollen und wenige Mitarbeiter verfügbar

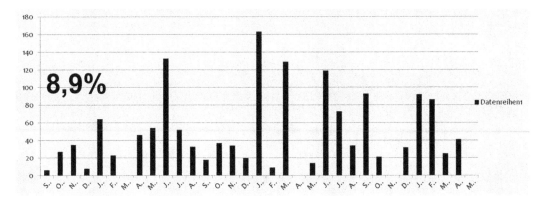

▣ **Abb. 2.13** Protokoll der Türöffnung an der Charité Campus Mitte

sind, bleibt die Station weiterhin geschlossen. In dem Fall, dass ein Patient, der die Station nicht verlassen sollte, dies trotzdem versuchen würde, ist der Mitarbeiter im Vorraum angewiesen, ihn zum Bleiben aufzufordern, nicht jedoch, ihn mit körperlicher Gewalt am Verlassen der Station zu hindern. Ist zu befürchten, dass ein Patient, der – aus welchen Gründen auch immer – die Station nicht verlassen darf, sich über die Worte des Mitarbeiters hinwegsetzen würde, so wird die Stationstür abgeschlossen. Ein akut suizidaler oder sonstwie gefährdeter (oder gefährlicher) Patient darf die Station nicht verlassen. Die Schließung der Station muss von Stationsarzt und Stationspfleger bzw. -schwester gemeinsam beschlossen und schriftlich begründet werden. Die Entscheidung gilt nur für einen Tag. Eine Schließung war in den ersten zwei Jahren nach der Öffnung im Durchschnitt an sechs Tagen im Monat erforderlich.

Änderung der Rahmenbedingungen

Es seien kurz die Änderungen in der Klinik bzw. ihrem Versorgungsauftrag skizziert, die zum Verständnis der folgenden Daten notwendig sind:

▬ Wandlung der Klinik von einer großen Anstalt mit 750 Patienten in den 60er-Jahren zu einem kleinen Akutkrankenhaus mit gut 120 Betten

▬ Entwicklung eines therapeutischen Klimas, bessere Ausbildung der Mitarbeiter und aller Berufsgruppen und anderes Selbstverständnis; Verbesserung der Zusammenarbeit (»Team-Arbeit«)

Änderung der Aufnahme- und Verlegungspraxis: Die anderen allgemeinpsychiatrischen Stationen nehmen vermehrt selbst auf. Die Patienten werden auf der Station, auf der sie aufgenommen worden sind, auch bis zu ihrer Entlassung behandelt. Bei Krisen erfolgen keine Rückverlegungen. Dadurch ist die Konzentration schwieriger Patienten auf der ehemals »Geschlossenen« deutlich reduziert, und es gibt mehr therapeutische Kontinuität.

▣ Abb. 2.13 zeigt exemplarisch die Anzahl der geschlossenen Stunden der Akutstation der Charité am Campus Mitte. Da die Tür nachts von 22–6 automatisch geschlossen war, bedeutet ein Türschluss von 14 Stunden, dass die Tür den ganzen Tag zu war. Es zeigt sich einerseits, dass es Spitzenmonate gab, wo die Tür praktisch zehn Tage zu war (meist zu Urlaubszeiten der entsprechenden Verantwortlichen), aber auch, dass selbst über Jahre immer wieder kurze Zeiten der Türschließung erforderlich waren.

Spezielle therapeutische Herausforderungen zur Verbesserung der Behandlungsqualität auf Akutstationen

3.1 Depressive Patienten auf der offenen Akutstation

Hüten Sie sich vor der wahnhaften Depression! (Zitat von Prof. Hanfried Helmchen in einer Chefvisite 1999).

Da depressive Patienten in der Regel Hilfe suchen, nicht weglaufgefährdet und in der Regel gut absprachefähig sind und mit einer Einzelbetreuung bzw. mit einem engmaschigen Sicht- und Gesprächskontakt gut führbar sind, ist die intensive Behandlung depressiver Patienten auf offenen Stationen unproblematisch. In den meisten Privatkliniken werden depressive Patienten nicht auf geschlossenen Stationen behandelt, obwohl sie genauso krank sind wie gesetzlich versicherte Patienten; letztlich ist es hier insbesondere das Commitment zur Therapie, das Veränderungswünsche bedeutet und damit im Endeffekt Todeswünsche ausschließt. Dieses Commitment, das Zusprechen von Hoffnung und therapeutischer Optimismus, sind Grundpfeiler einer erfolgreichen antidepressiven Therapie. Depressive Patienten fühlen sich durch das Einsperren auf Akutstationen massiv geängstigt und stigmatisiert, sie trauen sich nicht, Besuch einzuladen und verarbeiten die Verlegung auf eine Akutstation im Sinne der depressiven Hoffnungslosigkeit als therapeutischen Endpunkt und therapeutische Resignation. Am Commitment wird auf Akutstationen in der Regel nicht gearbeitet, dieses reduziert sich dort häufig auf den Türschluss und eine Kontrolle der Ausgangsaktivitäten. Insofern kann die Verlegung depressiver Patienten auf Akutstationen Suizide triggern. Da depressive Patienten sich im häufigsten Fall außerhalb der Institution umbringen, ist vor allem eine vorzeitige Entlassung gegen ärztlichen Rat oder ein Suizid im erlaubten Ausgang sowie eine fehlende Offenheit im Gespräch mit dem Therapeuten das große Risiko, das geschlossene Stationen in der Depressionsbehandlung darstellen. Depressive Patienten, die einmal die Erfahrung gemacht haben, dass man sie einsperrt oder sogar isoliert, werden Schwierigkeiten haben, sich im Notfall hoffnungsvoll an die Institution zu wenden. Problematisch ist, dass die Einschätzung der Suizidalität regelhaft durch die Behandler nicht zutreffend erfolgt;

insbesondere sollten sehr sorgfältig Hinweise auf einen möglichen Wahn regelmäßig überprüft werden, auch weil einige Antidepressiva einen initial vorhandenen Wahn, der evtl. übersehen wurde, triggern können.

Bei Suizidalität ist nach diversen Leitlinien eine Sitzwache der Isolation, dem Einsperren oder sogar der Fixierung eindeutig vorzuziehen. De facto rettet eine Sitzwache vielen Patienten das Leben, die auf einer geschlossenen Station ohne individuelle Betreuung untergehen und sich durch Erhängen (der häufigsten Todesart auf Akutstationen) umbringen könnten.

Ein problematischer Faktor der Behandlung depressiver Patienten auf geschlossenen Stationen ist die Abwesenheit von Psychotherapie.

Mittel erster Wahl bei der Behandlung einer Depression ist in derzeitigen Leitlinien die bei einem erfahrenen Psychotherapeuten durchgeführte Psychotherapie. Bei akuten schweren Depressionen soll eine Kombinationsbehandlung aus medikamentöser Therapie und Psychotherapie angeboten werden (Evidenzgrad A). Wenn ein alleiniges Behandlungsverfahren in Betracht gezogen wird, soll bei ambulant behandelbaren Patienten eine alleinige Psychotherapie gleichwertig zu einer alleinigen medikamentösen Therapie angeboten werden (Evidenzgrad A). Zur Stabilisierung des Therapieerfolgs sowie zur Senkung des Rückfallrisikos soll im Anschluss an eine Akutbehandlung eine angemessene psychotherapeutische Nachbehandlung angeboten werden (Evidenzgrad A). Längerfristige stabilisierende Psychotherapie soll Patienten mit einem erhöhten Risiko für ein Rezidiv angeboten werden (Evidenzgrad A). Bei therapieresistenter Depression sollte den Patienten eine angemessene Psychotherapie angeboten werden (Evidenzgrad B).

Insgesamt gilt derzeit, dass im Vergleich zu rein medikamentösen Verfahren Psychotherapie nachhaltigere Effekte erzielt. In Metaanalysen zeigt sich eine Rückfallrate bei Psychotherapie von 30 % und bei Medikamenten von 60 %. Eine kürzlich publizierte Metaanalyse verglich Psychotherapieverfahren untereinander und erzielte keinen Hinweis, dass ein Verfahren besser wirkt als das andere (Ausnahme: interpersonelle Therapie, IPT). Zu einem anderen Resultat gelangt eine weitere

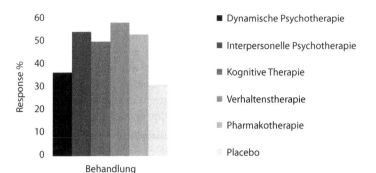

■ Dynamische Psychotherapie

■ Interpersonelle Psychotherapie

■ Kognitive Therapie

▩ Verhaltenstherapie

▨ Pharmakotherapie

▨ Placebo

◘ Abb. 3.1 Effekte unterschiedlicher Psychotherapieverfahren

Metaanalyse, hier schneidet psychodynamische Therapie schlechter ab als die kognitive Verhaltenstherapie und IPT (Mollon et al. 2005).

Die ◘ Abb. 3.1 gibt einen Überblick über die Effektivität von Psychotherapie im Vergleich zu Pharmakotherapie, die teilweise sogar überlegen ist.

Hochgradig gefährdete Patienten für einen Suizid sind wahnhaft depressive Patienten. Entsprechend konnte bei Patienten, die eine Schizophreniediagnose erhalten haben und depressiv sind, sowie bei Patienten, die eine schizodepressive Symptomatik aufweisen, ein massiv erhöhtes Suizidrisiko gezeigt werden (Large et al. 2011). Die Gabe von Citalopram bei schizophrenen Patienten erniedrigt neben der Gabe von Clozapin die Suizidquote. Letztlich handelt es sich hier möglicherweise auch teilweise um wahnhaft depressive Patienten, die nicht adäquat antidepressiv behandelt wurden (Haukka et al. 2008).

Die sicherste Initialbehandlung bei wahnhafter Depression ist eine »Zweizügeltherapie« mit einem wirksamen Neuroleptikum, das auf keinen Fall extrapyramidalmotorische Nebenwirkungen erzeugen sollte, da diese wiederum das Risiko von Suiziden erhöhen und gleichzeitig bei affektiven Patienten häufiger auftreten als bei schizophrenen (Combs u. Romm 2007; Gentile et al. 2007). Bewährt haben sich Kombinationen aus Mirtazapin und Risperidon oder etwa Escitalopram/Venlafaxin und Olanzapin. Zusätzlich ist zur Entlastung und Entspannung der Patienten in den ersten Tagen eine hochdosierte Gabe von Lorazepam bei stationärer Behandlung bis zur Besserung erforderlich, bei Wirksamkeit der antidepressiven Medikation und Normalisierung von Schlafstörungen kann dann sukzessive das Lorazepam ausgeschlichen werden (typische Dosis ist hier 4×1mg bzw. 4×2,5mg Lorazepam).

Für die antidepressive Therapie sollten aufgrund des hohen Nebenwirkungspotenzials nie anticholinerge Medikamente kombiniert werden (beispielsweise Olanzapin und Amitryptilin). Es sollte idealerweise immer ein sedierendes Präparat gegeben werden, um Agitation und Schlafstörungen direkt zu behandeln.

Wenn kein Wahn vorliegt, gilt als oberste Prämisse der antidepressiven medikamentösen Behandlung »start low and go slow«. Es sollte mit möglichst kleinen Dosen begonnen werden, und die Dosis sollte langsam gesteigert werden. Der häufigste Fehler ist, die Dosis nicht zu steigern und vor Ablauf von sechs bis acht Wochen auf eine andere Substanz zu wechseln oder weitere Substanzen dazuzugeben, woraufhin Patienten polypharmaziert werden; bei Besserung bleibt dann unklar, welches Präparat wieder abgesetzt werden kann. Die Wirksamkeit der Therapie kann mit entsprechenden Skalen zweiwöchentlich erhoben werden.

Eine Response liegt bei mehr als 50 % Abnahme der Symptome vor, eine Remission liegt bei komplett rückläufiger Symptomatik vor. Liegt nach einer vierwöchigen Behandlung nur eine 25 %ige Besserung der Symptome vor, ist ein Ansprechen nach acht Wochen nur mit niedriger Wahrscheinlichkeit zu erwarten. Liegt die Verbesserung bei 25–50 % (Teilresponse), steigt die Wahrscheinlichkeit für ein Ansprechen in den folgenden acht Wochen. Wenn nach einer vier bis sechswöchigen Behandlung nur eine Teilresponse vorliegt, sollte entweder eine Dosiserhöhung erfolgen oder zwei Antidepressiva kombiniert werden oder Lithium augmentiert werden oder zu einem anderen Antidepressivum gewechselt werden.

In einer kürzlich verfassten Metaanalyse zeigte sich, dass Escitalopram, Mirtazapin und Venlafaxin am signifikant wirksamsten waren. Das beste Verträglichkeitsprofil hatte bei dieser Untersuchung Escitalopram, was auch das geringste Interaktionspotenzial besitzt und deshalb bei komorbiden Patienten das Medikament der Wahl darstellt (Cipriani 2009). In einer großen Cochrane-Übersicht zeigte sich bei etwa 5000 Patienten Mirtazapin als effektivstes Antidepressivum (Watanabe et al. 2011). Mirtazapin war hier effektiver als Serotonin-Noradrenalin-Wiederaufnahmehemmer, und zwar nach zwei Wochen und am Ende der Therapie. Allerdings waren Gewichtszunahme und Müdigkeit unter Mirtazapin häufiger, wohingegen SSRI mehr Übelkeit und sexuelle Dysfunktion erzeugten als Mirtazapin (Watanabe et al. 2011).

Aufgrund der Abwägung zwischen Nebenwirkung und Wirkung kann aufgrund einer Metaanalyse mit ca. 5000 Patienten die SSRI-Gabe als Therapie erster Wahl postuliert werden (Taylor et al. 2011). Escitalopram scheint dem Citalopram klinisch relevant überlegen zu sein (Montgomery et al. 2011). Problematisch ist die Verwendung von SSRI bei jungen Männern, die häufig sexuelle Funktionsstörungen entwickeln und nicht immer darüber reden. Am wenigsten sexuelle Funktionsstörungen verursacht Bupropion (Thase et al. 2005), weshalb dieses Medikament bei entsprechender Anamnese immer als Erstwahlpräparat gesehen werden kann.

Die Ergebnisse einer Reihe von Studien deuten darauf hin, dass SSRI im Allgemeinen sicherer und besser verträglich sind als Trizyklika (TZA). Die geringe Überdosierungssicherheit von TZA im Vergleich zu SSRI und anderen neueren Antidepressiva kann zu lebensbedrohlichen Nebenwirkungen führen. Im Vergleich zeigte sich in einer großen Metaanalyse, dass Venlafaxin höhere Remissionsraten erzielt als SSRI (Nemeroff et al. 2008).

Im folgenden Fallbeispiel wird die potenziell fatale Auswirkung von Nebenwirkungen in Form von sexueller Dysfunktion auf den klinischen Verlauf einer Depressionsbehandlung veranschaulicht.

Fallbeispiel
Ein junger ca. 25-jähriger Mann türkischer Herkunft kommt mit einer schweren depressiven Episode zur stationären Behandlung. Er wird mit Paroxetin behandelt. Die Symptomatik remittiert innerhalb von drei Wochen komplett, und er wird in vollremittiertem Zustand entlassen. Einige Wochen später meldet sich die Ehefrau des Patienten und gibt an, ihr Mann habe sich im Badezimmer erhängt. Im Nachgang ist zu erfahren, dass der Mann kurz nach der Entlassung das Medikament wegen Potenzstörungen abgesetzt hatte und dann sukzessive wieder depressiv geworden war. Er hatte sich geschämt, dem Ärztepersonal von seinen sexuellen Funktionsstörungen zu berichten und deshalb beschlossen, das Medikament auf eigene Faust wieder abzusetzen.

Bei über die ersten Tage hinaus bestehender Suizidalität ist das Mittel der Wahl die Lithiumaugmentation. In einer retrospektiven Erhebung konnte gezeigt werden, dass Lithiumgabe bei den Suizidenten unter- und die Gabe von typischen Neuroleptika, NASSA und SSNRIs überrepräsentiert war (Neuner et al. 2011). Entgegen hartnäckig bestehender Gerüchte, man dürfe suizidalen Patienten kein Lithium geben, da diese sich damit umbringen könnten, ist Lithium eine der wenigen Substanzen in der Psychiatrie, für die eine signifikante Reduktion von Suiziden gezeigt werden konnte.

Auch bei älteren therapieresistenten Patienten (55+) war die einzige antidepressive Therapie, die effektiv zu einer Besserung führte, die Lithiumaugmentation (Cooper et al. 2011). Andere augmentative Strategien sind in ◻ Tab. 3.1 dargestellt.

Neben einer optimalen Medikation ist die Verhinderung von Suiziden in der Normalbevölkerung vor allem bei Frauen an das Fehlen verfügbarer Mittel zur Durchführung von Suiziden wie Waffen, Medikamente (Barbiturate, Dextropropoxyphen), Gas und Autoabgase (ohne hohen Gehalt von Carbonmonoxid) gebunden (Nordentoft 2007). Auf dem speziellen Level gibt es diverse Risikogruppen wie etwa Patienten, die Suchtmittel konsumieren, wahnhafte Patienten oder Patienten mit neu diagnostizierten schweren Erkrankungen, darüber hinaus Personen, die bereits Suizidversuche gemacht haben sowie Obdachlose. Eine hohe

☐ Tab. 3.1 Evidenzgrad verschiedener Augmentationsstrategien

Strategie	Mechanismus	Evidenzgrad
Lithium	Stimmungsstabilisierer	A
Quetiapin, Aripiprazol	Atypisches Antipsychotikum	A
Elektrokrampftherapie	Elektrische Stimulation	A
Olanzapin, Risperidon	Atypisches Antipsychotikum	B
Trijodthyronin	Schilddrüsenhormon	B
Repetitive transkranielle Magnetstimulation	Stimulation des zerebralen Kortex	B
Carbamazepin, Valproat	Stimmungsstabilisierer	C
Buspiron, Stimulanzien, Bromocriptin, Pergolid	Dopaminagonisten	C
Pindolol, Reserpin	Betablocker, Aufnahmehemmer	C
L-Thyroxin, Östrogen, DHEA, L-Tryptophan	Hormongabe/Aminosäurengabe	C
Ketoconazol. Metyrapon	Cortisolsuppression	C
L-Thyroxin, Östrogen, DHEA	Hormongabe	C
Lamotrigin	Stimmungsstabilisierer	D

Suizidintentionalität, gewaltvolle Suizidversuche in der Vorgeschichte und Suizidversuche, die mit hoher Gewalt einhergehen, sind nur einige Punkte, die hier genannt werden müssen. Ein kurzer Aufenthalt in der Klinik für weniger als elf Tage (wie er etwa durch eine Platzierung auf einer als bedrohlich erlebten geschlossenen Station provoziert werden kann) ist ebenfalls ein Risikofaktor für einen Suizid (Nordentoft 2007).

3.2 Behandlung von intoxikierten Patienten auf einer offenen Station

In den meisten Kliniken werden alkoholabhängige Patienten auf offenen Stationen behandelt, da hier das starke Commitment zu einer Therapie bzw. Entzugsbehandlung wahrscheinlich wesentlicher ist als bei allen anderen Störungen. Entzugsbehandlungen gegen den Willen des Patienten werden kaum noch praktiziert und haben sich als wenig wirksam erwiesen. Therapieabbrüche sind Teil der Therapie, genauso wie wiederkehrende

Aufenthalte, und sollten von Behandlern nicht als persönliche Niederlage oder gar Niederlage des Patienten aufgefasst oder moralisiert werden. Ein großer Missstand besteht darin, dass nur 1 % der alkoholabhängigen Patienten sich in stationäre Therapie begeben, insofern sollten gerade bei abhängigen Patienten die Therapie niedrigschwellig sein, ambulante Entzugsbehandlungen gefördert werden und vor allem die motivationale Rolle in der Therapie gestärkt werden. Konkret heißt das, dass die Phase der körperlichen Entgiftung bei alkoholabhängigen, aber auch drogenabhängigen Patienten dringend psychotherapeutisch genutzt werden muss, was auf der regulären Akutstation nicht implementiert ist. Alleine die medikamentöse Behandlung von Entzugsrisiken verschwendet viel Zeit, sowohl des Patienten als auch des therapeutischen Teams. Bereits 2000 hat Stetter (2000) den Hinweis »keine körperliche Entgiftung ohne psychotherapeutische Begleitung« gegeben. Motivationssteigernde Ansätze wie die der anonymen Alkoholiker, kognitiver Verhaltenstherapie und Motivationstherapie zeigen hohe evidenzbasierte Wirkung und sind im Outcome offensichtlich gleichwertig (MATCH-Studie). Eine reine Fokussierung auf körperliche Entzugssymptome, wie sie auf geschlossenen Allgemein- und Aufnahmestationen erfolgt, versäumt die Chance, Patienten zu einer Krankheitseinsicht und zur weiteren Abstinenz zu verhelfen. Das ideale suchtmedizinische Konzept wird genauso wie etwa bei der Früherkennung von Psychosen früher und weicher intervenieren, da das traditionelle Versorgungssystem nicht einmal die Schwerstkranken versorgen kann. So liegt in allgemeinmedizinische Krankenhäusern die Anzahl alkoholabhängiger Patienten bei etwa 30 %, in einigen chirurgischen Disziplinen sogar noch höher. Ein hoher Anteil von Patients weist einen schädlichen Gebrauch auf. Diese Patientengruppe wird in der Regel nicht behandelt, obwohl sie einfach etwa durch proaktive Konsiliarleistungen zugänglich wäre. Hier würde eine standardmäßig durchgeführte 30-minütige Kurzintervention, die etwa anhand der Laborparameter von den Fachkollegen indizierbar wäre (CDT, MCV, gamma-GT), nach aktueller Studienlage bei bis zu 50 % der Patienten zu einer Reduktion der Alkoholmenge führen (Moyer et al. 2001).

Ein Vorteil der Akutbehandlung intoxikierter Patienten auf Spezialstationen besteht darin, dass auch die von Experten empfohlene Weiterbehandlung etwa mit Anticraving-Substanzen wie Disulfiram, Baclofen und Acamprosat nach einem kurzen Behandlungsintervall von einigen Tagen initiiert werden kann. Hier überblicken Oberärzte der allgemeinpsychiatrischen geschlossenen Stationen die evidenzbasierte Datenlage in der Regel nicht. Nun werden sich umgekehrt die Teams der qualifizierten Entzugsstation die Frage stellen, wie sie mit dem randalierenden gewaltbereiten intoxikierten Patienten umgehen sollen. Die beste Option ist hier sicherlich und wie in vielen internistischen Rettungsstellen üblich, die vorübergehende Isolation ohne Medikation. Diese kann ohne Probleme bei geöffneter Stationstür erfolgen und stört die Abläufe der anderen Patienten nicht. Werden umgekehrt randalierende alkoholabhängige Patienten regelhaft für einen Tag auf der Akutstation »geparkt«, wird das Team dort aversiv mit den Patienten umgehen, das Stationsklima wird erheblich darunter leiden, und die gesunden Anteile der suchtkranken Patienten, wenn sie zu einer Wei-

terbehandlung motiviert werden können, bleiben diesen Teams verborgen. Sie werden entsprechend resigniert auf Suchtpatienten reagieren und diesen keine motivierenden, qualifizierten und ressourcenorientierten Hilfestellungen bieten können. Auf einer offenen Entzugsstation kann ein akut intoxikierter Patient in einem sicheren Raum – ohne durch Fixierung oder chemisch beschränkt weiteren Behandlungsrisiken ausgesetzt zu sein – rasch zur Ruhe kommen und sich dann direkt im Anschluss für oder gegen eine qualifizierte Entzugsbehandlung entscheiden. Eine im Rahmen eines Rausches bestehende Suizidalität wird dann abgeklungen sein, genauso wie aggressive Impulse im Rahmen der Intoxikation und eine Kritikfähigkeit bezüglich Weiterbehandlung oder Ablehnung einer Behandlung (Abbruch gegen ärztlichen Rat) liegt dann vor (bei Alkoholabhängigkeit etwa im Promillebereich von 1,5). Dies gilt auch für Intoxikationspsychosen, wo eine Gabe von Neuroleptika nicht empfohlen wird und die innerhalb von einigen Stunden (Psilocybinpilze ca. 4 Stunden, LSD bis zu 24 Stunden) abklingen werden. Ist hier erst eine Verlegung von der allgemeinpsychiatrischen geschlossenen Akutstation auf die Spezialstation erforderlich, werden die Patienten Zeit verlieren und aufgrund meist fehlender Bettenkapazität keine qualifizierte Weiterbehandlung in Anspruch nehmen können. Zusätzlich werden Patienten, für die ambulante niedrigschwellige Weiterbehandlungen indiziert sind, wie etwa eine ambulante heroingestützte Behandlung etc., diese Angebote nutzen können, wenn sie direkt auf einer spezialisierten Einheit detoxiert werden bzw. dann auch Ziel eben nicht die Detoxifizierung ist, sondern die ambulante Weiterbehandlung (Angebote zum kontrollierten Trinken, Substitutionsbehandlungen usw.). Auch diese Weiterbehandlungsoptionen sind im Regelfall über eine All-in-one-Akutstation nicht verfügbar.

3.3   Demente Patienten auf der offenen Akutstation

Demenz wird eine der größten Herausforderungen der kommenden Jahre darstellen. Wie bei keiner anderen psychiatrischen Erkrankung ist die evidenzbasierte Festlegung des Grades an Sicherheit im Verhältnis des Grades an Autonomie zum Nutzen und Schutz dementer Patienten bis heute komplett undefiniert. Die demografische Entwicklung wird zu einer Verdopplung dementer Patienten in den nächsten zwanzig Jahren führen. Gleichzeitig ist die Versorgung dementer Patienten bislang unbefriedigend gelöst.

Eine Heimeinweisung verdoppelt (laut Statistischem Bundesamt) die Mortalität älterer Menschen und führt zu Verunselbstständigung, kognitiver Verschlechterung und Zunahme depressiver Symptomatik. Außerdem kommt es durch Passivität und fehlende Stimulatoren wie Gartenarbeit, Hausarbeit, Kochen etc. zum weiteren Abbau von Fähigkeiten und schlechterer körperlicher Kondition. Nach Erhebungen des Statistischen Bundesamtes sterben im Schnitt etwa 80 % der Demenzkranken nach acht Jahren. Dabei lag die mediane Überlebenszeit in Pflegeheimen bei 29,2 Monaten, bei zuhause betreuten Patienten betrug sie dagegen 55,5 Monate. Also ist vor einer Heimeinweisung insbesondere gegen den Willen dementer Patienten tendenziell jede Anstrengung zu unternehmen, ältere Menschen zuhause zu versorgen.

Genauso restriktiv wie eine Heimeinweisung zu sehen ist, nämlich als ultima ratio, entwickeln sich auch die Leitlinien zur Pharmakotherapie im Alter. In einer Berlin-weiten Erhebung wurde gezeigt, dass die Behandlung demenzkranker Patienten komplett unspezifisch erfolgt. Unabhängig von der Art der neuropsychiatrischen Symptome erhalten demente Patienten zu 52 % Neuroleptika, zu 30 % Antidepressiva und zu 17 % Antidementiva (Majic et al. 2010).

Die Gabe von Neuroleptika bei dementen Patienten wird von vielen Autoren und Klinikern als problematisch gesehen (z.B. NICE 2010; Pantel et al. 2005; Schneider et al. 2005). Das Risiko extrapyramidalmotorischer Nebenwirkungen (Heinz et al. 1998), ein erhöhtes kardiovaskuläres Risiko (Schneider et al. 2006) und eine Erhöhung der Mortalität auf bis zu 70 % (Ballard et al. 2009) haben dazu geführt, dass etwa in den NICE-Guidelines die Neuroleptikabehandlung bei Verhaltensstörungen als nicht mehr indiziert gesehen wird. Neuroleptika sind bei Demenz nicht die Medikamentengruppe erster Wahl, auch nicht, wie

oft vermutet, bei Agitation (American Geriatric Society 2003; Gruber-Baldini et al. 2004; Snowden et al. 2003). In einer doppelblinden placebokontrollierten Untersuchung an 421 Alzheimer-Erkrankten wurde gezeigt, dass die Gabe von atypischen Neuroleptika ohne Nutzen blieb (Schneider et al. 2006). Die Absetzperiode war bei ca. 5 mg Olanzapin, 50 mg Quetiapin, 1 mg Risperidon und Placebo identisch. Quetiapin und Placebo wurden wegen fehlender Wirkung, Olanzapin und Risperidon wegen Nebenwirkungen abgesetzt. Es zeigten sich im globalen klinischen Outcome keine Unterschiede. Unter Olanzapin und Placebo trat immerhin eine Besserung von 21–32 % auf. Die Autoren argumentieren, dass die Gabe von Neuroleptika bei Verhaltensstörungen dementer Patienten nicht zu einer Besserung führt, die die Nebenwirkungen rechtfertigt.

Dementen Patienten werden häufig Benzodiazepine verschrieben. Sie erhöhen jedoch die Sturzneigung und Immobilität dementer Patienten, erhöhen das Infektionsrisiko, erzeugen Verwirrtheitszustände und führen zu häufigerer Hospitalisierung.

Hier sollte Antidementiva eindeutig der Vorzug gegeben werden, insbesondere bei Patienten mit leichter und moderater Demenz (NICE 2010). Diesen sollte gemeinsam mit Antidepressiva auch bei Symptomen wie Apathie der Vorzug gegeben werden (NICE 2010).

Vor einer Heimeinweisung, insbesondere gegen den Willen dementer Patienten, ist tendenziell jede Anstrengung zu unternehmen, die älteren Menschen zuhause zu versorgen, insbesondere weil ein Ortswechsel regelhaft mit kognitiver Leistungsverschlechterung verbunden ist. Außerdem kommt es über die Passivität und das Fehlen von Stimulatoren wie Gartenarbeit, Hausarbeit, Kochen etc. zum weiteren Abbau von Fähigkeiten und zu zunehmender Depressivität.

Die weitreichende Praxis, demente Patienten aus Altersheimen auf geschlossene Akutstationen zu überweisen, weil sie im Setting der Heime aggressiv oder depressiv-suizidal reagieren und dann häufig in einer Aufdosierung von Neuroleptika resultieren, sollte überdacht werden. Der Ortswechsel führt genauso wie die allermeisten Psychopharmaka zu weiterer Verschlechterung der kognitiven Fähigkeiten, und im Regelfall sind Verhaltensauffälligkeiten bei Demenz erheblich den Umweltvariablen geschuldet. Soziotherapeutische Maßnahmen, wie sie in Demenzwohngemeinschaften gut etabliert sind, sind heute unterschätzt und können sich dramatisch auf das Zustandsbild dementer Patienten auswirken.

In folgenden Fallbeispielen wird auf die Schwierigkeit der Balance zwischen Autonomie, Zwangsbehandlung und Sicherheit eingegangen.

Fallbeispiel

Frau V. ist 98 Jahre alt und war noch nie in psychiatrischer Behandlung. Seit einigen Jahren leidet sie unter Diabetes und einer koronaren Herzkrankheit. Möglicherweise entwickelt sie hin und wieder eine Exsikkose, sodass es einige Male vorgekommen ist, dass sie verwirrt und nur mit einem Negligé und einem Pelzmantel bekleidet im Aufzug fuhr oder im Nachthemd durch die Berliner Straßen irrte. An diese Episoden kann sie sich jedoch bei Konfrontation durch die Internisten nicht erinnern. Eine Einstellung ihres Diabetes lehnt sie ab. Entsprechend wird sie von den internistischen Kollegen als kritikunfähig eingestuft. Zu ihrer Sicherheit wird eine Betreuung eingeleitet. Die Betreuerin weist sie schließlich gegen ihren Willen in die Psychiatrie ein. Eine manifeste Demenz liegt bei Frau V. nicht vor. Mehrfach wird sie nach vielen Debatten mit der Betreuerin nach einigen Tagen wieder entlassen, da Autonomie ein höheres Gut sei als ein eingestellter Diabetes. Schließlich lässt sich die Betreuerin jedoch nicht mehr umstimmen. Sie sagt, sie könne die Situation nicht mehr verantworten. Frau V. würde von den Internisten als vital bedroht eingestuft und würde dem häuslichen Pflegedienst die Türe nicht öffnen, von einer Medikamenteneinnahme ganz zu schweigen. Als Frau V. mitgeteilt wird, dass sie nun drei Wochen in der Psychiatrie verbleiben soll und perspektivisch in ein Pflegeheim umziehen müsse, entwickelt sie einen Erregungszustand. Aus dem Erregungszustand entwickelt sich ein Herzinfarkt, und noch bevor der hinzugezogene Notarzt ihr Diazepam spritzen kann, schlägt sie ihm mit der Krücke ins Gesicht und beißt ihn blutig, als er ihr einen Zugang legen möchte. Frau V. ist zu diesem Zeitpunkt noch eine wehrhafte alte Dame. Sie wird auf die Intensivstation übernommen und entwickelt dort einen weiteren Herzinfarkt, eine Pneumonie und dann einen Schlag-

anfall. Schließlich stirbt Frau V. auf der Intensivstation, vor Ablauf der genehmigten drei Wochen Unterbringung in der Akutpsychiatrie.

Frau B. war eine schwer demente Patientin, die bei Lewy-Body-Demenz in mehreren Kliniken offensichtlich mit Haloperidol behandelt worden war. Sie entwickelte deshalb eine schwere Akathisie bei gleichzeitig nicht diagnostiziertem Harnwegsinfekt, der Halluzinationen und Agitation noch verstärkte. Daher wurden zunehmend Zwangsmaßnahmen im Sinne einer Bewegungseinschränkung nötig. Eine Behandlung des Harnwegsinfektes, der Akathisie und der Halluzinationen mit Clozapin und stundenlange Spaziergänge mit Sitzwachen besserten die Symptomatik der Patientin innerhalb von drei Wochen deutlich.

◘ Abb. 3.2 zeigt die möglichen unterschiedlichen Vorgehensweisen im Umgang mit einem offensichtlich paranoiden Syndrom im Rahmen einer Demenzerkrankung.

Herr S. ist ein schwer dementer Patient, der durch eine Sitzwachenbehandlung und Aktivierung einen geregelten Tag-Nacht-Rhythmus entwickelt hat. Abhängig von der jeweiligen Sitzwache zeigt der Patient ein komplett unterschiedliches Zustandsbild. Während er in der Anwesenheit einer Sitzwache, die Zeitung liest und Popmusik hört, die Augen nicht öffnet und kein Wort sagt, blüht er bei Anwesenheit einer anderen Sitzwache, die mit ihm Spazieren geht und »beauty days« einlegt, regelrecht auf und erzählt von seinen ehemaligen Patienten (der Patient war Psychiater).

◘ Tab. 3.2 fasst die möglichen Optionen zur symptomatischen Behandlung bei Demenz nach Leitlinien der amerikanischen Gesellschaft für Geriatrie und den NICE-Leitlinien zusammen.

3.4   Schizophrene Patienten auf der offenen Akutstation

Die Besonderheit in der Versorgung schizophrener Patienten liegt darin, dass sie eine stark stigmatisierte Patientengruppe darstellen. Diese Stigmatisierung erfolgt einerseits durch die Allgemeinbevölkerung stärker jedoch durch die behandelnden Ärzte (Angermeyer et al. 2004). Auch innerhalb ihrer Familien werden schizophrene Patienten häufig im Vergleich zu ihren Geschwistern bevor-

Eine 80jährige alleinlebende Patientin wird mit der Polizei in Handschellen gebracht, da der Vermieter wegen Mietrückständen eine Wohnungskündigung vorbereitet hat. Die Wohnung sei in einem indiskutablen Zustand, die Patientin verwahrlose und sei in der Nachbarschaft nicht mehr tragbar.

Option »Geschlossene Tür«

bei Aufnahmeuntersuchung fällt eine verwirrte demente Dame auf, MMSE bei 21 Punkten, keine Kooperation, dysphorisch gereizt, sei hier eindeutig falsch, will sofort wieder nach Hause, es sei hier ein Komplott im Gange, paranoid, psychotisch, es wird Risperidon angesetzt, daraufhin Verschlechterung der kognitiven Symptomatik, Heimverlegung nach vorübergehender Kurzzeitpflege

Option »Offene Tür«

die Patientin wird die Situation erklärt, sie ist bereit, mit einer Psychologin die Wohnung zu besichtigen, hier »Messiesymptomatik« dutzende gehortete Zeitungen, Kühlschrank ist leer. Patientin ist mit Hilfe einverstanden: Anwalt entschärft Problematik mit dem Vermieter, ambulante Krankenpflege hilft bei täglichen Haushaltsbelangen, zusätzlich wird ein Essensservice bestellt.

Unterbringung wegen akuter Eigengefährdung

Patientin verbleibt freiwillig in Behandlung

☐ Abb. 3.2 Behandlungsstrategien in Abhängigkeit einer anderen Therapiehaltung

☐ Tab. 3.2 Restriktive Gabe von Neuroleptika bei dementen Patienten

Syndrom	Pharmakotherapie Amerikanische Gesellschaft für Geriatrie	Pharmakotherapie (NICE 2008)
Depression ohne psychotische Symptome mit psychotischen Symptomen	SSRI, SNRI, keine TZA Kurzfristig Atypika	Keine TZA Kurzfristig Atypika
Aggression/Agitation ohne psychotische Symptome, ohne akute Gefahr mit psychotischen Symptomen, mit akuter Gefahr	Keine Medikation Kurzfristig Atypika, keine Typika, keine Benzodiazepine, keine SSRI, keine Antikonvulsiva als erste Wahl	Keine Medikation oder ChE Hemmer Keine Neuroleptika außer kurzfristig bei schwerer Gefährdung

mundet oder lösen ein Klima erhöhter Emotionalität und Entwertung durch Angehörige aus (Dyck et al. 2002). Diese Stigmatisierung provoziert Symptome, und die Provokation von Symptomen führt wiederum zu Stigmatisierung der Patienten (☐ Abb. 3.3). De facto ist teilweise die Prognose von Patienten, die durch Angehörige innerhalb der Familie stigmatisiert werden, ungünstiger als die Prognose, wenn Familien sich komplett zurückziehen (Dyck et al. 2002).

Die realistische Einschätzung von Eigen- und Fremdgefährdung fällt den meisten Ärzten bei der

Teufelskreis des negativen
Selbstkonzepts bei Schizophrenie

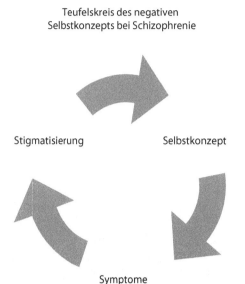

Stigmatisierung

Selbstkonzept

Symptome

◘ **Abb. 3.3** Teufelskreis aus Stigmatisierung und Symptomen bei Schizophrenie. (Adaptiert nach Ertugrul u. Ulug 2004)

schizophrenen Patientengruppe sehr schwer, und so ist es nicht verwunderlich, dass schizophrene Patienten am häufigsten betreut und entmündigt werden. Gleichermaßen verhält es sich mit der Einschätzung der Bedrohlichkeit schizophrener Patienten und der Einschätzung ihrer Suizidalität. Risiken treffen entweder nicht zu oder werden über- oder unterschätzt, und durch restriktive Maßnahmen werden Entscheidungen »umgangen«.

◘ Abb. 3.3 zeigt die Wechselwirkung zwischen Symptomen und Stigmatisierung durch Symptome.

Trotzdem und möglicherweise gerade deshalb sind schizophrene Patienten für Komplikationen im Verlauf sowie Suizide im Krankenhaus die häufigste Risikogruppe. Daher sollte eine hochqualifizierte Therapie, eine differenzierte Einschätzung der Patienten und das Herstellen einer tragfähigen Beziehung bei dieser Patientengruppe eine Kernkompetenz eines Akutpsychiaters darstellen.

Nebenwirkungen bei schizophrenen Patienten scheinen ein erhöhtes Suizidrisiko zu prädizieren, genauso wie typische Neuroleptika (Neuner et al. 2011). Entsprechend ist die Kenntnis der Differentialindikation von Neuroleptika erforderlich.

Vielen Psychiatern ist fremd, dass eine Katatonie durch Haloperidol nicht behandelt werden

kann. Bei Katatonien stellt die hochdosierte Gabe von Lorazepam oder die Gabe von Olanzapin und Clozapin die einzig effektive Therapie dar.

Viele Psychiater halten Clozapin für ein bedrohliches Medikament, da es ja mit Blutuntersuchungen verbunden ist. De facto ist Clozapin jedoch das einzige Medikament, für das eine Reduktion der Gesamtmortalität von schizophrenen Patienten im Langzeitverlauf, eine Verringerung der Suizidquote um das Sechsfache und eine Wirksamkeit bei Therapieresistenz gezeigt werden konnten (Meltzer et al. 1995). Insgesamt wird Clozapin zu selten eingesetzt. Diese Praxis ist vermutlich einer der Hauptfaktoren für Patientensuizide im Verlauf der Therapie (Mamo et al. 2007; Meltzer et al. 1995; 1998, 2005, 2010; Modestin 2005; NICE 2010; S3-Leitlinien DGPPN). Allerdings lässt sich Clozapin nicht gegen den Willen von Patienten im Rahmen einer Zwangseinweisung von drei Wochen applizieren, und die Einstellung erfordert Zeit und Geduld sowie ein gutes Commitment zur Therapie. Die Schaffung eines therapeutischen Klimas auf Akutstationen, die Möglichkeit der weiterführenden längerfristigen Behandlung sowie das Erzielen von Therapiemotivation durch das Schaffen von individuell angepassten Therapieangeboten sind hier sicher die Herausforderungen für die Behandlung von schizophrenen Patienten im längerfristigen Verlauf. Hier könnte eine stärkere Präsenz und Forschung zu psychotherapeutischen Strategien im Akutbereich zielführend sein.

3.5　Persönlichkeitsgestörte Patienten auf der offenen Akutstation

Eine der Patientengruppen, die häufig als Grund genannt werden, warum Akutstationen nicht geöffnet werden können, sind persönlichkeitsgestörte Patienten, und im Besonderen Borderline-Patienten.

Bis zu 90 % der Borderline-Patienten haben eine Anamnese von frühkindlicher schwerer Gewalt, Missbrauch, Autoaggression, selbstschädigendem Verhalten und Selbstverletzungen sowie unzähligen missglückten Suizidversuchen. Diese Erlebnisse untermauern ihre chronische Ambivalenz gegenüber dem Leben und ihren Schmerz und ihre Enttäuschung gegenüber ihren Angehörigen. Gerade diese Patienten werden auf geschlossenen Stationen häufig ihrer Autonomie beraubt und weiterer Traumatisierungen durch »Sicherungsmaßnahmen« ausgesetzt.

Borderline-Patienten sind chronisch suizidal. Suizidalität ist ein normales Symptom der Borderline-Störung und sollte auch als solches behandelt werden. Wenn sich ein Borderline-Patient freiwillig in stationäre Therapie begibt, ist grundsätzlich davon auszugehen, dass er sich nicht umbringen, sondern verändern möchte. Eine Therapie macht viel Arbeit und daher nur dann auch Sinn, wenn der Patient über diese hinaus am Leben bleiben möchte. Ein solches Behandlungs-Commitment reicht aus, um Borderline-Patienten bei offenen Türen zu behandeln.

Suizidalität kann die Funktion haben, zwischenmenschliche Zuwendung zu erreichen. Wenn Patienten diese nicht erhalten und mit Diensthabenden ausschließlich über eine Verlegung auf eine geschlossene Station diskutieren, lernen sie nicht, mit ihrer chronischen Suizidalität umzugehen, die Funktion dieser Suizidalität zu begreifen und sich adäquat gemäß ihren Bedürfnissen zu äußern. Sie werden also durch die Verlegung genau das erreichen, was sie nicht wollen, und sie erleben, dass Beziehungswünsche nicht erkannt, sondern durch Beziehungsentzug (Verlegung) beantwortet werden.

Zur Behandlung von Borderline-Störungen liegen aktuell drei evidenzbasierte Therapieformen vor: die Dialektisch-behaviorale Therapie (DBT, Linehan, Evidenzgrad Ia), die mentalisierungsbasierte Therapie (MBT, Bateman u. Fonagy, Evidenzgrad IIa) und die Schematherapie (Young, Evidenzgrad IIa). Diese Therapieverfahren werden regelhaft auf Akutstationen nicht vorgehalten und machen daher einen längeren Aufenthalt auf einer Akutstation für die Patienten inakzeptabel. Schließlich besteht eine Vorhaltepflicht einer evidenzbasierten Therapie durch jede psychiatrische Einrichtung. Aufenthalte auf »unspezifischen« Stationen sollten sich auf Kurzinterventionen über maximal drei bis fünf Tage beschränken, um pathologisches Verhalten der Patienten nicht zu eskalieren und damit zu fördern.

Zur medikamentösen Behandlung von Borderline-Störungen gibt es keinerlei zugelassene Pharmaka, hier wird ausschließlich »off label use« betrieben. Für Olanzapin konnte eine Zunahme von Suizidalität ohne Besserung der Kernsymptomatik beschrieben werden, sodass Olanzapin nach neuesten Erkenntnissen nicht mehr angewendet werden sollte (Stoffers 2010). Für SSRI lassen sich in Zusammenschau vieler Studien (Ingenhoven et al. 2010; Lieb et al. 2010) ebenfalls keinerlei Hinweise auf eine Verbesserung der Symptomatik nachweisen, weshalb auch diese nicht mehr gegeben werden sollten. Offene Studien liegen für Risperidon, Quetiapin und Clozapin vor (Review von Stoffers et al. 2010). Auch hier gibt es keine kontrollierten Studien, sodass über einen Benefit auf die Kernsymptomatik der Störung lediglich spekuliert werden kann. Für Aripiprazol gibt es eine einzige Studie, die einen positiven Effekt suggeriert. Es kann aber auch hier nicht von einer Evidenzbasierung gesprochen werden, wenn auch für Aripiprazol die Datenlage am günstigsten aussieht (Lieb et al. 2010; Stoffers et al. 2010).

Persönlichkeitsgestörte Patienten laden Ärzte immer wieder auf ein Machtspiel ein, dessen Regel heißt: »Du übernimmst die Verantwortung über mich, und ich wehre mich dagegen.« So entwickelt sich ein Katz- und Mausspiel, in dem der Arzt den Patienten und nicht zuletzt sich selbst absichern möchte und der Patient alle Sicherungen sprengt. Anfällig für dieses Spiel sind insbesondere unerfahrene und unsichere Ärzte, was nahezu paradox ist, da genau sie den betroffenen Patienten am allerwenigsten Sicherheit vermitteln können. Um im Spiel zu bleiben, kommt es beim Patienten auf einer Akutstation durch das Gefühl der empfundenen Sicherheit und Kontrolle zu einem Exzess von selbstverletzendem Verhalten. Als Reaktion darauf zieht das Team der Akutstation die scheinbar einzige Karte der optimalen Sicherung des Patienten: die Isolation, die Fixierung und die Sedierung als Form der chemischen Fixierung. In Ausweitung der Eskalation kann sogar eine pädagogische Fixierung auftreten »um dem Patienten seine Grenzen aufzuzeigen«. Pädagogische Fixierungen sind jedoch obsolet und als willkürliche Strafmaßnahmen gesetzeswidrig.

Ziel einer Krisenintervention sollte es nicht sein, den Patienten zu einer Festlegung bezüglich seiner Suizidalität zu bewegen, da eine Festlegung diagnosebedingt unmöglich ist und vielleicht einen Zeitrahmen von fünf Minuten nicht überdauern wird. Ziele einer Krisenintervention bei Borderline-Patienten sollten vielmehr darin bestehen, ihnen ihre Eigenverantwortung zurückzugeben, belastende Ereignisse im Vorfeld der Aufnahme/Vorstellung, die zu einer emotionalen Entgleisung geführt haben, zu reflektieren, eigene Lösungsansätze zu entwickeln, die emotionale Entgleisung zu antizipieren und dann Perspektiven für einen weiteren Krisenfahrplan und für die Weiterführung/Vermittlung einer psychotherapeutischen evidenzbasierten Behandlung zu entwickeln.

In der Regel ist ein Telefoncoaching Teil des psychotherapeutischen Settings (z.B. DBT) idealerweise sollte dieses mit dem behandelnden Psychotherapeuten möglich und durchzuführen sein.

Eine stationäre Aufnahme sollte nur bei einer in einem absehbaren Intervall von fünf Tagen überbrückbaren Sondersituation (medizinische Abklärung, Nachsorge Suizidversuch, akute Wohnungslosigkeit etc.) überlegt werden. Die Aufnahme sollte gegen einen Kurzaufenthalt in einem Frauenhaus, bei Familienangehörigen, bei Freunden, im Hotel etc. abgewogen werden, da die Hospitalisations- und Eskalationsgefahr im unspezifischen, ungeschulten Setting enorm ist.

Folgende Fallbeispiele zeigen die Gefahr der Eskalation von Symptomen durch das restriktive Setting einer geschlossenen Akutstation und die teilweise abstrusen Konstellationen, die sich aus einer derartigen psychiatrischen Behandlung von Borderline-Patienten ergeben.

Fallbeispiele

Frau O. hat eine Borderline-Persönlichkeitsstörung. Trotzdem sind ihre Suizidversuche zuhause eher unspektakulär, wohingegen sie sich die spektakulären Suizidversuche eher fürs Krankenhaus »aufhebt«. So spritzt sie sich beispielsweise in der Rettungsstelle vor den Augen des Notarztes Insulin. Im Rahmen einer stationären Behandlung beschließt sie (bei geschlossener Tür), der ärztlichen Kontrolle entgegenzuwirken, indem sie sich aus der Abteilung an einem Seil abseilt. Dabei zieht sie sich eine Fußverletzung zu, die sie

rollstuhlpflichtig macht. Entsprechend verklagt sie die Klinik wegen unterlassener Hilfeleistung.

Eine 23-jährige Patientin kommt regelmäßig in die internistischen Rettungsstelle, wo sie angibt, eine Überdosis Antidepressiva eingenommen zu haben, woraufhin sie zur Überwachung regelmäßig aufgenommen wird. Toxische Spiegel des Antidepressivums lassen sich im Blut jedoch nicht nachweisen. In der Überwachungssituation und auf der akut geschlossenen Station eskalieren dann die selbstverletzenden Handlungen. Die Patientin stiehlt beispielsweise eine Kanüle, um sich auf der Toilette der Akutstation Blut ablaufen zu lassen. Mit einem HB-Wert von 5,6 mg pro Liter, der nur zufälligerweise bemerkt wird, wird sie dann auf die Intensivstation verlegt.

Eine 16-jährige Patientin befindet sich seit acht Monaten stationär auf der geschlossenen Akutstation, wo sie fast durchgehend fixiert ist. Sobald eine Defixierung eines Armes stattfindet, dreht die Patientin z.B. aus einem Möbelstück eine Schraube heraus, mit der sie sich Selbstverletzungen beibringt. Dies führt erneut zu einer Fixierung wegen selbstverletzendem Verhalten.

Ein in Frankreich wegen Pädophilie gesuchter Krimineller wird mit der Diagnose dissoziale Persönlichkeitsstörung aufgenommen. Er sagt, er sei nun suizidal, da er keine Wohnung habe, obdachlos sei und ihm jegliche Perspektive fehle. Eine depressive Symptomatik liegt nicht vor. Bereits einige Stunden nach Aufnahme fängt der Patient an, wehrlose Mitpatienten zu schikanieren und zu bedrohen. Im Gespräch am Folgetag zeigt sich, dass keinerlei Behandlungsauftrag vorhanden ist und dass er das Stationsteam erpresst hat. Er behauptet, dass er nicht entlassen werden könne, da er fremdgefährdend sei. Daraufhin wird nach Rücksprache mit der Polizei, die kein Interesse an dem Patienten äußert, der Patient von der Station verwiesen.

3.6   Über den Umgang mit Suizidalität

Das Suizidrisiko steigt mit dem Alter und liegt bei Männern mit 54,7 und Frauen mit 59,0 Jahren eher im oberen Lebensdrittel (Schmidtke et al. 2008). In Deutschland fanden sich erhöhte Suizidquoten in den ehemaligen Ostregionen (v.a. Sachsen), wobei hier nach der Wende ein kontinuierlicher Abgleich stattfand. Trotzdem sind die Suizidquoten etwa in Sachsen mit 18/39 Suiziden bei Frauen/Männern im Jahr 2007 immer noch fast doppelt so hoch wie im Saarland, das die niedrigste Suizidquote mit 6/18 Suiziden aufweist (Rübenach 2007). Insgesamt weisen die Bundesländer Sachsen, Sachsen-Anhalt und Thüringen höhere, Nordrhein-Westfalen, Saarland und Hessen hingegen niedrige Suizidquoten auf. Im europäischen Vergleich sind Länder wie Littauen, Lettland und Estland mit höheren Suizidraten als etwa Portugal, Albanien oder Armenien verbunden, wo die Suizidquoten eher im niedrigeren Bereich liegen. Weiße Amerikaner weisen eine deutlich höhere Suizidquote auf als schwarze oder kubanische, mexikanische oder puertoricanische (Oquendo et al. 2001). Alleinstehende Personen sind stärker von Suizidalität betroffen, wobei hier die höhere Risikogruppe geschiedene, verwitwete oder getrennte Personen darstellen. Weitere allgemeine Risikofaktoren stellen Arbeitslosigkeit, städtischer Wohnsitz, Erhängen als Suizidmethode sowie Schulden oder zum Tode führende Erkrankungen dar. Hinzu kommen Missbrauchsanamnese, Alkohol- und Substanzgebrauch, soziale Isolation, Armut, eine positive Familienanamnese sowie Zugang zu Suizidmethoden (Nordentoft et al. 2007). Suizidgedanken treten häufig bei Patienten auf, die unter posttraumatischen Belastungsstörungen, generalisierten Angststörungen oder affektiven Störungen (z.B. Dysthymie) leiden. Diese Diagnosegruppen sind jedoch nicht mit einem entsprechend erhöhten Suizidrisiko verbunden (Wolfersdorf 2011).

Migration erhöht das Suizidrisiko (Pena et al. 2008), religiöser Glauben verringert das Risiko.

Die häufigste Methode des Suizids in Deutschland ist das Erhängen (ca. 4500 Fälle pro Jahr). Das Sich-Vergiften (ca. 1500 Fälle pro Jahr), der Sturz in die Tiefe (ca. 888 Fälle pro Jahr) sowie das Sich-Werfen vor ein sich bewegendes Objekt (ca. 572 pro Jahr) tritt wesentlich seltener auf. Nur wenige Suizide (etwa 100 von 10000 Suiziden in Deutschland pro Jahr) ereignen sich durch Schneiden mit einem scharfen Gegenstand. Schneiden ist jedoch umgekehrt einer der häufigsten Gründe für schützende Zwangsmaßnahmen.

Krankenhaussuizide verhalten sich etwas anders als Suizide außerhalb des Krankenhauses. Risikofaktoren für einen Suizid im Krankenhaus sind u.a. (s. Combs u. Romm 2007):

- chronische affektive und schizophrene Erkrankungen
- längerer Aufenthalt
- Selbstverletzungen im Vorfeld
- männliches Geschlecht
- Plan eines Suizidversuchs
- suizidales Verhalten vor Aufnahme
- länger bestehende Erkrankung
- kürzliche Berentung
- Suizide bei erstgradigen Verwandten
- psychiatrische Familienanamnese
- Depression
- viele vorhergehende Aufenthalte
- mehr Verschreibungen als Kontrollen
- unerlaubtes Wegbleiben während des Aufenthalts
- extrapyramidale Nebenwirkungen
- Verlegungen innerhalb der Klinik
- Teilzeitbeschäftigung
- alleinstehend
- alleinlebend
- Obdachlosigkeit

In Querschnittserhebungen in Allgemeinkrankenhäusern weisen 23 % der Patienten ein moderates und 5 % der Patienten ein hohes Suizidrisiko auf (Ferreira et al. 2007). ◘ Tab. 3.3 zeigt die unterschiedliche Risikokonstellation für Suizide im stationären versus ambulanten Setting. Schizophrene Patienten bringen sich eher während einer stationären Behandlung um, depressive Patienten und alkoholabhängige Patienten bringen sich eher im ambulanten Setting um.

Eine Studie mit ca. 3500 Patienten, die die Vorhersagekraft von Ärzten und Pflegepersonal bezüglich Suizidversuchen erhob, zeigte, dass kein Unterschied zwischen Pflegepersonal (25 %) und Ärzten (23 %) bestand. Insgesamt tendierten die Ärzte eher zu einer stationären Intervention als das Pflegepersonal (Murphy et al. 2011).

Im stationären psychiatrischen Bereich spielen paranoid-halluzinatorische, schizophrene Erkrankungen bei jungen Männern, die zwangsbehandelt wurden, und ein starkes Erleben von Stigmatisierung sowie von Verletzung der Ich-Identität und des Selbstwertgefühls, eine große Rolle; außerhalb

◻ Tab. 3.3 Suizide in Abhängigkeit von Diagnosen und Setting. (Nach Wolfersdorf u. Mäulen 1992)

	Depression %	Alkoholkrankheit %	Schizophrenie %
Anteil der Diagnosegruppen an Suiziden in der Allgemeinbevölkerung	40–70	20–30	2–12
Anteil der Diagnosegruppen an Suizidversuchen in der Allgemeinbevölkerung	10–50	30–50	2–17
Suizidversuche im Krankheitsverlauf	20–60	3–25	20–30
Suizidmortalität im Krankheitsverlauf	12–18	5–10	10–15
Anteil an Suiziden in psychiatrischen Kliniken	20–30	0–7	40–60

des Krankenhauses oder jeglicher Versorgung fallen sie jedoch kaum ins Gewicht (Wolfersdorf et al. 2005). Beim Suizid außerhalb des Krankenhauses sind affektive und substanzbezogene Störungen relevanter (Bertolote 2004; Schneider 2006).

10,4 % der Patienten, die sich in psychiatrischer Behandlung befinden, suizidieren sich; das entspricht 5 % der Suizide bei psychiatrischen Patienten (Steblaj et al. 1999). Der Großteil der Suizide, etwa ein Anteil von 50–85 %, ereignet sich im erlaubten Ausgang. Ungefähr ein Drittel der Suizide ereignet sich auf der Station (Hübner-Lieberman et al. 2001; Sundquist-Stensman et al. 1987; Wolfersdorf et al. 2005).

In einer Studie in England haben sich von 234 Suizidenten 75 % der Betroffenen durch Erhängen auf der Station umgebracht (Gunnell 2005).

In Zürich waren in einem 12-jährigen Beobachtungszeitraum von 87341 Krankenhausaufnahmen 141 Suizide verzeichnet worden (0,16 %; Ajdacic-Gross 2010). Im regulären klinischen Assessment im Vorfeld des Suizides konnte jedoch bei 90 % dieser Suizidenten kein Hinweis auf Suizidalität erkannt werden. Das heißt, dass diese Patienten keine Zeichen von Suizidalität zeigten, Suizidalität verneint hatten bzw. einen »Antisuizidpakt« mit dem behandelnden Kliniker eingegangen waren (Ajdacic-Gross 2010). Auch in dieser Studie ereigneten sich 80 % der Suizide im erlaubten Ausgang. Eine weitere Studie bestätigt den Befund, dass ein Großteil der Suizidenten (60–68 %) im Vorfeld des Suizids keinen Anhalt für eine klinische Veränderung bot und von den Behandlern nicht als suizidal bewertet wurde (Scocco et al. 2009).

Suizide von schizophrenen Patienten im Krankenhaus scheinen im Rahmen einer Zwangseinweisung überrepräsentiert zu sein, wohingegen sich depressive und alkoholabhängige Patienten eher außerhalb des Krankenhauses umzubringen scheinen (Lehle 2005). Von 250 erfolgten Krankenhaussuiziden ermittelten beispielsweise Lehle et al. 227 schizophrene Patienten, 111 Patienten mit affektiven Störungen, 41 Patienten mit Persönlichkeitsstörungen und anderen Diagnosen sowie 10 Suizidenten mit Abhängigkeitserkrankungen.

Wolfersdorf (Wolfersdorf et al. 2005) untersuchten 742 Krankenhaussuizide und folgerten, dass die untersuchten Suizidenten kaum erkannt und schlechter betreut wurden als eine Kontrollgruppe, die sich nicht suizidiert hatte. Darüber hinaus zeigte sich, dass nur ein kleiner Anteil der Suizidenten zum Zeitpunkt des Suizids tatsächlich untergebracht war (9,7 %). Daraus folgt, dass das höchste Suizidrisiko bei Patienten liegt, die sich freiwillig in psychiatrischer Behandlung befinden.

Trotzdem scheinen sich weniger Suizide bei »offener Tür« zu ereignen (Fujimori u. Sakaguchi 1986). In einer Studie von Koester und Engels ereigneten sich von 99 Suiziden 60 auf geschlossenen und 39 auf offenen Stationen (Koester u. Engels 1970). Geschlossene stationäre Behandlung scheint also eventuell die Suizidgefahr sogar zu erhöhen (Bochnik u. Gärtner-Huth 1989; Pohlmeier 1994; Venzlaff 1996).

Passen würden diese ersten Vermutungen etwa zu Suizidraten in Untersuchungshaft, wo allein die Tatsache, eingesperrt zu sein, bei Männern die Suizidrate um das 3–12-fache, bei Frauen um

Geplanter Suizid	Suizidalität bei Aufnahme	Vorhergehender Suizidversuch
Suizid bei Erstverwandten	Familienanamnese für Suizid	Familienanamnese für psychiatrische Erkrankungen
Männliches Geschlecht	Single	
Extrapyramidalmotorische Nebenwirkungen	Höhere Medikamentendosierung	Ausgang ohne Genehmigung
Chronische Erkrankung (Schizophrenie und affektive Störung)	Depression	Längere Episode
Alleinlebend	Obdachlos	Kürzliche Berentung
Verlegung	Längerer Aufenthalt	Viele Voraufenthalte

◘ Tab. 3.4 Suizidrisiken

das 8–16-fache ansteigen lässt (Fazel et al. 2008; Frühwald et al. 2000; Tatarelli et al. 1999). Die in Untersuchungshaft befindlichen Personen bringen sich nicht um, obwohl sie in Untersuchungshaft sind, sondern weil sie in Untersuchungshaft sind (Fazel et al. 2008).

Eine weitere Studie, die 1851 Suizide untersuchte, bestätigte, dass 70 % der Suizide sich außerhalb der Station ereigneten (Hunt et al. 2007, 2010). Besorgniserregend an dieser Erhebung ist, dass die stationären Suizide 14 % der gesamten Patientensuizide umfassen würden, und dass 25 % der Suizide nach einem Weglaufen von der Abteilung geschehen waren (Hunt et al. 2007, 2010). Der in dieser Studie hohe Anteil von Patienten, die wegliefen, um sich zu suizidieren, war durch Obdachlosigkeit, junges Alter und Substanzmissbrauch gekennzeichnet und ereignete sich in der ersten Woche der Behandlung (Hunt et al. 2007, 2010). Letztlich kann man diese Befunde in zweierlei Richtung interpretieren: Entweder reichen die Kontrollmechanismen, die derzeit angewendet werden, nicht aus, um Suizide zu verhindern, oder Suizide werden durch die ersten Tage der Zwangseinweisung und die Art der Zwangsbehandlung möglicherweise provoziert.

Diese Frage stellt sich auch, wenn man die Daten zur Aufteilung der Krankheitsbilder und Suizidraten in Krankenhäusern ansieht. Danach sind schizophrene Patienten den stärksten Zwangsmaßnahmen ausgesetzt und bringen sich am häufigs-

ten im Krankenhaus um. Ein Viertel der Suizide in einer Studie mit ca. 2000 Suizidenten fand innerhalb der ersten Behandlungswoche statt (Hunt et al. 2007, 2010), die meisten auf der Station oder nach der Flucht.

Combs und Romm verfassten 2007 ein Review über 41 Artikel, die zwischen 1982 und 2007 Suizide bei 5396 Patienten verfolgten, und erstellten darauf basierend eine Tabelle mit suizidrelevanten Risiken. Die in ◘ Tab. 3.4 aufgeführten Suizidrisiken stehen thematisch verwandt nebeneinander und sind nicht hierarchisch geordnet, sie können sich addieren.

Allgemeine Regeln zur Behandlung bei Suizidalität. (Teilweise adaptiert nach Wolfersdorf u. Etzersdorfer 2011)

- Grundsätzlich sind alle therapeutischen Maßnahmen zu vermeiden, die Suizidalität fördern können (z.B. Verlegung, Arztwechsel)
- Die Kontexte von Maßnahmen müssen bedacht werden, z.B.: eine geschlossene Tür schützt vor Entweichungen, aber nicht vor Suizidabsichten; eine antidepressive Therapie behandelt Depressionen, wirkt aber akut nicht antisuizidal
- Dämpfung von akutem Handlungsdruck, Schlafnormalisierung, Behandlung von Getriebenheit

- Psychopharmaka dürfen keine neuen Nebenwirkungen einbringen wie Überstimulation, Angst, Schlafstörungen, Entkeimen von Handlungskontrolle, Akathisie
- Die Behandlung der Grunderkrankung genügt alleine häufig nicht; die Suizidalität bei Psychose sollte daher auch mit Neuroleptika und Benzodiazepinen, die Suizidalität bei bipolarer Störung mit Benzodiazepinen und Stimmungsstabilisatoren behandelt werden
- Nachtdienst und Wochenenddienst müssen Kenntnis vom suizidalen Patienten haben
- Hohe Betreuungsdichte bei Suizidversuch und Intoxikationszeichen

Suizidalität ist häufig im klinischen Alltag ein nicht differenziert genug betrachtetes Phänomen. Nicht jeder Patient, der sagt, er sei suizidal, ist auch tatsächlich suizidal, und in der Tat wird Suizidalität von Patienten immer wieder instrumentalisiert. Bezüglich der Suizidalität kann sicherlich eine Abstufung getroffen werden, was sowohl die Intentionalität als auch die Wirksamkeit des Suizidversuchs angeht. Eine niedrige Intentionalität würde beispielsweise den Wunsch nach Ruhe, Einschlafen und Pause ausdrücken. Eine hohe Intentionalität würde mit einer Suizidabsicht (mit oder ohne Plan), mit Vorbereitungen und mit der Durchführung (insbesondere mit der geplanten Durchführung) einhergehen (Wolfersdorf u. Etzersdorfer 2011).

Indirekte Formen von Suizidalität können durch akutpsychiatrische Behandlung nicht verhindert werden, treten in allen Gemütszuständen auf und nehmen das Ableben in Kauf (sog. Highrisk-Verhalten, Noncompliance bei schweren körperlichen Erkrankungen). Eine niedrige Wirksamkeit und ein entsprechend niedriges Gewaltpotenzial würde etwa das Einnehmen kleinerer Mengen an Benzodiazepinen oder Alkohol bedeuten, eine hohe Wirksamkeit etwa das Springen vor den Zug oder das Erhängen (Wolfersdorf u. Etzersdorfer 2011).

Die Wiederholungsrate von Suizidversuchen ist hoch; ca. 15 % der Betroffenen wiederholen einen Suizidversuch (Scharfetter et al. 1973).

Insgesamt können Suizidideen und -impulse, Drohungen und parasuizidale Handlungen eher den emotionalen Krisen, den Belastungen und den narzisstischen und emotional instabilen Persönlichkeitsgestörten zugewiesen werden, die teilweise auch in manipulativ-intentionaler Art erfolgen. Tatsächliche Suizide treten vor allem bei Patienten mit Depressionen, Schizophrenie und Suchterkrankungen (Wolfersdorf u. Etzersdorfer 2011).

Die Motive für Suizide und die Reaktionen des Gegenübers sind unterschiedlich (Wolfersdorfer u. Etzersdorfer 2011):

- Appellativ: macht Gegenüber hilflos, induziert Aktivität
- Manipulativ: wirkt erpresserisch
- Intentional: erzeugt das Gefühl, eingesetzt zu werden
- Todeswunsch: das Gegenüber erschrickt und freut sich, dass der Suizidversuch nicht geglückt ist
- Psychotisch: Patient braucht Behandlung
- Hoffnungslos: das Gegenüber befindet sich in der Gefahr der Übernahme der Hoffnungslosigkeit und Zustimmung zum Suizid

Der Einfluss der Ärzte auf Suizide wird bisher mit großer Wahrscheinlichkeit unterschätzt. Grobe Anhaltspunkte zum Einfluss von Behandlern auf Suizide liefert eine Studie von Lee and Lin (2009). Hier zeigte sich, dass sich Patienten weiblicher und jüngerer (unter 35) Ärzte signifikant seltener suizidieren.

Eine bilanzierende oder chronische Suizidalität beim nicht akut psychiatrisch erkrankten Patienten kann durch die Akutpsychiatrie nicht behandelt werden, sondern wird von dieser eventuell sogar verstärkt. Hier muss die psychotherapeutische Behandlungsbereitschaft und Eigeninitiative (ähnlich wie etwa bei Suchterkrankungen) am Beginn einer Behandlung der Grunderkrankung stehen.

Die Resultate bezüglich psychotischen Symptomen sind uneindeutig; allerdings zeigt eine Metaanalyse von Nordentoft (2007) einen protektiven Einfluss von Stimmenhören und Wahn auf Suizide bei schizophrenen Patienten (nicht aber imperative Stimmen).

Eine integrierte Versorgung schützt nicht sicher vor Suiziden, allerdings ist sie mit einem

◻ Tab. 3.5 Übersicht über Anzahl von Suiziden, Suizidmethode, Erkrankung und Zeitpunkt im Lauf der Behandlung

Autoren	Suizide	Methode	Patienten	Zeitpunkt Behandlung
Shah u. Ganesvaran	60	31 % Sprung 12 % Erhängen 15 % Überdosis	65 % Schizophrenie 23 % Affektiv	kA
Hunt et al.	22	42 % Erhängen 31 % Sprung 5 % Überdosis	48 % Affektive 36 % Schizophrenie 6 % PKS	23 % 1 Wo 48 % 1 Mo 24 % n. 4 Mo
Proulx	100	36 % Erhängen 24 % Sprung	45 % Schizophrenie 32 % Affektive 32 % PKS	kA
Dong	93	73 % Sprung 15 % Erhängen 5 % Ertrinken	71 % Schizophrenie 13 % Affektive	5 % 1 Wo 22 % 2–4 Wo 44 % 2–3 Mo
Powell	112	32 % Ertrinken 15 % Überdosis 23 % Sprung	61 % Affektive 30 % Schizophrenie	kA
Read	27	64 % Erhängen 11 % Überdosis	63 % Schizophrenie 22 % Affektive	7 % 1 Wo
Quin u. Nordentoft	1461	k. A	43 % Affektive 30 % Schizophrenie	25 % 1 Wo 30 % 2–4 Wo 38 % 1–6 Mo
Copas u. Robin	375	k. A	48 % Schizophrenie 31 % Affektive	17 % 1 Wo 7 % 1–2 Wo 11 % 2–4 Wo
Erlangsen	152	40 % Erhängen 18 % Überdosis 17 % Sprung	Affektive	28 % 1 Wo
Busch	76	61 % Erhängen 17 % Sprung	48 % Schizophrenie 31 % Affektive	kA
Gärtner	61	85 % Erhängen	44 % Schizophrenie 31 % Affektive	18 % 10 Tage
Meehan	754	41 % Erhängen 39 % Sprung 12 % Überdosis	34 % Schizophrenie 33 % Depression 12 % Bipolar	24 % 1 Wo

deutlichen Rückgang von Hoffnungslosigkeit und Depression bei schizophrenen Patienten verbunden (Nordentoft 2007).

In einer Studie von Nordentoft (2007) fanden sich darüber hinaus vier Suizide in der standardbehandelten Gruppe und nur ein Suizid in der Gruppe der integriert versorgten Patienten; diese Zahlen haben jedoch eine zu geringe statistische Power, um signifikant zu sein.

◻ Tab. 3.5 gibt eine Übersicht über Suizidmerkmale, die in verschiedenen Studien berichtet wurden.

In folgenden Fallbeispielen werden kritische und auch häufige Situationen im Zusammenhang mit Suizidalität beschrieben, wie sie meist konsiliarisch, aber auch im Therapieverlauf auftreten können.

Entlastend kann sein, gemeinsam im Team und mit Angehörigen eine Entscheidung zu treffen, die dann tragfähiger sein kann als eine Einzelentscheidung eines Facharztes.

Fallbeispiele

Ein 80-jähriger dementer Patient, der seit ca. sechs Wochen die gerontopsychiatrische Tagesklinik besucht, erlebte immer wieder die Situation, dass er einkaufen ging und sich im Laden nicht mehr erinnern konnte, was er kaufen wollte. Es liegt keine depressive Symptomatik vor, allerdings eine bilanzierende Suizidalität, weswegen sich der ehemals sehr erfolgreiche Akademiker auf eine Brücke stellte, um seinem Leben ein Ende zu setzen. Er brachte jedoch den Mut nicht auf, zu springen, und berichtet den Vorfall der behandelnden Ärztin. Diese konsultiert Prof. F., einen erfahrenen Suizidologen, und fragt ihn, ob er eine Verlegung des Patienten auf eine geschlossene Station für sinnvoll erachtet, um einen weiteren Suizidversuch zu verhindern. Herr F., rät von einer Verlegung ab. Er erklärt, dass eine geschlossene Station die Situation des Patienten keinesfalls verbessern könne, da im Gegenteil ein »Wegsperren« die Bilanz des Patienten objektiv weiter verschlechtern würde und bei fehlender Behandelbarkeit der Suizidalität, wie es etwa bei einer wahn- oder depressionsbedingten Suizidalität der Fall wäre, sich der mögliche Suizid dadurch entweder verzögern oder im schlimmsten Fall diesem noch Vorschub geleistet würde.

Ein 78 Jahre alter Patient mit metastasierendem Magenkarzinom und längerer Leidensgeschichte möchte eine Pneumonie nicht antibiotisch behandeln lassen, da er »sowieso bald sterben wird«. Er wünscht »einen raschen Tod durch Fieber« anstelle »dieses Hinvegetieren auf der internistischen Abteilung«. Da der Patient nicht dement ist und das Für und Wider der internistischen Behandlung oder Nichtbehandlung versteht, besteht kein Grund für eine zwangsweise antibiotische Behandlung wegen passiver Suizidalität.

Eine junge Frau hat sich wegen der Diagnose eines Mammakarzinoms im Winter in den Fluss geworfen und wird schwer unterkühlt in die anästhesiologische Rettungsstelle eingeliefert. Da keinerlei psychiatrische Symptomatik und bei der informierten Frau kein Hinweis auf Kritikminderung vorliegt, besteht keine Indikation zur Zwangsbehandlung auf einer geschlossenen Station wegen Suizidalität.

Einem jungen Mann mit einer posttraumatischen Belastungsstörung, depressiver Episode und Spiel-

sucht wird der Zugang zum Computer verwehrt; außerdem wird ihm sein Iphone und sein Laptop abgenommen, damit er nicht mehr Geld verlieren kann. Daraufhin steigt er in einem dreistündigen Marsch auf einen Berg, um sich in suizidaler Absicht ins Tal zu stürzen. Da sich bereits der Vater des Patienten auf dieselbe Weise umgebracht hat, ist hier von einem schweren Suizidversuch auszugehen. Auf der Spitze des Berges findet er nicht den Mut, zu springen; er kehrt wieder um und auf die offene Station zurück. Der Patient wird nach einigen Diskussionen im Team nicht auf die geschlossene Station verlegt. Seine Rückkehr wird als Wendepunkt in der Therapie gefeiert, und er ist stolz, sich bewusst für das Weiterleben entschieden zu haben. Einige Wochen später geht es dem Patienten wieder sehr gut. Er ist sehr dankbar, dass er nicht auf die geschlossene Station verlegt und sein abgebrochener Suizidversuch als Ressource interpretiert wurde.

Ein Patient wird nach einem Schlaganfall und folgender schwerer wahnhafter Depression zur Depressionsbehandlung aus der Neurologie übernommen. Seit fünf Wochen hat er sich durch die Gabe von Olanzapin, Escitalopram und Lorazepam durch den Konsilarzt stabilisiert. Er ist von einem schweren Schuldwahn remittiert, jedoch noch mittelgradig depressiv. Er erhält bei der Übernahme Escitalopram, Olanzapin und Lorazepam. Wegen erfolgter Gewichtszunahme wird das Olanzapin durch Quetiapin ersetzt, das Escitalopram wird durch Venlafaxin ersetzt. In der Folge wird konsekutiv das Lorazepam reduziert. Plötzlich ereignen sich auf der Station zwei Erregungszustände mit Blutdruckerhöhung, die auf das Venlafaxin zurückgeführt werden. Im genehmigten Ausgang springt der Patient am Folgetag von einem Parkhaus und ist sofort tot. Im Nachhinein kann spekuliert werden, dass durch das Absetzen des Olanzapins der Wahn wieder exazerbierte, was durch die Zugabe des Venlafaxins, das Wahnhaftigkeit triggern kann, noch verstärkt wurde. Das Absetzen des Lorazepams führte zu einer Zuspitzung der wahnhaften Ängste des Patienten, über die er jedoch nicht sprach. In dieser für ihn im Wahn möglicherweise ausweglosen Situation brachte er sich um.

Eine Patientin mit einer schweren Borderline-Persönlichkeitsstörung verübt regelmäßig Suizidversuche mit schweren Komplikationen. Die Eltern würden gerne das Risiko für einen fatalen Ausgang der Suizidversuche in die Verantwortung der Psychiatrie geben und die Patientin dauerhaft in ein geschlossenes Setting einweisen. Da Einsperren keine medizinische Maßnahme ist und es keinen evidenzbasierten Hinweis gibt, dass Suizidalität sich durch Einsperren verringern lässt, wird dem Wunsch der Eltern nicht entsprochen. Bei chronischer Suizidalität im Sinne von Risikoverhalten wird eine akutpsychiatrische Zwangsbehandlung keine Lösung darstellen, sondern im Gegenteil bestehendes Verhalten eskalieren.

Ein junger Patient mit einer Erstmanifestation einer paranoiden Schizophrenie mit ausgeprägtem, schuldhaft erlebtem Verfolgungswahn wird nach chronischer Zuspitzung der Symptomatik stationär auf eine geschlossene Station aufgenommen. Er hätte im Internet versehentlich einen »Kinderporno« gesehen, und nun sei die Staatspolizei hinter ihm her; er würde deshalb beschattet werden, alle würden über ihn tuscheln und ihn als »Monster« bezeichnen. Er erhält ausschließlich Lorazepam, da der etwas unerfahrene Dienstarzt keine Entscheidung für ein Neuroleptikum treffen möchte und der Patient von ihm nicht als akut eigen- oder fremdgefährdend eingestuft wird. Zwei Tage nach Aufnahme auf der Station erhängt sich der Patient mit seinem Gürtel an einer Heizung. Im Nachhinein kann spekuliert werden, dass der Patient den Verbleib auf der geschlossenen Station wahnhaft verarbeitete und zunehmend Mitpatienten und Mitarbeiter in seinen Wahn einbezog. Da er keine Medikation gegen den Wahn erhielt, aber gleichzeitig durch das Lorazepam entängstigt war, realisierte er seinen Suizid, was er sich möglicherweise ohne Lorazepamgabe nicht getraut hätte.

Folgendes Fallbeispiel kann auf unterschiedliche Weise gelesen werden: Es könnte zum einen den Sicherheitsfaktor geschlossener Stationen relativieren, zum anderen die Wichtigkeit einer therapeutischen Beziehung im Rahmen von Suizidalität betonen.

Fallbeispiel
Ein Patient wird wegen einer depressiven Episode für einen Zeitraum von etwa fünf Wochen auf einer offenen Station behandelt. Er hat ein gutes, enges Verhältnis zur Stationsärztin, erscheint durchgehend absprachefähig und ist deshalb mehrfach im Ausgang. Wegen seiner seit der Aufnahme vorliegenden, sich zuspitzenden Suizidabsichten wird der Patient vorsichtshalber gegen seinen Willen auf die geschlossene Station verlegt. Dort verneint er Suizidgedanken

und erhängt sich nach zwei Tagen im Badezimmer mit einem Bettlaken. In diesem Fall liegt die Interpretation, dass sich die Suizidalität zugespitzt hat und die Verlegung auf die geschlossene Station sinnvoll war, nahe. Man könnte jedoch auch spekulieren, dass der Patient die Resignation der behandelnden Ärztin, die »Aufgabe« seines Falles und die Verlegung gegen seinen Willen auf eine geschlossene Station als kränkend erlebt hat. Dort hatte er kein Vertrauen mehr und sprach nicht mehr über seine Suizidalität.

Welche Formen von Suizidalität kann eine akute Zwangsbehandlung verbessern?

Eine akute Behandlung auch gegen den Willen eines Patienten kann bei Suizidalität im Rahmen einer schweren psychiatrischen Erkrankung (Depression, Schizophrenie, Manie oder Delir) bei bestehender wahnhafter Verkennung der Realität lebensrettend sein und sollte immer nach rechtlichen Möglichkeiten umgesetzt werden.

> **Allgemeine Ansätze in der Krisentherapie bei Suizidalität (modif. n. Cullberg 1988)**
> Die Selbstheilungskompetenz und ein ressourcenorientierter Ansatz müssen gestützt werden. Es kann nicht passiv geheilt werden.
> Es soll zur Offenheit bezüglich verschiedenster Gefühle wie Aggression, Trauer, Angst oder Verzweiflung geraten werden.
> Das Umfeld und die Ansprechpersonen sollen aktiviert und der Zugang zu ihnen soll in einem Notfallplan erleichtert werden: Familie, Polizei, Krisendienst, Seelsorger, Psychologen, ambulante Anlaufstellen.
> Schädlicher Regression wie vorzeitiger Einweisung, Alkohol und Tabletten soll entgegengewirkt werden.

3.6.1 Screening von Menschen mit hohem Risiko

Zusammenfassend können als Hochrisikofaktoren für Suizide männliches Geschlecht, ein höheres Alter, Langzeitkrankheit oder Langzeitarbeitslosigkeit, eine kürzlich zurückliegende Trennung, Einsamkeit sowie psychiatrische Erkrankungen wie Schizophrenie, Depressionen und Suchterkrankungen ausschlaggebend sein. Weitere Risikofaktoren sind Schulden, Suizide in der Familie, Suizidversuche im Vorfeld, Zugang zu Waffen, Kränkung bei bestehendem Narzissmus sowie begangene Fehler bei bestehendem Perfektionismus (als Auslöser für vernichtende Krise).

Vorgehen bei akuter Suizidalität.
(Mod. nach Cullberg 1988)

Immer eine 1:1-Betreuung möglich machen.

Behandlung mit Substanzen, die Suizidalität verringern
Clozapintherapie erniedrigt die Suizidrate ums Sechsfache. Nach jedem schweren Suizidversuch bei schizophrenen Patienten: Einstellung auf Clozapin oder evtl. als Kompromiss Olanzapin (besser in der Akutbehandlung geeignet). Bei affektiven Patienten ausnahmslos Einstellung auf Lithium. In der Akutbehandlung hochdosiert Lorazepam, immer »Zwei-Zügel-Therapie«, idealerweise mit Citalopram und Olanzapin oder Mirtazapin und Risperidon (effektive Therapie des Wahns ohne Wahnanschub durch Antidepressivum und gleichzeitig erforderliche Sedierung).

Psychotherapeutische Behandlung (insbesondere auch von Begleiterkrankungen wie Sucht, soziale Phobie etc.)

Jeder Patient, der nach Suizidversuch wegen Suchtproblem oder sozialer Phobie etc. eingewiesen wurde, muss ausdrücklich zum Entzug und/oder Psychotherapie motiviert werden.

Nachsorge nach Suizidversuch
Die beste Suizidverhinderung ist ein optimistischer Therapeut. Wichtig ist, ressourcenorientiert zu arbeiten und nicht defizitorientiert auf Risiken zu beharren. Gründe, die ein Weiterleben sinnvoll machen und Schutzfaktoren werden erarbeitet.

Restriktion, Zugang zu letalen Methoden (Zugang zu tödlichen Szenarien erhöht das

▼

Risiko erfolgreicher Suizide). So ist ein Anästhesist, ein Polizist oder Waffenbesitzer oftmals »erfolgreicher«, wenn er den Entschluss gefasst hat, sich zu töten.

Imitation spielt bei Suiziden eine erhebliche Rolle, weshalb auch aufgrund des »Werther-Effekts« Medien über Suizide nicht berichten sollen. De facto gilt diese Risikokonstellation jedoch auch für Suizide in der Familie, Partner, Mitpatienten, die Suizide durchgeführt haben etc.

3.7   Dokumentation von Suizidalität

Bringt sich ein Patient auf einer geschlossenen Station um, wird es mit großer Wahrscheinlichkeit eher nicht zu juristischen Konsequenzen für das Behandlerteam kommen, da man derzeit davon ausgeht, dass durch das Einsperren der Patienten alles getan wurde, um den Suizid zu verhindern.

Bei offener Stationstür wird von dieser »maximalen Sicherheitsstufe« nicht ausgegangen. Es ist also wichtiger, fehlende Suizidalität gut zu dokumentieren und im Falle von Suizidalität zu dokumentieren, dass alles getan wurde, um den Suizid zu verhindern.

Wie sieht dieses Vorgehen konkret aus? Kein Mitarbeiter sollte in Krankenakten über »halbherzige« Suizidalität wie etwa »latente Suizidalität«, »Suizidgedanken« oder »Suizidalität nicht ausgeschlossen« philosophieren. Im Falle eines tatsächlichen Suizids wird diese Art der Dokumentation den Behandlern Fahrlässigkeit unterstellen.

Es muss insbesondere auf offenen Stationen eine regelmäßige, fachärztliche und exakte Einschätzung der Suizidalität erfolgen, die nur entweder eine akute Suizidalität, die sofort zu Sicherungsmaßnahmen führen muss, oder fehlende Suizidalität, die auch als solche dokumentiert werden muss, beinhalten darf.

Insofern muss z.B. eine Psychologiepraktikantin, die den Eindruck gewonnen hat, ein Patient könnte suizidal sein, sofort mit dem Oberarzt Rücksprache halten. Dieser muss sofort die akute Suizidalität ausschließen oder bestätigen und erst

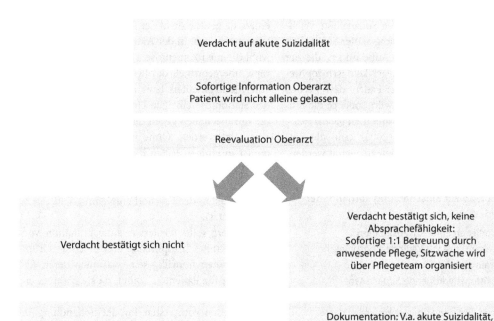

Abb. 3.4 Umgang mit Suizidalität

dann sollte Entsprechendes in der Akte dokumentiert werden. Besteht eine akute Suizidalität, muss sofort eine 1:1-Betreuung erfolgen. Besteht sie nicht, muss in der Akte vom Oberarzt oder vom Psychologen dokumentiert werden, dass eine akute Suizidalität ausgeschlossen wurde.

Die ◻ Abb. 3.4 zeigt schematisch das ideale Vorgehen, wenn ein Mitarbeiter einen Verdacht auf Suizidalität äußert. So ein Verdacht sollte immer sofort mündlich dem zuständigen Facharzt gemeldet anstatt lautlos dokumentiert werden. Entsprechende Dokumentationen über etwaige Risiken, die nicht kommuniziert werden und damit ohne klinische Konsequenzen bleiben und häufig von niemandem gelesen werden (außer von Staatsanwälten), können Kliniken in große Schwierigkeiten bringen. Das darauffolgende Beispiel zeigt die kritische Situation, die entstehen kann, wenn Dokumentation quasi zum Schaden der eigenen Abteilung eingesetzt wird.

Fallbeispiel
Auf einer offenen Station wird eine Patientin mit einer reaktiven Depression über einige Wochen behandelt. Eine Psychologin führt mit der Patientin und ihrem Partner ein Paargespräch durch, wobei der Partner der Patientin bekundet, dass er sich trennen wird und bereits ausgezogen ist. Er habe mit dieser Neuigkeit warten wollen, bis die Patientin in stationärer Behandlung sei, damit sie diese Situation mit professioneller Hilfe überwinden könne. Die Patientin wirkt daraufhin hoffnungslos und ist von akuter Suizidalität nicht mehr distanziert, wie in den Behandlungswochen davor. Die Psychologin dokumentiert diese für sie »latente« Suizidalität in der Akte und geht daraufhin ohne Rücksprache mit den behandelnden Ärzten nach Hause. Am Folgetag verlässt die Patientin im genehmigten Ausgang die Klinik und erhängt sich in der eigenen Wohnung. Zu diesem Zeitpunkt wusste das ärztliche Behandlungsteam nichts von der geänderten Situation der Patientin und der Suizidalität.

Wie beurteilt ein Oberarzt die Suizidalität? Wichtigste Eckdaten zur Einschätzung akuter Suizidalität sind weniger diesbezügliche Äußerungen, die der Patient macht (da in der Regel kein schizophrener oder wahnhaft depressiver Patient davon reden wird, dass er sich umbringen will), sondern die Einschätzung eines souveränen klinischen Facharztes.

Nach Homburger et al. (2003) kann die Einschätzung an folgende Kriterien angelehnt werden:

Eckpunkte zur Einschätzung vorhandener Suizidalität

- Vorliegen einer Krisensituation
- Lebenskrise mit Veränderungswünschen
- traumatische Krise
- existenzbedrohende Situationen
- Beschäftigung mit Ruhewünschen, Sterben, Tod und Suizid, je konkreter desto gefährlicher
- Suizidversuch innerhalb von zwei Wochen und/oder konkrete Vorbereitung eines Suizides*
- Hoffnungslosigkeit, Resignation*
- schwerer Schuldwahn, Verarmungswahn, Versagenswahn*
- ängstigende oder bedrohlich erlebte Wahninhalte*
- Einengung auf suizidale Gedanken
- quälend erlebte Schlafstörungen, Unruhe
- Wertlosigkeit
- Hilflosigkeitserleben
- Panikzustände
- Der Aufbau einer tragfähigen Beziehung erscheint nicht möglich*

Das Vorliegen eines der mit *gekennzeichneten Punkte bedeutet in der Regel akute Suizidalität und damit 1:1-Betreuung.

3.8 Akute Psychotherapie schizophrener Störungen

Eine Behandlung von schizophrenen Patienten ohne psychotherapeutischen Ansatz ist nicht mehr leitlinienkonform. Das gilt vor allem für Akutpati-

enten, da gerade sie in der Regel Complianceprobleme ausweisen. In der Akutbehandlung ist gleichwohl die medikamentöse Therapie der Psychotherapie übergeordnet, das heißt, dass die Einnahme von Medikamenten bzw. auch der Verbleib auf der Station die einzigen Grundbedingungen sind, die in Einzelfällen gegen den Willen des Patienten eingesetzt werden. Ohne medikamentöse Therapie ist in einigen Fällen die Möglichkeit, sich auf eine Psychotherapie einzulassen, überhaupt nicht gegeben (letztlich werden derzeit sicher noch die Möglichkeiten der Psychotherapie im Akutbereich unterschätzt).

Insofern sollte idealerweise die Teilnahme von Patienten mit schizophrenen Störungen an Gruppenangeboten freiwillig sein, was auch deren Attraktivität für Patienten erhöht, da sie nicht zu einer lästigen Pflicht werden sollte. Wichtig ist, dass die Patienten vom ersten Tag der Behandlung an die Möglichkeit bekommen, an Gruppenangeboten teilzunehmen (auch wenn sich die Patienten nicht immer konstruktiv an diesen beteiligen können) und eine Möglichkeit besteht, mit Psychologen zu sprechen (auch wenn es sich dabei eher um sehr kurze Kontakte handeln wird). Bei den Gruppenangeboten sollten mehrere Alternativen bestehen (z.B. eine Liste an Angeboten, die in einen Stundenplan mit dem Patienten gemeinsam eingetragen werden) und ein individuelles Programm vom Patienten zusammengestellt werden können. Die klinische Erfahrung zeigt, dass beispielsweise die traditionelle Psychoedukationsgruppe oder auch Laufgruppe eher nicht so stark frequentiert werden, wohingegen das soziale Kompetenztraining, das metakognitive Training, Qi Gong oder auch eine psychodynamische Problemaktualisierungsgruppe eher Anklang finden. Ziel sollte sein, dass sich nicht Patienten an Gruppenangebote anpassen müssen, sondern dass sich Gruppenangebote nach den Bedürfnissen und Wünschen der Patienten richten. Werden Gruppen von Patienten gewählt, sollte deren Angebot erweitert werden, werden sie abgewählt, stellt sich irgendwann die Frage, ob ihr starres Weiterbestehen Sinn macht.

Ca. 80 % der Stationen, auf denen schizophrene Patienten behandelt werden, führen psychoedukative Gruppen durch, deren klassischer Ablauf in ◘ Tab. 3.6 exemplarisch dargestellt ist. Es empfiehlt

◘ Tab. 3.6 Typischer Ansatz für Gruppenpsychoedukation

Erste Sitzung	Begrüßung und Einführung
Zweite Sitzung	Krankheitsbegriff, Symptomatik, Diagnostik
Dritte Sitzung	Somatische Brücke
Vierte Sitzung	Ursachen – Vulnerabilitäts-Stress-Bewältigungs-Modell
Fünfte Sitzung	Medikamente und Nebenwirkungen
Sechste Sitzung	Psychotherapie und psychosoziale Maßnahmen
Siebte Sitzung	Rezidivprophylaxe, Frühwarnzeichen, Krisenplan
Achte Sitzung	Abschlusssitzung

sich, die Gruppen nicht allzu verschult abzuhalten, sondern viel Raum für freie Diskussionen und den Austausch der Patienten untereinander zu lassen, denn das macht die Gruppe lebhafter und erhöht den Zusammenhalt der Patienten auf der Station. Wichtige Grundlagen der Psychotherapie bei schizophrenen Erkrankungen sind Kenntnisse zu Wahn, probabilistischem Denken und logischem Urteilen, Wahrnehmungs- und Aufmerksamkeitsprozessen, Attributionsstilen, Theory of Mind, Selbstkonzepten, kognitiven Modellen zur Entstehung von Wahn, Grundlagenforschung zu Halluzinationen, Rolle von dysfunktionalen Kognitionen sowie kognitive Modelle zur Entstehung von Halluzinationen.

In einem Consensus-Treffen von 41 Experten im Rahmen der Erstellung von Behandlungsleitlinien wurde als nichtmedikamentöses Management bei fehlender Adhärenz von Patienten folgende Strategien empfohlen: Medikationsmonitoring, Psychoedukation, häufigere und längere Visiten, kognitive Verhaltenstherapie, Familientherapie und die Überwindung von logistischen Problemen (Velligan et al. 2010). Der Psychotherapie, und hier insbesondere der Verhaltenstherapie, wird also ein zentraler Effekt zugesprochen. Auch bei akuten Patienten und im Vorfeld schizophrener Erkrankungen scheint kognitive Verhaltenstherapie auch ohne medikamentöse Begleitstrategien effektiv zu

sein (Barretto et al. 2009; Morrison et al. 2011). Verhaltenstherapie versucht vor allem maladaptive Gedanken, Annahmen und Haltungen zu identifizieren und diese zu verändern. Die Wirkung von Verhaltenstherapie ist in einigen Untersuchungen knapp über der Wirksamkeit der medikamentösen Strategie (Lincoln et al. 2007; Zimmermann et al. 2005) und wird als Standardbehandlung der Schizophrenie in einigen Ländern (auch in Deutschland) angesehen.

Die kognitive Verhaltenstherapie scheint insgesamt anderen psychologischen Verfahren etwas überlegen zu sein und insbesondere einen später länger anhaltenden Effekt zu haben, und zwar sowohl auf positive als auch auf negative Symptome (Barretto et al. 2009; Knowles et al. 2011; Sarin et al. 2011). Tatsächlich scheint die Wirksamkeit kognitiver Verhaltenstherapie mit einer Dauer über 20 Sitzungen auch zuzunehmen (Sarin et al. 2011). Leider gibt allerdings auch Studien, die die Effektivität kognitiver Verhaltenstherapie bei schizophrenen Patienten im Gegensatz zu bipolaren Patienten oder depressiven Patienten anzweifeln (Jones et al. 2011).

> **Evidenzbasierte psychotherapeutische Behandlungsstrategien bei schizophrenen Störungen**
> – Reduktion von familiärer Belastung und High-Expressed-Emotion-Mustern (Dickerson u. Lehman 2011; Dyck et al. 2002; McFarlane et al. 2003)
> – Soziales Kompetenztraining (Bellack 2004; Pilling et al. 2002)
> – Kognitiv-behaviorale Therapie gegen persistierende Positivsymptomatik (Dickerson u. Lehman 2011; Rector u. Beck 2001; Tarrier et al. 2004; Turkington et al. 2005; Vauth et al. 2002)
> – Interventionen bei dualen Diagnosen (Drake et al. 2000; Granholm et al. 2003)
> – Förderung von Compliance und Behandlungsbereitschaft (Henry u. Ghaemi 2004; Nose et al. 2003)
> – Krisenintervention und Risikomanagement
> ▼ (Joy et al. 2004)

- Suizid-Fremdaggressionsprophylaxe (Pompili et al. 2004)
- Primär- und Sekundärprävention
- Kognitives Training (Dickerson u. Lehman 2011; Krabbendamm et al. 2002; Kurtz 2002; Twamley et al. 2003) (▶ Exkurs »Metakognitives Training«)
- Verhaltensänderung (Dickerson et al. 2005)
- Acceptance-and-Commitment-Therapie (Dickerson u. Lehman 2011)

Metakognitives Training

Das metakognitive Training von Moritz et al. (2005, 2007, 2010) wird von ca. 65.000 Menschen weltweit genutzt und kann in 27 Sprachen kostenfrei von der Homepage der Universität Hamburg heruntergeladen werden. Es basiert auf der »Theory of Mind« und versucht, »Gedankenfallen« aufzuspüren und zu entschärfen. Es besteht aus mehreren Modulen, die sich insbesondere mit unterschiedlichen möglichen Blickwinkeln auf Probleme befassen (Moritz et al. 2005, 2007, 2010).

Das metakognitive Training ist eine Mischung aus Psychoedukation, kognitiver Umstrukturierung und kognitiver Therapie. In mehreren Untersuchungen zeigte sich bei subakuten und remittierten Patienten eine Verbesserung von Wahn, sozialen Fähigkeiten und Denkzerfahrenheit. Fehleinschätzungen, fehlerhaftes Sammeln und Prozessieren von Gedanken und Einschätzungen (sog. »jumping to conclusions«) sind zentrale kognitive Phänomen bei schizophrenen Patienten und stark an Positivsymptome geknüpft (Freeman 2007). Entsprechend werden im metakognitiven Training Erfahrungen und Einschätzungen geteilt, neu erlebt und deren Hintergründe hinterfragt. Patienten lernen, ihre eigene Einschätzung zu korrigieren. Die Beispiele (z.B.: Auf welchem Foto sieht man einen Massenmörder, Filmschauspieler, Präsidenten?) zielen zwar auf zentrale schizophrene maladaptive Prozesse, wirken allerdings nicht belehrend oder edukativ, sondern stellen eher einen »backdoor approach« dar (Moritz u. Woodward 2007; Moritz et al. 2010).

Ein weiteres Gruppenangebot stellt das soziale Kompetenztraining dar, welches aus sieben Sitzungen besteht (Pfingsten u. Hinsch 2007). Differenzierung von adäquatem Verhalten (selbstsicher – selbstunsicher – aggressiv), Herstellen und Gestalten sozialer Kontakte, adäquates Formulieren von eigenen Wünschen und Bedürfnissen, Rechte durchsetzen, wertschätzendes Äußern von konstruktiver Kritik, Beziehungen gestalten, um Sympathie werben, Einschätzung sozialer Situationen anhand einer Schwierigkeitsskala sowie Fremd- und Selbstwahrnehmung werden mittels Arbeitsvorlagen und in praktischen Übungen (z.B. in Rollen- und Interaktionsspielen, in Gruppen- und Einzelarbeiten, teilweise videogestützt) vermittelt und geübt.

80 % der Kliniken bieten standardisierte Psychoedukationsgruppen für schizophrene Patienten an, die mittlerweile auch für Angehörige entwickelt wurden (z.B. PEFI; Bäuml et al. 2006). Sieben Jahre nach Einführung dieser Gruppen konnte ein signifikanter Effekt auf Wiederaufnahmeraten im Akutkrankenhaus gefunden werden, weswegen Psychoedukation weiterhin als Standardgruppenverfahren in der Schizophreniebehandlung vorgehalten werden sollte (Bäuml et al. 1992, 2006). Die Psychoedukation klärt im Wesentlichen in acht standardisierten Sitzungen über die Erkrankung auf. Das Erklärungsmodell der Schizophrenie, das Vulnerabilitäts-Stress-Coping-Modell, Informationen über die medikamentösen Behandlungsmöglichkeiten, biochemische Grundlagen der Therapie, Nebenwirkungen, Stressbewältigung, Frühwarnzeichen, Krisenplan etc. werden sukzessive erarbeitet.

Für die Einzeltherapie relevante Mechanismen zur Psychotherapie bei Schizophrenie sind in Standardwerken von Nelson (2010), Vauth u. Stieglitz (2007) und Lincoln (2006) verständlich aufgeführt. Zentrale Voraussetzungen für die Psychotherapie sind eine tragfähige Therapeut-Patient-Beziehung, Beziehungsklären, unkonditionales Akzeptieren, Empathie, Autonomieherstellung, Verstärkung und Compliancebildung.

Bausteine der Therapien sind Problemerhebung, Beziehungsaufbau, Entpathologisierung, Rolle von Stress, soziales Kompetenztraining, Aufbau und Verbesserung von Copingstrategien, kognitive Umstrukturierung, Exposition bei Stimmen, »Normalizing«, Umstrukturierung wahnhafter Überzeugungen, Aktivitätenaufbau, Vermitteln von Fertigkeiten, Strategien zur Bewältigung von Angst, Realitätstestung, kognitive Strategien zur Rückfallprävention, Selbstbeobachtungsprotokolle zum Einsatz von

Copingstrategien, Problemlöseschema, Warnsignale und Krisenplan.

Insgesamt sind psychotherapeutische Strategien für schizophrene Patienten im akutpsychiatrischen Bereich noch stark ausbau- und entwicklungsfähig. Hier besteht ein enormes therapeutisches Potenzial, das aktuell praktisch ungenutzt ist.

Fragen der Personalführung

4.1   Regelmäßige Teamsupervisionen

Supervision lässt sich einerseits verstehen als Lehrprozess, andererseits als Lernprozess. Durch pädagogisch-erzieherische und beratend-therapeutische Mittel werden bei der Teamsupervision im Team neue Akzente gesetzt. Supervision heißt Beziehungsarbeit, die eine berufsbezogene Hilfestellung liefert und auf spezifische Anforderungen der Arbeitssituation konzentriert ist. Im Falle einer geplanten »Türöffnung« oder etwa Themen wie »Reduktion der Zwangsmaßnahmen«, »Verbesserung der Behandlungsqualität« »Haltung des Teams«, »Umgang mit Aggression« etc. ist es sinnvoll, dass ein in diesen Aspekten erfahrener Psychiater die Supervision übernimmt (Graf et al. 2011).

Ein bezüglich Akutpsychiatrie fachfremder Pädagoge oder Psychologe wird die Erforderlichkeit und Relativität zentraler Behandlungsmechanismen und Abläufe einer Akutstation, die Erforderlichkeit von Sicherheitsmaßnahmen und klinische Implikationen von Eigen- und/oder Fremdgefährdung bzw. auch deren realistische Einschätzung nicht überblicken können und damit dem Team hier keine Orientierungshilfe bieten können. Als »neutraler« Einstieg kann die Teamsupervision als Fallsupervision implementiert werden, wobei die Analyse, Reflexion und Bearbeitung problematischer Situationen anhand eines Falles erfolgt. Ein vorgebrachter Fall wird nicht immer auch ein spezifisches Problem des Teams reflektieren, das dann anhand der Supervision gespiegelt werden kann (Graf et al. 2011).

Zentrale Elemente der Supervision sind der Erwerb neuer Kompetenzen, die Lösung von Interaktionskonflikten, die Verbesserung beruflicher Handlungskompetenzen, die Qualitätssicherung, die emotionale Unterstützung des Patienten in schwierigen Situationen sowie Schutz des Patienten vor unsachgemäßer Behandlung.

Die Rolle des Supervisors ist die eines Begleiters, der über einen Erfahrungs- und Kompetenzvorsprung verfügt. Ob ein Mitarbeiter derselben Klinik (etwa der Leiter) ein optimaler Supervisor sein kann, ist einer schwierige Frage. Prinzipiell ist die Abhängigkeit der Mitarbeiter vom Chef ein Hinderungsgrund für eine Supervision. Auf der anderen Seite kann die regelmäßige Präsenz des Chefarztes und seine Auseinandersetzung mit dem Team auch die Wertschätzung des Teams reflektieren und ein guter Motivator sein. Rahmenbedingungen sind stets absolute Geheimhaltung, Schweigepflicht, keine sanktionierende Atmosphäre, konstruktive Unterstützung durch den Supervisor, die Erreichbarkeit eines kompetenten Supervisors, der zeitliche und finanzielle Rahmen für die Supervision sowie eine hohe Teilnahmebereitschaft des Teams.

Wird nur ein kleiner Teil des Teams supervidiert, kann darauf basierend eine erneute Problematik fußen (Graf et al. 2011).

Wichtige Gründe, die eine Supervision erforderlich machen, sind therapeutische Misserfolge, Häufung schwieriger Patienten, emotionale oder körperliche Begleiterscheinungen beruflicher Probleme (z.B. Schlafstörungen, Konzentrationsprobleme), Traumatisierung von Therapeuten, Überforderung (bis hin zum Burnout), Entwicklungskrisen von Therapeuten oder neue Aufgabenstellung für ein Team. Eine Supervision sollte idealerweise weniger eine Notbremse zur Problembewältigung als vielmehr eine Kompetenzerweiterung und Motivation sein und dem Erwerb von neuen Fähigkeiten, der seelischen Unterstützung und Stärkung dienen.

Möglicherweise kann ein Team jedoch auch durch eigene Bewältigungsmöglichkeiten, Therapie von Einzelnen, Fort- oder Weiterbildung, Intervision etc. andere Ressourcen für sich nutzen und damit entsprechende Probleme bewältigen. Die Teamsupervision auf Akutstationen wird folgende Themenkreise tangieren: Umgang mit...

- Gewalt
- Suizidalität
- persönlichkeitsgestörten Patienten
- Frustrationserlebnissen
- therapeutischen Misserfolgen
- fehlender Compliance von Patienten
- Hilflosigkeit und mit Ohnmachtsgefühlen
- fehlender Identität und Corporate Identity
- emotionalem Rückzug einiger Teammitglieder
- fehlender Wertschätzung
- Passivität des Teams, das auf die Patienten reagiert und nicht agiert

Der Supervision stehen einige Vorbehalte entgegen wie z.B.

- Empfinden der Supervision als Einmischung und Machtdemonstration

▬ mangelndes Wissen, was Supervision kann
und was sie nicht kann
▬ Ängste, sich zu öffnen
▬ Ängste, sanktioniert zu werden (u.a. vom Team)
▬ Angst vor Kritik
▬ organisatorische oder finanzielle Beschränkungen
▬ räumliche Beschränkungen
▬ frühere negative Supervisionserfahrungen
▬ Angst vor dem Supervisor
▬ Selbstunsicherheit des Teams, fehlende Identität des Teams

Zu Beginn der Teamsupervision ist zu klären,
welche Erwartungen, Hoffnungen und Wünsche
vorliegen und ob ein gemeinsame Ziel von allen
unterstützt und gleichsam angestrebt wird bzw. ob
man ein gemeinsames Ziel definieren kann.

Zielkonflikte können definiert werden, z.B. hierarchische Strukturen, Aufgabenteilung, Patientenzuweisung etc., die die Ursache von Unzufriedenheit und Ärger bilden.

Destruktive Funktionen können enttabuisiert
werden, z.B. eine »Jammerkultur«, Zynismus einzelner Teammitglieder, Boykott der Supervision
durch verschiedene Teammitglieder.

Lösbare Probleme müssen von unlösbaren Gegebenheiten getrennt, und Ziele müssen fokussiert
werden, z.B. administrative Prozesse können nicht
abgeschafft werden, Patienten können nicht »zur
Compliance gezwungen werden«, Problempatienten können aus der Sektorversorgung und Zuständigkeit nicht entfernt werden.

Es müssen Utopien des Teams oder Grenzen
und Illusionen realistisch gesehen und akzeptiert
werden. Gleichzeitig sollte jedoch das Ideal, mit
dem man zu arbeiten begonnen hat, immer wieder
vor Augen geführt werden. An diesem sollte auch
festgehalten werden.

4.2 Burnout als Risikofaktor in der Akutpsychiatrie

Studien zeigen, dass Aggressionen bei Patienten
negative Effekte auf das psychische und körperliche Wohlbefinden von Pflegekräften (s. z.B.
Stanko 2002) sowie auf die Arbeitsmotivation und

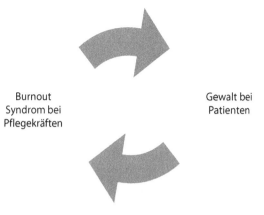

■ **Abb. 4.1** Teufelskreis zwischen Burnout und Gewalt.
(Adaptiert nach Bergner 2011)

die Qualität der Pflege (Arnetz u. Arnetz 2001) haben können. Laut einer Studie fühlten sich in der
Schweiz 72 % der Krankenschwestern, die in der
Psychiatrie arbeiteten, ernsthaft bedroht, und 70 %
wurden mindestens einmal in ihrer Laufbahn von
Patienten attackiert (Abderhalden et al. 2002). Darüber hinaus zeigte sich ebenfalls in der Schweiz,
dass es einen großen Mangel an systematischem
Training von Pflegeteams im Management von
Gewalt, in der Einschätzung von Gewalt sowie erhebliche Unterschiede im Umgang mit Gewalt gibt
(Needham et al. 2002).

■ Abb. 4.1 illustriert den Teufelskreis zwischen
Gewaltvorfällen und Entwicklung von Burnout sowie bestehendem Burnout und konsekutiver Gewalt bei Patienten.

Von Burnout betroffene Pflegefachkräfte und
Ärzte werden eher zum Opfer von Gewalt, erhöhen insgesamt das Gewaltrisiko in der Psychiatrie
und erhöhen die Anzahl von Entweichungen und
Suiziden (Morrison et al. 1989; Whittington u.
Wykes 1994; Winstanley u. Whittington 2002).

Als vom Burnout betroffene Arbeitsgruppe
sind Ärzte und Pflegepersonal mit sehr hohen Prävalenzzahlen von bis zu 30 % der Berufstätigen in
dieser Gruppe vertreten. Manche Autoren gehen
davon aus, dass mit einer bestimmten Anzahl an
betreuten Patienten (bei Ärzten wohl ca. 20.000)
automatisch ein Burnout-Syndrom auftritt, und
zwar relativ unabhängig von der Prädisposition
(Bergner 2010). Das Risiko für eine Kranken-

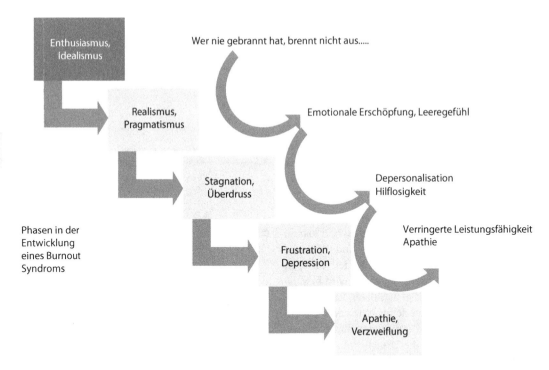

Abb. 4.2 Typische Phasen des Burnout. (Adaptiert nach Bergner 2011)

schwester, eine »innere Leere« zu erleiden, steigt durch Erhöhung ihrer Zuständigkeit von vier auf acht Patienten um das 2,3-fache; jeder weitere Patient erhöht das Risiko um 23 %. Sogar die Sterblichkeit von Patienten steigt von 14 % auf 31 %, wenn die Krankenschwester statt vier sechs Patienten zu betreuen hat (Aiken et al. 2002).

Neben diesen beiden in der Akutpsychiatrie primär betroffenen Gruppen sind z.B. auch Erzieher, Psychotherapeuten, Altenpfleger, Hebammen, Journalisten, Rechtsanwälte, Sozialarbeiter, Polizisten, Psychologen, Stewardessen, Architekten, Pfarrer und Bankangestellte gefährdete Berufszweige.

Damit haben ernsthaft von Burnout gefährdete Personen hohen Publikumsverkehr und eine hohe Verantwortung für Menschen gemeinsam; außerdem eine sehr hohe Erwartung an ihren Beruf, eine hohe Berufsmotivation sowie Idealismus bei Eintritt in ihr Arbeitsleben (Bergner 2011).

Personen in helfenden Berufen sind deshalb Burnout gefährdeter, weil sie sich mit Ratsuchenden beschäftigen, die sich häufig in einer Notlage befinden. Ärzte erleben, dass sie sich von Patienten entfremden, Psychologen fühlen sich emotional ausgelaugt, Pflegepersonal reibt sich immer wieder an einschränkenden und kontrollierenden Strukturen des Betriebes auf (Bergner 2011).

Weitere wichtige Auslöser von Burnout im Berufsalltag sind der Anspruch, alles selber machen zu müssen, aus einem Gefühl heraus, dass andere gewisse Aufgaben nicht übernehmen können, sowie ein sinkendes Ansehen der betroffenen Berufe, in denen auch zunehmend fachfremde Tätigkeiten übernommen werden (z.B. Dokumentation bei Ärzten, Essen verteilen oder Betten machen beim Pflegeteam). Des Weiteren spielen ungünstige Berufsstrukturen eine Rolle, die mit schlechten Besetzungszahlen von Krankenhäusern und schlechter Lage am Arbeitsmarkt zu tun haben. Viele Krankenhäuser sind mit Ärzten und Pflegeteam chronisch unterbesetzt. Oft stehen darüber hinaus die erwarteten Berufsinhalte nicht im Einklang mit dem Alltagsumfeld. Auch die Eckdaten wie bauliche Gegebenheiten, Patientenklientel, Belegungszahlen etc. sind häufig für die befriedigende Ausübung des Berufes bzw. die Vorstellung davon nicht geeignet (Bergner 2011).

In ◘ Abb. 4.2 wird die Einteilung des Burnouts in unterschiedliche Phasen illustriert. Im Wesentlichen geht eine Initialphase in eine fast kompensatorische Hyperaktivität und dann in eine zunehmend depressive Symptomatik über (Übersicht z.B. bei Bergner 2011).

Typischerweise beginnen Burnout-Betroffene mit hohem Idealismus zu arbeiten. Allerdings konnte gezeigt werden, dass gerade solche Personen, später am stärksten von Burnout betroffen sind. Des Weiteren ist das Gefühl der Unentbehrlichkeit entscheidend. Einhergehend mit hoher Identifikation, Perfektionismus und Unentbehrlichkeit steigt die Bereitschaft des Betroffenen, eigene Bedürfnisse zu verleugnen und immer neue Tätigkeiten und Aufgabenbereiche zu übernehmen. Diese Kaskade führt dann zu einer Art »Binge Eating« in der Freizeit, das sich z.B. in Hyperaktivität, im Gefühl, sich nicht mehr entspannen zu können, im Schlafmittelgebrauch sowie in Frustkäufen äußert. Im Alltag fallen zunehmend Aggression, Zynismus, Gereiztheit, Katastrophisieren oder Beschuldigungen auf (Bergner 2011).

Aus dieser Phase der Desillusion, die nach starkem Idealismus und geplatzten Träumen, Dinge zu verändern, resultiert, folgt unvermeidlich der Rückzug vom Arbeitsplatz. Mitarbeiter blühen im Urlaub auf und entwickeln große Hemmungen, am Arbeitsplatz zu erscheinen. Darüber hinaus fehlen sie zunehmend am Arbeitsplatz, dehnen Pausenzeiten aus und werden schließlich krank. In der Psychiatrie können aggressive Handlungen von Patienten solchen Mitarbeitern gegenüber zu einer exponentiellen Beschleunigung des Prozesses führen und ihnen das Gefühl von kompletter Ohnmacht vermitteln (Bergner 2011).

Das folgende Fallbeispiel illustriert den Zusammenhang zwischen Burnout-Symptomatik und Gewalt.

Fallbeispiel
Schwester S. ist eine alleinerziehende Mutter eines Kleinkindes. Ihr Partner hat sie schwer enttäuscht. Sie fühlt sich privat allein gelassen. An ihrem Arbeitsplatz auf einer Akutstation in der Psychiatrie ist sie sehr angesehen. Sie übernimmt Zusatzschichten, wenn andere in Urlaub sind, sie gilt als hilfsbereit und immer einsatzbereit, und die Patienten lieben sie, weil sie immer Zeit findet für Gespräche und Spielrunden. Obwohl sie es sich schwer eingestehen kann, fühlt sie sich in den letzten Monaten ausgelaugt. Sie leidet darunter, nie die Verantwortung für ihr Kind abgeben zu können und immer funktionieren zu müssen. Am Arbeitsplatz leidet sie darunter, nirgends einen Ort des Rückzugs zu finden. Immer kommen Patienten aus sie zu, andauernd klingelt das Telefon, sie kann keine Handlung zu Ende bringen.

Eines Tages reagiert sie auf einen schizophrenen Patienten etwas unwirsch. Sie weist ihn darauf hin, dass er seine Telefonate selber führen könne, sie sei keine Telefonzentrale. Daraufhin fängt der Patient an, sie wahnhaft zu verarbeiten und stellt sich ihr immer wieder wortlos in den Weg. Schließlich würgt er sie von hinten. Sie kann weder flüchten noch sich wehren, und eine Kollegin, die daneben steht, sieht sie nur ratlos an. Nach der Attacke fühlt sie sich hilflos. Sie weint, sie fühlt sich von der Kollegin im Stich gelassen und verraten, und sie versteht die Ärzte nicht, die den Patienten nicht auf eine andere Station verlegen.

Beim Durchgangsarzt wird eine MRT-Untersuchung des HWS-Bereichs angeordnet, wo sich nach der Würgeattacke deutliche Hinweise auf ein HWS-Trauma zeigen. Aufgrund des Schmerzsyndroms wird Schwester S. krankgeschrieben. Aus der Krankschreibung wird eine chronische Schmerzsymptomatik. Schwester S. kann sich immer weniger motivieren, zum Arbeitsplatz zurückzukehren. Sobald sie einen Anlauf unternimmt, kehren die Schmerzen zurück, und sie fühlt sich bewegungsunfähig und voller Angst. Der Arbeitsplatz, zu dem sie immer gerne gegangen ist, erscheint ihr wie ein lähmendes Korsett und löst starke Angst aus. Nach mehreren Monaten Krankschreibung stellt Schwester S. einen Versetzungsantrag und wechselt in die Augenklinik.

Typische äußere Symptome des beginnenden Burnouts, die wiederum einen hohen sozialen Druck auf die übrigen (engagierten) Teammitglieder ausüben, sind beispielsweise (nach Bergner 2011):
- Meckern: Wir werden ausgebeutet. Wir werden benachteiligt. Wir werden nicht wahrgenommen. Wir können nichts verändern. Wir schaffen das nicht mehr.

- Nach der Uhr sehen: Ich habe Wichtigeres vor. Ich übernehme keine Nachtdienste mehr. Ich bin nicht (mehr) zuständig.
- Beruf als Job: Meiden von persönlichen Kontakten mit Teammitgliedern (»Privates von Beruflichem trennen«); Meiden von Teamaktivitäten; keine Teilnahme an Weiterbildungen; kein Einbringen bei der Gestaltung des Arbeitsplatzes (»Hier ist die Klinik und nicht mein Zuhause«); kein Engagement in fordernden Situationen (»Bin keine Auskunft«, »Bin schweigepflichtig«); Weg des geringsten Widerstandes; Arbeit nur in »Dienstkleidung«.
- Sich auf Feiertage freuen: Flucht in Freizeitaktivitäten; »Nur weg hier,« ist die Devise; Doppelleben als Flucht nach vorne; Liebesbeziehung am Arbeitsplatz; Chatten etc. als Vorbereitung für den Feierabend am Arbeitsplatz; Suchtverhalten in der Freizeit (»Feierabendbier ist meine einzige Freude«).
- Unwille/Unfähigkeit, Patienten zuzuhören: Keinerlei Extraaktivitäten mit Patienten; keine individuelle Begleitung von Patienten; keine Spieleabende mit Patienten; Rückzug in den »Pausenraum«; Zutritt zu diversen Räumen wird Patienten verweigert; Patientenkontakt nur nach Anordnung (Blutdruckkontrolle, Überwachung, Essens- und Medikamentenausgabe); Distanz zu Patienten als äußere (Kleidung) und innere (keine persönlichen Gesprächsthemen) Abschottung.
- Negative Einstellung zur Arbeit: Gleichgültigkeit gegenüber Belangen von Patienten; Schuldzuweisungen gegenüber Vorgesetzten; Schlechtreden des Arbeitsplatzes ohne Entwicklung einer Perspektive der Veränderung; Desinteresse an Weiterbildungen und Teamaktivitäten; Fokussieren auf Misserfolge; Anprangern von Missständen (Bergner 2011).

4.3 Vorbeugung von Burnout beim psychiatrischen Team

Eine manualisierte Psychotherapie oder Gruppentherapie von Burnout-Betroffenen gibt es leider (noch) nicht; sie wird aber möglicherweise bald entwickelt. Eventuell ist bei einem manifesten Burnout nur noch ein Wechsel des Arbeitsambientes möglich. Insofern besteht die große Anforderung, die sich insbesondere an Ärzte und Pflegepersonal in leitenden Funktionen richtet, darin, Prophylaxe zu betreiben, um hochmotivierte und leistungsstarke Mitarbeiter nicht unwiderruflich zu verlieren (Bergner 2011).

Von auslösenden Faktoren des Burnout kann auf mögliche prophylaktische Maßnahmen direkt geschlossen werden. Wie hinsichtlich einer Vulnerabilität bei psychiatrischen Erkrankungen könnte es sein, dass irgendwann bei prädisponierten Personen unweigerlich ein Burnout ausbricht. Durch entsprechende Maßnahmen könnte jedoch möglicherweise der Zeitpunkt der Manifestation verzögert werden. Stressmanagementprogramme wie beispielsweise von Limm et al. (2011) zeigen hohe Effektivität und wirken noch bis zu einem Jahr nach.

Ein zentraler Faktor der Burnout-Prophylaxe ist die Wertschätzung und Achtung von Mitarbeitern. Wenn Mitarbeiter gelobt werden, heißt das für sie, dass ihre Arbeit wahrgenommen und antizipiert wird. Wenn Arbeit wahrgenommen wird, erhält sie eine Signifikanz. Signifikante Arbeit bedeutet Aufwertung und ist oft das Gegenteil von Arbeit in der Pflege oder auch im Akutpsychiatriebereich, wo viel Wechsel von Patienten, viel Ablehnung durch Patienten und auch Angehörige sowie starke Belastung durch Gewalt und fehlende Abgrenzungsmöglichkeiten an der Tagesordnung stehen.

Ein weiterer zentraler Faktor sind bürokratische Anforderungen und Hindernisse, die individuelles Engagement von Mitarbeiter bremsen. Zentral kann diesem Missstand durch verbesserte Aufgabenteilung sowie durch regelmäßige Gespräche zu Missständen in Abläufen, die lösungsorientiert sein sollten, entgegengewirkt werden. Ist beispielsweise eine Mitarbeiterin im Patientenkontakt talentiert und würde gerne eine eigene Gruppe moderieren, muss sie gleichzeitig vom bürokratischen Aufwand entlastet werden, den vielleicht ein anderer Mitarbeiter, der im Patientenkontakt unsicher ist und immer schon in seiner Rolle als Hygienebeauftragter aufging, gerne leistet (Bergner 2011).

Weiterhin gegen Ohnmachtsgefühle wirksam ist die Möglichkeit, dass Mitarbeiter auf innerbetriebliche Abfolgen und Arbeitsteilung Einfluss

Ein Burnout kommt häufig von oben

Burnout provozierend

- Erhobener Zeigefinger
- Delegieren
- Entmenschlichung »der Sozialfall«
- Negative Gegenübertragung auf Patienten
- Verweis auf zu hohe Anspruchshaltung
- Stereotypisierung, Distanzhaltung
- Schuldzuweisung an Patienten
- Faktoren der Arbeitsumgebung
- Fehlen von Fairness, Unkollegialität
- Widersprüchliche Erfordernisse
- Spannungen in der Gruppe
- Arbeitsüberlastung
- Unzureichende Belohnung

Burnout reduzierend

- Zuhören
- Eingehen auf persönliche Bedürfnisse
- Beachtung schenken
- Beziehungsaufbau
- Dank ausdrücken
- Das Herz ansprechen
- Freundliches Verhalten
- Führen
- Gefühl vermitteln das Team zu unterstützen
- Achtung persönlicher Grenzen
- Lob, Offenheit
- Optimismus
- Hilfe geben
- Probleme erkennen und ansprechen

▢ Abb. 4.3 Burnout als Faktor der Institution. (Adaptiert nach Bergner 2011)

nehmen können. Dafür sind Austausch und Transparenz der Arbeitsteilung wichtig, also eine regelmäßige interdisziplinäre Zusammenkunft und Festlegung von Abläufen, Strukturen und Zielvorgaben (Bergner 2011).

Die ▢ Abb. 4.3 fasst die Mechanismen, die ein Burnout-Syndrom fördern können, und die protektiven Mechanismen, die vor allem Führungsaufgaben darstellen, zusammen.

Das folgende Fallbeispiel zeigt einen typischen Mechanismus bei Abwesenheit des Chefarztes auf. Die Abwendung des Chefarztes vom Team führt in der Folge zu fehlender Wertschätzung, zu Verfestigung von Burnout-Mechanismen und daraufhin zu Gewalt.

Fallbeispiel

Auf einer Akutstation arbeitet ein hochengagiertes Pflegeteam. Teamsupervisionen finden dreiwöchentlich statt, eine Chefarztvisite findet einmal in drei Monaten statt, wöchentlich gibt es eine Fallbesprechung mit dem zuständigen Oberarzt, Herrn L. Da die Station seit einigen Jahren unter der Leitung von Oberarzt L. sehr gut läuft und es nicht wie in der Vergangenheit Probleme, Unzufriedenheit, kritische Ereignisse oder sonstige Krisenherde gibt, beschließt der Chefarzt,

die Station nicht mehr zu visitieren. Oberarzt L. hat sich nun für eine Chefarztstelle beworben und ist im Rahmen der Bewerbung häufiger abwesend, lässt Teambesprechungen ausfallen und deligiert Fallkonferenzen an den Stationsassistenten. In den Oberarztvisiten wirkt der Oberarzt häufig abwesend und bindet das Team kaum noch in Entscheidungen ein. Seine Haltung wirkt nicht mehr enthusiastisch, und er identifiziert sich nur noch mit der neuen Stelle.

Nach einiger Zeit kommt es zu zwei Dauerfixierungen von manischen Patienten, die für das Team nicht erträglich sind (im Vorfeld sind zwei Übergriffe der Patienten erfolgt: einem Mitarbeiter wurde ein Messer an den Hals gehalten, und eine Mitarbeiterin wurde an die Wand geschleudert, und ihr wurde in die Augen gespuckt). Eine Dauerfixierung war in den zwei Jahren zuvor bei unverändertem Klientel (Regelversorgung) nie erfolgt. Als der Oberarzt nachfragt und aktiv wird, fällt eine starke Unzufriedenheit des Teams auf: Zwei Pfleger stellten bereits einen Versetzungsantrag, ein möglicher Wechsel des Oberarztes wird katastrophisiert, der Chefarzt sei desinteressiert, eine freundliche Haltung sei bei dem unzumutbaren gewalttätigen Patientenklientel nicht mehr möglich, das Team würde sich »abrackern« für Patienten, die »dauerrevoltieren«.

Auch eine autoritäre Haltung von Führungspersonen kann Burnout fördern im Sinne einer gelernten Hilflosigkeit. Wenn Mitarbeiter eigene Ideen haben, die sie einbringen wollen, oder Energie für Projekte aufwenden, die einem Vorgesetzten sinnlos erscheinen, fällt es Vorgesetzten oft schwer, diese Projekte zu begrüßen oder gar wertzuschätzen. De facto sind jedoch innovative Projekte meist keine Energieverschwendung, sondern potenzieren die vorhandene Energie und schaffen eine Corporate Identity des Teams, die wiederrum Burnout vorbeugen kann.

Gelernte Hilflosigkeit geht nicht nur vom Chef oder Oberarzt aus, sondern auch von von Burnout betroffenen Arbeitskollegen. Sie tragen oft zur Entmutigung ihrer Kollegen bei (»Das war schon immer so, Du wirst das auch nicht ändern, das wirst Du auch noch sehen«).

Was Pflegeschüler beobachten, ist, dass die Zeit, die sie mit Patienten verbringen, nicht wahrgenommen wird. Sie werden bei der Übergabe unterbrochen, ihre Meinung wird nicht ernstgenommen, Sitzwachen werden als »unexaminierte Kraft« nicht befragt. Hier ist es wiederrum Aufgabe des Oberarztes oder der leitenden Pflegekraft, diese Mitarbeiter »ins Boot zu holen« und ihnen Raum und Gewichtung im Team zu geben und damit ihren Einsatz zu honorieren.

Gemeinsame Aktivitäten des Behandlungsteams sind ein weiterer Kernpunkt nicht nur für das Zusammengehörigkeitsgefühl, die bessere Verständigung, den Austausch und die Identifikation miteinander, sie schaffen es auch, Missverständnisse aus dem Weg zu räumen, Barrikaden abzubauen und das Miteinander im Sinne eines funktionierenden Teams zu verbessern. So kann beispielsweise ein Ausflug in den Kletterpark Vertrauen fördern, eine Bootstour gemeinsame schöne Erinnerungen entstehen lassen, ein Fußballspiel gegen Kollegen das Wir-Gefühl stärken oder ein Kneipenabend gemeinsamen Spaß bedeuten.

Prämien, Geschenke, Reisen und Vergünstigungen sind Teil eines Bonussystems, das traditionell zur Motivation von Teammitgliedern in Wirtschaftsunternehmen eingesetzt wird. Psychiatrische Teams sind da häufig etwas »unbestechlicher«, jedoch auch hier spielen positive Evaluationen durch Patienten, Lob und Anerkennung, Geschenke und die Vergabe von leistungsorientierten Mitteln eine gewisse Rolle, wenn sie fantasiereich eingesetzt werden (z.B. Bücher, Reisen, Computer, Zubehör für eigene Gruppen etc.).

Die Rolle von Fortbildungen wird oft unterschätzt, wenn es darum geht, Mitarbeiter zu motivieren. Das Erwerben von Fähigkeiten und das Anwenden neuer Fähigkeiten ist ein elementares Erfolgserlebnis und als solches ein starker Motivator. So kann das Erlernen eines neuen Therapieverfahrens, das Übernehmen neuer Verantwortlichkeiten, die Leitung einer eigenen Gruppe etc. durch Fortbildungen implementiert und gefördert werden.

Insbesondere im Alltag der psychiatrischen Arbeit sind Supervisionsangebote elementar, da sie einerseits der Reflektion des Teams und der Krisenbewältigung dienen aber auch lösungsorientierte neue Konzepte und Handlungsabläufe ermöglichen können. Aus Unzufriedenheit wird Fortschritt und aus Problemen werden Lösungen, wenn die Supervision ihren Sinn erfüllt.

Ein weiteres zentrales Element stellt die Reduktion der Bürokratie dar. Gleichzeitig scheinen die bürokratischen Anforderungen immens zu steigen, die Dokumentationspflicht nimmt zu (z.B. zur Abrechnung von Leistungen oder zur eigenen juristischen Absicherung). Hier kann evtl. eine Bündelung beispielsweise von Aufträgen, das Abarbeiten von Bestellungen im Nachtdienst etc. einen Vorteil bringen. Darüber hinaus sollten umständliche Szenarien eingeschränkt, und es sollten gegebenenfalls technische Hilfsmittel (Spracherkennungssoftware) eingesetzt werden.

Um für alle Situationen gewappnet zu sein und als selbstständiges und vollwertiges Mitglied in der Gruppe mitarbeiten zu können, sollte von allen Teammitgliedern etwas Zeit investiert werden, um neue Mitarbeiter lang und gut einzuführen. Die gute Einführung macht auch neue Teammitglieder selbstständig und aktionsfähig und motiviert sie.

Eine weitere wichtige Prophylaxe gegen Burnout stellt ein breites Spektrum an Sozialkontakten dar.

Oft fehlt es dem Team auch an intellektueller Stimulation. Entsprechend motiviert nicht nur die Arbeit selbst, sondern ein sich verändernder Blick auf die Arbeit. Dies kann durch Fortbildungen, Supervision, neue Projekte etc. erreicht werden.

Wert sollte vor allem immer wieder auf ein gutes Verhältnis der Kollegen untereinander gelegt werden. Arbeitsziele müssen klar definiert sein, und ungerechte Arbeitsteilungen müssen vermieden werden.

Ein häufiger Schwachpunkt der Führungspersonen in der Psychiatrie verhindert eine transparente emotional kompetente Führung, die ebenfalls einen Grundpfeiler darstellt für Arbeitsmotivation und Identifikation. Führungsmitglieder müssen ihre Schwächen kennen und auch dem Team transportieren können, das Team kann diese Schwächen ausgleichen, wozu eine Führungsperson auch appellieren kann, anstatt sie als Unfehlbarkeit anzuprangern. Es müssen klar die Erfordernisse kommuniziert werden und gleichermaßen die Belastbarkeit und der Rückhalt durch die Führungsperson immer gehalten werden.

Ein häufiges Phänomen bei neuen Oberärzten ist ein Übermaß an Kontrolle, die eigene Unsicherheit und Angst kompensieren soll. Bei Nicht-Einhalten, Missverständnissen oder kleineren Fehlern bei der Ausführung von Anordnungen reagieren die Oberärzte dann panisch bis paranoid und werten Teammitglieder entsprechend ab bzw. stellen sich nicht wohlwollend hinter diese, da sie ja selbst die mit dem »Fehler« verbundenen Schwierigkeiten nicht tragen können. Zur Vorbeugung von Burnout empfiehlt es sich, die Kontrolle auf das Notwendigste zu beschränken, den Teammitgliedern Vertrauen entgegenzubringen und davon auszugehen, dass alle Teammitglieder ihr Bestes leisten und im Falle eines Problems im Zweifelsfall das Richtige getan haben.

Ein weiterer wichtiger Faktor, der die Arbeitszufriedenheit erhält, ist das Sorgen für eine nicht überbordende Arbeitsmenge.

Der Wechsel zwischen Belastung und Entlastung nimmt ebenfalls eine relevante Position in der Prophylaxe von Burnout ein. Die Strukturierung und Steuerung der Tätigkeit ist auf Akutstationen durch starke Schwankungen in den Anforderungen und unvorhersehbare Situationen scheinbar schwer umzusetzen. Trotzdem gibt es Mechanismen, um Kontakte für das Pflegeteam und die Patienten kontrollierbarer zu machen, z.B. das Einführen einer Pflegevisite (Visite durch das Pflegeteam), die Vorgabe von Sprechzeiten zu be-

stimmten Themen oder eine tägliche morgendliche Stationsrunde zum Austausch von Informationen etc.

Es sollte mehr Wert gelegt werden auf die Zufriedenheit von Teams. Je zufriedener ein Team, desto geringer sind Symptome des Burnouts wie etwa Depersonalisation. Die Freude an Kontakten sollte im psychiatrischen Team bestärkt werden. Die Sinnfindung im Beruf sollte eine Priorität darstellen, denn Freude und Sinnfindung erzeugen Empathie (und Empathie erzeugt Freude und Sinnfindung).

Je weniger fremdbestimmt sich ein Team erlebt, desto eher kann es Chancen ergreifen und eigene authentische Ziele verfolgen. Hier ist der wichtigste Faktor die Führungsperson, die es schaffen sollte, auf demokratischer Basis Dinge zu implementieren und neue Ideen langsam einzuführen und auf keinen Fall Mitarbeiter zu bevormunden oder auszunutzen (im ärztlichen Bereich sollte es beispielsweise obsolet sein, jemanden für sich einen Antrag schreiben zu lassen (quasi als Ghostwriter), sich als Leitender nicht an der Visite zu beteiligen etc.).

Fallbeispiel

Pfleger M. kommt aus einem schwierigen Elternhaus mit Gewalthintergrund. Er sieht seine Aufgaben als Pfleger in der Akutpsychiatrie im Herstellen von Sicherheit, im Schutz anderer Teammitglieder vor Gewaltausbrüchen der Patienten, im Sorgen für die Einhaltung von Regeln durch die Patienten und im Schaffen einer Struktur. Auf die Abschaffung der Regeln reagiert er empfindlich (»Was haben wir dann als Pflege noch zu tun?«, »Wie kontrollieren wir dann noch die Patienten?«). Außerdem sieht er das Nachgeben der Pflege in angespannten Situationen als gefährlichen »Gesichtsverlust« gegenüber den Patienten.

Obwohl Pfleger M. innerlich ängstlich und unsicher ist, wirkt er im Patientenkontakt keineswegs deeskalierend, sondern fordernd und sogar leicht distanzgemindert. Obwohl andere Teammitglieder ihn in Schutz nehmen und meinen, sie fühlten sich in seinem Beisein sicher, finden monatelang fast ausschließlich in seinen Schichten Übergriffe von Patienten statt. So greift ihn beispielsweise ein Patient mit dem Messer an, als er ihm erklärt, dass die Frühstückszeit um 10 Uhr vorbei sei und er auf sein Essen bis zum Mittag warten müsse. Der Patient wird daraufhin hochdosiert sediert, und Pfleger M. versucht, den schlafenden Patienten am Folgetag um 7 Uhr morgens zu wecken. Daraufhin eskaliert die Situation erneut.

4.4 Konkrete Skills zur Umsetzung offener Türen, Reduktion von Gewalt und Erhöhung der Patientenzufriedenheit

Diese Skills stellen eine Art Synopsis aus dem praktischen Teil des Buches dar, konkrete Handlungsanweisungen, die wir auch auf der Akutstation der Charité im Campus Mitte erfolgreich umgesetzt hatten. Nicht alle dieser Algorithmen sind für jede Station und jedes Team sinnvoll und machbar. Es empfiehlt sich daher, die jeweiligen Möglichkeiten und Potenziale gemeinsam im Team zu diskutieren und dann ausgewählte davon zu implementieren.

- Tägliche Betrachtung der Patientenliste der Station: Welcher Patient hat keinen Ausgang? Wenn alle Patienten Ausgang haben: Tür öffnen
- Wenn ein Patient oder zwei Patienten keinen Ausgang haben: Gespräch mit diesen Patienten und Klärung, ob Ausgang möglich ist
- Wenn beide Patienten »Drehtürpatienten« sind und kein Hinweis auf eine akute Eigen- und Fremdgefährdung besteht (dies ist der Fall wenn der Patient z.B. »nur« wegen Verwahrlosungstendenzen, zur Heilbehandlung etc. untergebracht ist): Tür öffnen (bei Unterbringung Absprache mit den Richtern oder Betreuern, ob das Risiko des Aufwandes einer erneuten Einweisung durch die Polizei eingegangen werden kann)
- Wenn ein Patient suizidal ist: Sitzwache bzw. engmaschiger Sichtkontakt durch Pflegeteam, dann Tür öffnen
- Wenn mehrere Patienten die Station nicht verlassen können (z.B. ein dementer Patient im Winter, ein suizidaler Patient, ein manischer Patient): Sitzwache an die Türe setzen, der Sitzwache die jeweiligen Patienten vorstellen, dann Tür öffnen
- Ist die Tür am nächsten Morgen wieder verschlossen, wird das Pflegeteam gefragt, warum

die Tür geschlossen werden musste (häufig gibt es keinen Grund dafür)
- Bei jeder erneuten Türschließung erfolgt erneut die Frage, warum ein Türschluss unvermeidbar war
- Ein »Türbuch« wird angelegt, in dem genau die Öffnungs- und Schließzeiten mit den Verantwortlichen dokumentiert werden
- Für die Patienten wird ein Buch im Eingangsbereich angebracht, wo sie sich ein- und austragen können
- Jeder Patient hat jederzeit Zugang zum Garten
- Alle Patienten haben täglich Zugang zu Fitnessgeräten und Sport
- Alle Patienten haben die Möglichkeit, an der Ergotherapie teilzunehmen
- Alle Patienten werden in mindestens dreimal wöchentlich stattfindende Gruppenangebote einbezogen (die freiwillig sind)
- Es werden regelmäßig Teamsupervisionen angeboten
- Bei jeder Neuaufnahme wird sofort mit dem Patienten ein umfassendes Gespräch geführt, in dem die Frage geklärt wird, unter welchen Bedingungen der Patient bereit wäre, ein paar Tage auf der Station zu verbleiben; diese Bedingungen können z.B. sein: keine Medikamente zu nehmen, nach Hause zu können, um ein paar Sachen zu holen (Begleitung muss dann ggf. ermöglicht werden), eine Sitzwache zur Seite gestellt zu bekommen, Zigaretten zu bekommen, ein Einzelzimmer zu beziehen, Musik zu hören, fernzusehen, keine Therapieteilnahme, gemeinsames Suchen einer neuen Wohnung, Klärung der sozialen Belange, Beschaffung von Geld
- Es erfolgt nach Möglichkeit keine Konfrontation mit vorausgegangenen Fehlhandlungen des Patienten, die der Arzt in der Regel über Dritte erfahren hat
- Das Pflegeteam hat die Aufgabe, dem Patienten den Aufenthalt so angenehm wie möglich zu machen; Angebote, die den Komfort der Patienten erhöhen, stehen an oberster Stelle, z.B. Fitness, Massage, Musiktherapie, frühzeitiger Einbezug eines engagierten Sozialarbeiters, spezielle Kompromisse und Ausnahmesituationen ermög-

lichen (z.B. Patient darf auf einer Matratze schlafen, Patient kann seinen Hund mitbringen, Patient darf Wäsche waschen, kochen, kann ans Internet, Telefon etc.)

- Es wird einmal in der Woche eine Teamsitzung einberufen, um Fallbeispiele und Probleme mit der Türöffnung zu besprechen
- Jede Form von Restriktion bzw. unnötiger Einengung des Patienten auf der Station wird vermieden: kein Wecken, keine starren Zeiten für Essen, Besuche, Ausgänge etc.
- Es wird festgelegt, welcher Patient bei Wegbleiben nach welchem Zeitintervall gefahndet werden sollte
- Es wird erst gefahndet, nachdem der Patient auf seinem Handy kontaktiert wurde
- Die Angehörigen werden frühzeitig einbezogen; mit ihnen wird geklärt, inwieweit sie den Patienten zurückbringen können und ob sie mit einer geöffneten Tür auch einverstanden sind (in Berlin Regelfall)
- Wenn die Polizei einen Patienten bringt, wird die Tür nicht automatisch geschlossen, sondern ihm werden in einem möglichst ruhigen Raum die Handschellen abgenommen, ihm wird etwas zum Essen angeboten, ihm wird die Station gezeigt, und die Pflege führt ein ausführliches Gespräch mit ihm
- Dem Patienten werden die für ihn fassbaren Vorteile einer Behandlung dargelegt und angeboten
- Wenn ein Patient einen erheblichen Leidensdruck hat, seit einigen Tagen jedoch keine Medikamente einnimmt, wird im Team entschieden, ob der Patient zwangsmediziert werden sollte; dem Patienten wird in aller Ruhe erklärt, warum das Team sich Sorgen macht und weshalb ein Medikament ihm helfen kann; während und auch nach der Medikation bleibt die Tür im Normalfall geöffnet; der Patient kann die Station auch nach der Zwangsmedikation verlassen (außer bei Suizidalität)
- Bei einem fremdaggressiven Patienten wird der Grund für die Aggression genau evaluiert; ist er unabhängig von der aktuellen Psychopathologie, wird die Indikation zur Zwangsbehandlung und zum Verbleib auf der Station überprüft

- Bei fremdaggressivem Verhalten im Rahmen einer Manie oder Psychose werden eine hochdosierte Behandlung mit Olanzapin und Valproat oder auch Diazepam (nie Benzodiazepine alleine bei Wahn) durchgeführt und eine Sitzwache eingefordert
- Bei schweren Intoxikationen kann eine Isolation erfolgen, oder die Tür wird geschlossen
- Bei schweren Manien oder Katatonien mit Eigen- und/oder Fremdgefährdung wird die Tür geschlossen
- Bei Übergriffen wird im Teamgespräch der Auslöser eruiert und der Anteil des Teams an dem Problem genau erörtert
- Persönlichkeitsgestörte Patienten werden nicht eingesperrt; hier wird idealerweise an die Eigenverantwortung der Patienten appelliert
- Weitreichende Entscheidungen gegen den Willen des Patienten (z.B. Verlegung in ein Heim, Einrichtung einer Betreuung etc.) werden im Ausnahmefall getroffen; hier wird jeweils ein Teamentscheid getroffen
- Mit den Amtsärzten werden Krisensituationen und Behandlungspfade oder auch mögliche Alternativen zur Einweisung abgewogen; fast jeder Akutpatient kann auch in einer Tagesklinik behandelt werden
- Visiten werden aus Zeitgründen verändert; keine langen Vor- und Nachbesprechungen; alles wird mit dem Patienten besprochen; es wird die interdisziplinäre Einbindung aller Berufsgruppen veranlasst
- Der Grund für Unterbringungen wird hinterfragt; er sollte klar durch eine Behandlung in absehbarer Zeit zu beheben sein
- Nach einer Pilotphase mit offener Tür wird reevaluiert, ob das Team und die Patienten sich mit dem neuen Prinzip wohlfühlen; es müssen nicht alle Patienten auf die Akutstation aufgenommen werden
- Keine Verlegung von Patienten anderer Stationen auf die Akutstation wegen Suizidalität, schwierigem Patientenverhalten oder Fremdgefährdung
- Bei Suizidalität immer eine Sitzwache implementieren, nicht isolieren (oder andere 1:1-Betreuung)

- Keine Übernahme von internistischen Patienten mit somatischem Behandlungsschwerpunkt auf die Akutstation
- Keine Überbelegung der Akutstation
- Freie Besuchszeiten
- Freier Zugang zu Fernsehen, Zigaretten, Küche, Garten sowie Sport ohne zeitliche Begrenzung
- Psychologische und ergotherapeutische Behandlung sowie Sozialberatung innerhalb eines Tages nach Aufnahme; emotionale Verfügbarkeit mindestens einer Pflegekraft mit transparenten Pausenzeiten
- Wenn ein Patient sich freiwillig in Behandlung begibt, wird er niemals untergebracht
- Es gibt keine freiwilligen Zwangsmaßnahmen (freiwillige Fixierung, freiwillige Isolierung)
- Keine Vor- und Nachgespräche in Visiten in Abwesenheit des Patienten; alles wird gemeinsam im Team mit dem Patienten besprochen
- Mindestens einmal wöchentlich eine interdisziplinäre Visite, bei der jede einzelne Berufsgruppe dem Patienten ihr individuell auf ihn abgestimmtes Behandlungsangebot darstellt (Sozialarbeiter, Psychologe, Ergotherapeut, Pflegekräfte und Ärzte)
- Implementierung von Angehörigenvisiten, d.h. Angehörige können an den regulären Visiten (wenn der Patient einverstanden ist) teilnehmen; alle Therapieangebote sind freiwillig und wählbar (wird eine Gruppe nicht besucht, muss sie durch den Therapeuten verbessert werden)
- Jeder Patient kann (außer bei akuter Eigen- und Fremdgefährdung) die Station jederzeit verlassen, auch nachts
- Eine Schließung der Tür über eine akute Notsituation (zwei bis drei Stunden) hinaus ist nur nach vorheriger Information des Oberarztes mit Klarlegung der Erforderlichkeit möglich
- Patienten werden ausschließlich auf ihren eigenen Wunsch geweckt
- Der Beginn der Behandlung ist bei schizophrenen Patienten stets eine medikamentenfreie Beobachtungsphase, es sei denn, der Patient nimmt freiwillig Medikamente ein oder es besteht akut fremdgefährdendes Verhalten mit erforderlichem Schutz der Mitpatienten und/oder Mitarbeiter
- Die Wahl des ersten Präparates und Dosierung desselben erfolgt stets durch den Patienten (nicht bei Manikern)
- Eine Fixierung erfolgt nur zur medikamentösen Therapie
- Erfolgt eine Fixierung über einen längeren Zeitraum, sind vitale Gründe zu dokumentieren, immer eine 1:1-Betreuung und mindestens sechsstündlich eine Überprüfung der Erforderlichkeit durch einen Arzt durchzuführen
- Eine Aufnahme von persönlichkeitsgestörten Patienten kann nur mit strikter Zielsetzung und klarer Zeitvorgabe (drei bis fünf Tage) erfolgen; das jeweilige Ziel muss in diesem Zeitraum erreichbar sein
- Mit Eintritt auf der Station erfolgt ein Angebot von psychologischen Einzelgesprächen für jeden Patienten
- Jeder Übergriff von Patienten wird im Team analysiert; der Anteil des Teams an dem Übergriff (Provokation) wird klar herausgearbeitet; es werden Verbesserungsmöglichkeiten diskutiert
- Es erfolgen regelmäßige Teamsupervisionen durch einen externen Supervisor unter Beteiligung aller Teammitarbeiter (inklusive Ärzte, Oberärzte, Sozialarbeiter, Ergotherapeuten, Psychologen)
- Es erfolgen wöchentliche Teambesprechungen, in denen offen über die Stimmung des Teams und über Probleme mit aktuellen Patienten gesprochen wird
- In jeder Visite wird jeder Patient zu seiner Zufriedenheit mit der Station befragt
- Eine ärztliche Visite und ein kurzer Arztkontakt erfolgen mit allen Patienten auf der Station mindestens dreimal wöchentlich
- Es erfolgt ein- bis zweiwöchentlich eine Pflegevisite im Beisein des Arztes
- Der Raucherraum wird von Patienten und Team gemeinsam genutzt
- Pausenzeiten des Teams werden klar kommuniziert; außerhalb dieser Pausenzeiten sind alle Teammitarbeiter für Patienten ansprechbar
- Es wird nicht negativ über Patienten gesprochen
- Im Patientenkontakt müssen stets positive Rückmeldungen negativen überwiegen

- Jeder Mitarbeiter beteiligt sich maßgeblich an der Patientenversorgung und lebt damit eine Wichtigkeit von Patientenkontakten und eine empathische Grundhaltung den Patienten gegenüber vor; dokumentierte direkte Patientenkontakte sollten im assistenzärztlichen Bereich etwa 50 % der Arbeitszeit, im oberärztlichen Bereich etwa 30 % der Arbeitszeit und im leitenden Bereich den Anteil von 15 % der Arbeitszeit nicht unterschreiten
- Jeder Patient kann auf Wunsch kostenfrei ein Walkman-Radio erhalten
- Fehlverhalten von Patienten wird toleriert und nicht sanktioniert
- Auf Bedürfnisse des Patienten wird individuell reagiert, Wünsche werden »möglich gemacht«.
- Patienten erhalten auf Wunsch ihren Arztbrief am Tag vor der Entlassung und können auf den Inhalt Einfluss nehmen
- Flache Hierarchie im Team: Jede Stimme zählt
- Klare Entscheidungen vom Oberarzt, der hinter denselben steht
- Ein Patient wird nicht vorsorglich isoliert, weil ein Risiko nicht ausgeschlossen werden kann
- Keine hygienischen oder medizinischen Zwangsmaßnahmen außer bei massiver vitaler Bedrohung
- Demenzkranke Patienten werden nur bei schwerst eigen- oder fremdgefährdenden Handlungen psychotischer Ursache mit Neuroleptika behandelt
- Verhaltensstörungen ohne psychotische Symptome werden nicht mit Neuroleptika behandelt
- Eine Verlegung in ein Pflegeheim gegen den Willen des Patienten erfolgt zum spätest möglichen Zeitpunkt; davor müssen alle ambulanten Angebote ausgeschöpft werden und mehrere Anläufe zuhause genommen worden sein
- Patienten werden zur Zwangsmedikation nicht auf die geschlossene Station verlegt
- Patienten werden bei akuter Suizidalität nicht auf die geschlossene Station verlegt, sondern 1:1 betreut
- Angehörigen- und Patientengruppen werden implementiert; es wird ein Patienten- und Angehörigensprecher eingeführt, der mit der Klinikleitung im Austausch steht

- Alle Stationen sind im Rahmen ihrer Diagnosen autonom, d.h. sie überwinden Krisensituationen (Entstehung von Malcompliance, Suizidalität) gemeinsam mit dem Patienten, z.B. durch Implementation einer Zuhausebehandlung durch das zuständige Team
- Kontakte werden für das Pflegeteam kontrollierbarer gemacht; das Einführen einer Pflegevisite, die Vorgabe von Sprechzeiten zu bestimmten Themen oder eine tägliche morgendliche Stationsrunde zum Austausch von Informationen sorgen für Entlastung und mehr Transparenz in den Patientenkontakten
- Arbeitsbelastung, die nicht unmittelbar mit der Kernkompetenz zu tun hat, wird so minimal wie möglich gehalten oder idealerweise aus dem Alltagsgeschäft outgesourct (z.B. Administration bei Ärzten, Essensvergabe beim Pflegeteam, Einführung einer Telefonzentrale etc.)
- Präventive Angebote für Angehörige werden angeboten (z.B. Schulung in Gewaltprävention und Deeskalation zuhause)
- Ein Kriseninterventionsteam wird entwickelt, das im Vorfeld einer sich anbahnenden Aufnahme zu den Patienten nach Hause kommen kann
- Es werden Patientenverfügungen und Behandlungsvereinbarungen mit jedem Patienten getroffen, die im Notfall der Wiederaufnahme Gültigkeit haben
- Es wird aufgeklärt, sowohl über Off-label-Use als auch vor jeder Zwangsmedikation

In ◘ Tab. 4.1 sind die praktischen Veränderungen, wie sie an der Charité im Campus Mitte im Rahmen der Türöffnung aufgetreten sind, zusammengefasst.

4.5 Ausblick

Im Sinne der Entstigmatisierung und Psychotherapeutisierung der Psychiatrie sollte die Zukunft der Akutpsychiatrie anders aussehen, idealerweise so, wie die gegenwärtigen stationären Abteilungen in somatischen Krankenhäusern und Psychotherapiestationen.

◻ Tab. 4.1 Behandlungsmechanismen vor und nach Türöffnung

Routine vor Öffnung der Tür	Routine nach Öffnung der Tür
Unterbringung nach Möglichkeit	Nach Möglichkeit keine Unterbringung
Aufnahme immer auf eine geschlossene Station	Möglichst keine Aufnahme auf einer geschlossenen Station
Risiken werden gegenüber Angehörigen/Gericht dramatisiert, um Unterbringung zu bewirken	Risiken werden im Sinne des Patienten relativiert
Keine Psychologen auf der Station, keine Gruppenteilnahme von Akutpatienten	Jedem Patienten ist ein psychologisches Einzelgespräch möglich, Patienten nehmen auf Wunsch an Gruppen teil
Standardmedikation Haldol, Zycclopentixol	Standardmedikation Olanzapin, Valproat, Quetiapin
Medikation in der ersten halben Stunde, meist Zwangsmedikation	Zuerst Angebot von Essen, Zigaretten, Zeigen des Zimmers, erst mal Patient in Ruhe lassen, Bedürfnisse klären
In der Visite wird über Patienten gesprochen	In der Visite wird mit Patienten gesprochen
Durchsuchung aller Patienten	Keine Durchsuchung der Patienten
Abnahme von spitzen Gegenständen, Glas, etc.	Keine Abnahme von Eigentum, freiwilliges Einsperren von Waffen, Drogen, Medikamenten nach Selbstauskunft
OA-Gespräch mit Patient am Nachmittag	OA-Gespräch mit Patient sofort bei Aufnahme
Konfrontation mit Aufnahmemodus/Polizei	Fokus auf eigene Beeinträchtigung, individuellen Leidensdruck
Selbstverständliche Einleitung und Unterbringung	Verhandlung über mögliche »Freiwilligkeit«
Kein Ausgang	Ausgang
Starre Gruppen: Psychoedukation, IPT, CogPac	Flexibles Angebot: Wählen der Gruppenangebote, Internet
Fokus auf Medikamente und Ausgänge	Fokus auf soziale Belange und Hilfe
Dosis und Medikament von Behandler gewählt	Patient wählt Medikament/Dosis
Drogenkonsum obsolet	Drogenkonsum als Kompromiss für Belastungserprobungen
Ausgangszeit von 16–21 Uhr	Ausgang unbegrenzt
Keine Einflussnahme auf Setting	Einflussnahme, Verhandeln von Aufenthaltsbedingungen, freie Gruppen
Therapie geht vor Ausgang	Ausgang geht vor Therapie
Wecken/Strukturierung	Aufstehen nach Belieben
Pflicht zur Teilnahme an Gruppen	Freiwillige Teilnahme an Gruppen
Bei Übergriff »Bestrafung« des Patienten	Bei Übergriff Supervision: Analyse der Situation

Es sollte nicht durch Sicherheitsmaßnahmen, Stahltüren und Zwangsmaßnahmen, sondern personell auf Wünsche, Ängste, Bedürfnisse und Krankheitssymptome von Patienten reagiert werden, und dies idealerweise in einem multiprofessionellen Team, das soziale, psychologische und medizinische Aspekte in die Behandlung integriert. Auf diesem Weg sollte auf Patienten stärker eingegangen und durch verbesserte Strategien in der Akutbehandlung längerfristige Behandlungsadhärenz erzeugt werden.

Qualitätskriterien psychiatrischer Krankenhäuser müssen transparenter evaluiert werden. Diese sollten dort erfolgte Zwangsmaßnahmen, Anzahl

☐ Tab. 4.2 Paradigmenwechsel in der Psychiatrie. (Adaptiert nach Bock 2009)

Traditionelle Psychiatrie	Partnerschaftliche Psychiatrie
Viel hilft viel	So wenig wie möglich
Der Patient muss sich an uns anpassen	Wir müssen uns an den Patienten anpassen
Je früher/je länger, desto besser	Je nach Bedarf
Mission: Stoffwechsel-störung ausgleichen	Behandlung nach Leidens-druck
Symptomfreiheit um jeden Preis	Lebenskonzept ernst nehmen
Bestimmung statt Ver-handlung	Teilen von Verantwortung
»Anstalt« mit klaren Regeln	»Hotel« mit freiwilligen Angeboten
Patient hat »Pflichten«	Therapeut macht Ange-bote
Patient wird kontrolliert	Dem Patienten wird vertraut
Erziehungscharakter	Dienstleistungscharakter
Unterbringung ohne Ausgang	Freiwilliger Verbleib mit allen Optionen
Reden über den Patienten	Reden mit dem Patienten
Team verurteilt den Patienten	Team reflektiert eigene Schwächen
Besserwissen	Aufzeigen von Optionen

idealerweise unangemeldet ein Bild von der Akut-behandlung verschaffen und Teams konsekutiv in Schulungen und engmaschige Supervision einbin-den sollten.

Neue Herausforderungen der Akutpsychiatrie stellen eine schnellere und flexiblere, integrierte Behandlung, eine niedrigschwellige Verfügbarkeit der Psychiatrie und ein längeres Halten kranker Patienten im ambulanten Setting oder zuhause (statt Heim und Akutstation) dar. Hierfür wird die Steuerung und Verzahnung der Behandlungsein-richtungen miteinander und die Bildung von Fach-zentren für Spezialdiagnosen erforderlich sein. Die Vision ist, dass Patienten zuhause eingebettet wer-den können und durch mobile Teams bzw. dass ältere Menschen durch ambulante psychiatrische Pflege betreut werden können. Insgesamt wäre es wünschenswert, dass für Patienten, die eine Be-handlung wünschen, neue Angebote als Alterna-tive zu stationärer Versorgung geschaffen werden, wie sie derzeit komplementäre Einrichtungen (z.B. Soteria, Weglaufhaus Berlin) darstellen.

Die ☐ Tab. 4.2 zeigt zusammenfassend den Hal-tungswechsel, der mit offenen Türen verbunden sein könnte (adaptiert nach Bock 2009).

der Übergriffe, Anzahl der Isolationen, Anzahl der Zwangsmedikationen, Suizide, Suizidversu-che, Anteil der Tage, die auf einer geschlossenen Station verbracht wurden, Häufigkeit von Patien-tenkontakten mit dem Team, Abwesenheiten im Team, Gruppenangebote, personelle Kontinuität sowie die Langfristigkeit der Behandlung und Be-treuung (Compliance ehemaliger Patienten) einbe-ziehen. Ärzte und Pflegepersonal werden anhand der Anzahl von den von ihnen durchgeführten Zwangsmaßnahmen evaluiert. Ein Schritt in diese Richtung bilden Besucherkommissionen, die sich

Literatur

Abderhalden C, Hahn S, Bonner YDB, Galeazzi GM (2006) Users' Perceptions and Views on Violence and Coercion in Mental Health. In: Richter D, Whittington R (Hrsg), Violence in Mental Health Settings: Causes, Consequences, Management. New York: Springer, 69-92

Abderhalden C, Needham I, Dassen T, Halfens R, Haug HJ, Fischer J (2006) Predicting inpatient violence using an extended version of the Brøset-Violence-Checklist: instrument development and clinical application. BMC Psychiatry 25:6-17

Abderhalden C, Needham I, Friedli TK, Poelmans J, Dassen T (2002) Perception of aggression among psychiatric nurses in Switzerland. Acta Psychiatr Scand Suppl 412:110-117

Abderhalden C, Needham I, Miserez B, Dassen T, Haug HJ, Fischer JF (2004) Predicting inpatient violence in acute psychiatric wards using the Brøse-Violence-Checklist: a multicentre prospective cohort study. Journal of Psychiatric and Mental Health Nursing 11:422-427

Adams JR, Drake RE, Wolford GL (2007) Shared decision-making preferences of people with severe mental illness. Psychiatr Serv 58(9):1219-1221

Aiken LH, Clarke SP, Sloane DM, Sochalski J, Silber JH (2002) Hospital nurse staffing and patient mortality, nurse burnout, and job dissatisfaction. JAMA 288(16):1987-1993

Ajdacic-Gross V, Lauber C, Baumgartner M, Malti T, Rössler W (2009) In-patient suicide – a 13-year assessment. Acta Psychiatrica Scandinavica 120(1):71-75

Alanen YO (2001) Schizophrenie. Stuttgart: Klett-Cotta

Alexander J (2006) Patients' feelings about ward nursing regimes and involvement in rule construction. J Psychiatr Ment Health Nurs 13(5):543-553

Alexander J, Bowers L (2004) Acute psychiatric ward rules: a review of the literature. Journal of Psychiatric and Mental Health Nursing 16:24–36

Almvik R, Woods P (1998) The Broset Violence Checklist (BVC) and the prediction of inpatient violence: Some preliminary results. Perspectives in Psychiatric Care 5:208-211

Almvik R, Woods P (2003) Short-term risk prediction: the Broset Violence Checklist. Journal of Psychiatric and Mental Health Nursing 10:236-238

Almvik R, Woods P, Rasmussen K (2000) The Broset Violence Checklist: Sensitivity, Specificity and Interrater Reliability. Journal of Interpersonal Violence 15:1284-1296

Anderson KH, Ford S, Robson D, Cassis J, Rodrigues C, Gray R (2010) An exploratory, randomized controlled trial of adherence therapy for people with schizophrenia. Int J Ment Health Nurs 19(5):340-349

Angermeyer MC (2000) Schizophrenia and violence. Acta Psychiatrica Scandinavica Suppl 102(407):63–67

Angermeyer MC (1994) Stigmatisierung psychisch Kranker in der Gesellschaft. APA: American Psychiatric Association Fact Sheet

Appelbaum PS, Grisso T (1988) Assessing patients' capacities to consent to treatment. N Engl J Med 319(25):1635-1638

Arnetz JE, Arnetz BB (2001) Violence towards health care staff and possible effects on the quality of patient care. Social Science & Medicine 52(3):417-427

Arnold R, Kloß W (1996) Offene Psychiatrie, ambulante Behandlung und Betreuungsgesetz. FuR 263

Arseneault L, Moffitt TE, Caspi A, Taylor PJ, Silva PA (2000) Mental disorders and violence in a total birth cohort: results from the Dunedin Study. Arch Gen Psychiatry 57(10):979-986

Ascher-Svanum H, Zhu B, Faries D, Peng X, Kinon BJ, Tohen M (2008) Tardive dyskinesia and the 3-year course of schizophrenia: results from a large, prospective, naturalistic study. J Clin Psychiatry 69(10):1580-1588

Aubrey T, Bradley L, Siddique C, Leblanc A (1996) Program development on an acute in-patient psychiatric unit. Journal of Mental Health 5:507–514

Awad AG, Hogan TP (1985) Early treatment events and prediction of response to neuroleptics in schizophrenia. Prog Neuropsychopharmacol Biol Psychiatry 9(5-6):585-588

Bäuml J, Froböse T, Kraemer S, Rentrop M, Pitschel-Walz G (2006) Psychoeducation: a basic psychotherapeutic intervention for patients with schizophrenia and their families. Schizophr Bull 32 Suppl 1:S1-9

Bäuml J, Pitschel-Walz G, Volz A, Engel RR, Kessling W (2007) Psychoeducation in schizophrenia: 7-year follow-up concerning rehospitalization and days in hospital in the Munich Psychosis Information Project Study. J Clin Psychiatry 68:854-861

Baker JA, Bowers L, Owiti JA (2009). Wards features associated with high rates of medication refusal by patients: a large multi-centred survey. Gen Hosp Psychiatry 31(1):80-89

Ballard C, Hanney ML, Theodoulou M (2009) For the DART-AD investigators. The dementia antipsychotic withdrawal trial (DARTAD): long-term follow-up of a randomised placebo-controlled trial. Lancet Neurol 8:151–157

Ballard ME, Basso AM, Gallagher KB, Browman KE, Fox GB, Drescher KU, Gross G, Decker MW, Rueter LE, Zhang M (2007) The drug-induced helplessness test: an animal assay for assessing behavioral despair in response to neuroleptic treatment. Psychopharmacology 190(1):1-11

Barretto EM, Kayo M, Avrichir BS, Sa AR, Camargo MG, Napolitano IC, Nery FG, Pinto JA Jr, Bannwart S, Scemes S, Di Sarno E, Elkis H (2009) A preliminary controlled trial of cognitive behavioral therapy in clozapine-resistant schizophrenia. J Nerv Ment Dis 197:865-868

Baxter E, Hafner RJ, Holme G (1992) Assaults by patients: The experience and attitudes of psychiatric hospital nurses, Australian and New Zealand Journal of Psychiatry 26(4):567–573

Becker H (1963) Outsiders Studies in the Sociology of Deviance. New York: Free Press

Bellack A (2004) Skills training for peaple with severe mental illness. Psychiatr Rehabil J 27:375-391

Bensley L, Nelson N, Kaufman J, Silverstein B, Shields J (1995) Patient and staff views of factors influencing assaults on psychiatric hospital employees. Issues in Mental Health Nursing 16:433–446

Bergk J, Steinert T (2006) Einstellungen und Einschätzungen von Mitarbeitern psychiatrischer Aufnahmestationen zu Zwangsmaßnahmen. Nervenarzt 77:S423

Bergner TM (2010) Burnout bei Ärzten: Arztsein zwischen Lebensaufgabe und Lebensaufgabe. Stuttgart: Schattauer

Bergner TM (2011) Burnout bei Ärzten. Arztsein zwischen Lebensaufgabe und Lebensaufgabe. 2. Aufl. Stuttgart: Schattauer

Bertolote JM, Fleischmann A, De Leo D, Wasserman D (2004) Psychiatric diagnoses and suicide: revisiting the evidence. Crisis 25:147-155

Berzlanovich AM, Schöpfer J, Keil W (2012) Deaths due to physical restraint. Dtsch Arztebl Int 109(3):27-32

Binder RL, McNiel DE (1990) The relationship of gender to violent behavior in acutely disturbed psychiatric patients. J Clin Psychiatry 51(3):110-114

Bjornaas MA, Hovda KE, Heyerdahl F, Skog K, Drottning P, Opdahl A, Jacobsen D, Ekeberg O (2010) Suicidal intention, psychosocial factors and referral to further treatment: a one-year cross-sectional study of self-poisoning. BMC Psychiatry 10:58

Blair DT, New SA (1992) Patient violence in psychiatric settings: Risk identification and treatment as provocation. In: Smoyak SA, Blair DT (Eds), Violence and abuse. New Jersey: Slack, 36–53

Bliesener T, Köhle K (1978) Die ärztliche Visite - Chance zum Gespräch. Opladen

Bochnik HJ, Gärtner-Huth C (1989) Rechtliche Aspekte zum Suizid während ärztlicher Behandlung: Problemstellung aus psychiatrischer Sicht. In: Ritzel G, Kliniksuizid. Forschungsmethode und rechtliche Aspekte. Regensburg: Roderer

Bock T (2009) Basiswissen: Umgang mit psychotischen Patienten. Gießen: Psychiatrieverlag

Bock T, Deranders JE, Esterer I (1997) Stimmenreich – Mitteilungen über den Wahnsinn. Bonn

Böker W, Häfner H (1973) Gewalttaten Geistesgestörter. Eine psychiatrisch-epidemiologische Untersuchung in der Bundesrepublik Deutschland. Berlin: Springer

Bonner G, Lowe T, Rawcliffe D, Wellman N (2002) Trauma for all: a pilot study of the subjective experience of physical restraint for mental health inpatients and staff in the UK. Journal of Psychiatric and Mental Health Nursing 9: 465-473

Bowers L, Alexander J, Gaskell C (2003) A controlled trial of an intervention to reduce absconding from acute psychiatric wards. Journal of Psychiatric and Mental Health Nursing 10: 410–416

Bowers L, Alexander J, Simpson A, Ryan C, Carr-Walker P (2004) Cultures of psychiatry and the professional socialization process: the case of containment methods for disturbed patients. Nurse Education Today 24:435-442

Bowers L, Flood C, Brennan G, Allan T (2008) A replication study of the City nurse intervention: reducing conflict and containment on three acute psychiatric wards. J Psychiatr Ment Health Nurs 15(9):737-742

Bowers L, Jarrett M, Clark N (1998) Absconding: a literature review. J Psychiatr Ment Health Nurs 5:343-353

Bowers L, Jarrett M, Clark N, Kiyimba F, McFarlane L (1999) Absconding: why patients leave. Journal of Psychiatric and Mental Health Nursing 6:199–205

Bowers L, Jarrett M, Clark N, Kiyimba F, McFarlane L (2000) Determinants of absconding by patients on acute psychiatric wards. Journal of Advanced Nursing 32:644-649

Bowers L, Nijman H, Allan T, Simpson A, Warren J, Turner L (2006) Prevention and management of aggression training and violent incidents on U.K. Acute psychiatric wards. Psychiatr Serv 57(7):1022-1026

Bowles N, Dodds P, Hackney D, Sunderland C, Thomas P (2002) Formal observations and engagement: a discussion paper. Journal of Psychiatric and Mental Health Nursing 9:255–260

Braddock CH, Fihn SD, Levinson W, Jonsen AR, Pearlman RA (1997) How doctors and patients discuss routine clinical decisions: informed decision making in the outpatient setting. Journal of General Internal Medicine 12:339–345

Bratti IM, Kane JM, Marder SR (2007) Chronic restlessness with antipsychotics. Am J Psychiatry164(11):1648-1654

Bucht G, Gustafson Y, Sandberg O (2009) Epidemiology of delirium. Dement Geriatr Cogn Disord 10:315-318

Bursten B, Fontana A, Dowds B, Geach B (1980) Ward polity and therapeutic outcome ratings of patient behaviour. Hospital & Community Psychiatry 31:33–37

Bursten B, Geach B (1976) Ward polity and therapeutic outcome. Review of patients' records. Journal of Nervous and Mental Diseases 163:414–419

Bush AB, Shore MF (2000) Seclusion and restraint. A review of recent literature. Harvard Review of Psychiatry 8:261-270

Canatsey K, Roper JM (1997) Removal from stimuli for crisis intervention: using least restrictive methods to improve the quality of patient care. Issues Ment Health Nurs18(1):35-44

Cannon ME, Sprivulis P, McCarthy J (2001) Restraint practices in Australasian emergency departments. The Australian and New Zealand Journal of Psychiatry 35:464-467

Caplan C (1993) Nursing staff and psychiatric patients perspective of the ward atmosphere in a maximum security forensic hospital. Archives of Psychiatric Nursing 7:23–29

Carpenter CE, Proenca EJ, Nash DB (1998) Clinical decision making - what every non-clinician manager should know but was never taught. J Health Adm Educ 16(4):357-375

Carpenter WT Jr (1995) Serotonin-dopamine antagonists and treatment of negative symptoms. J Clin Psychopharmacol 15 Suppl 1:30S-3

Cashin A (1996) Seclusion: the quest to determine effectiveness. Journal of Psychosocial Nursing and Mental Health Services 34:17-21

Chandrasena RD (1987) Premature discharges: a comparative study. Canadian Journal of Psychiatry 32:259–263

Charles C, Gafni A, Whelan T (1997) Shared decision-making in the medical encounter: what does it mean? (or it takes at least two to tango). Soc Sci Med 44(5):681-692

Charon J (1979) Symbolic Interactionism. Inglewood Cliffs, NJ: Prentice Hall

Chen SC (1993) The effects of nurses' working experience at psychiatric department on their attitudes toward psychotic patients. Public Health 20(1):70–82

Chen SC (1997) Study of patients' violent behavior in an acute psychiatric ward, Journal of Nursing Research 5(2):195–205

Cheng SL, Tsai SL, Chan CH, Liao RL, Chang M (1999) The effects of the violence management program on psychiatric nurses' knowledge of patient violence, attitudes toward violence, and management of violent behaviour. Journal of Nursing Research 7(5):408–422

Chiappa FW, SJ Wilson (1981) The effect of a locked door on a psychiatric inpatient unit. Hosp Community Psychiatry 32:801-802

Chung SK, Long CF (1984) A study of the revised State-Trait Anxiety Inventory. Psychological Testing 31(1):27–36

Clark N, Kiyimba F, Bowers L, Jarrett M, McFarlane L (1999) Absconding: nurses views and reactions. Journal of Psychiatric and Mental Health Nursing 6:219–224

Cohen A (1971) The rules of the game. In: Rubington E, Weinberg M, The Study of Social Problems. London: Oxford University Press, 12-20

Collins J (1994) Nurses' attitudes towards aggressive behaviour, following attendance at 'The Prevention and Management of Aggressive Behaviour Programme' Journal of Advanced Nursing 20(1):117–131

Combs H, Romm S (2007) Primary Psychiatry 14:67-74

Conley RR, Buchanan RW (1997) Evaluation of treatment-resistant schizophrenia. Schizophr Bull 23(4):663-74

Conroy T, Jorgensen J (1995) Decreasing elopement through interdisciplinary teamwork. Nursing Quality Connection 5:30–31

Cooper C, Katona C, Lyketsos K, Blazer D, Brodaty H, Rabins P, de Mendonça Lima CA, Livingston G (2011) A systematic review of treatments for refractory depression in older people. Am J Psychiatry 168:681-688

Copas JB, Robin A (1982) Suicide in psychiatric inpatients. Br J Psychiatry 141:503-511

Coryell WH (2006) Clinical assessment of suicide risk in depressive disorder. CNS Spectr 11:455-461

Crenshaw WB, Cane KA (1997) An updated national survey on seclusion and restraint. Psychiatric Services 48:395-397

Crichton J (1997) The response of nursing staff to psychiatric inpatient misdemeanour. Journal of Forensic Psychiatry 8:36–61

Crichton J (1998a) Psychodynamic perspectives on staff response to inpatient misdemeanour. Criminal Behaviour and Mental Health 8:266–274

Crichton J (1998b) Staff response to psychiatric inpatient violence: an international comparison. Psychiatric Care 5:50–56

Crichton J (1999) Staff response to disturbed behaviour in group homes for adults with a learning disability. Criminal Behaviour and Mental Health 9:215–225

Crowner ML, Douyon R, Convit A, Gaztanaga P, Volavka J, Bakall R (1990) Akathisia and violence. Psychopharmacol Bull 26(1):115-117

Cullberg J, Wasserman D, Stefansson CG (1988) Who commits suicide after a suicide attempt? An 8 to 10 year follow up in a suburban catchment area. Acta Psychiatr Scand 77:598-603

Davì M (2009) Formative needs of the professional staff in psychiatric division. The project open doors. Riv Psichiatr 44:320-327

Davis JM, Chen N, Glick ID (2003) A meta-analysis of the efficacy of second-generation antipsychotics. Arch Gen Psychiatry 60(6):553-564

Dawson J, Johnston M, Kehiayan N, Kyanko S, Martinez R (1998) Response to patient assault. A peer support program for nurses. Journal of Psychosocial Nursing and Mental Health Services 26:8–11

Day JC, Bentall RP, Roberts C, Randall F, Rogers A, Cattell D (2005) Attitudes toward antipsychotic medication. Archives of General Psychiatry 62: 717–724

Deber RB, Kraetschmer N, Urowitz S, Sharpe N (2007) Do people want to be autonomous patients? Preferred roles in treatment decision-making in several patient populations. Health Expect 10(3): 248–258

Decaire MW, Bédard M, Riendeau J, Forrest R (2006) Incidents in a psychiatric forensic setting: association with patient and staff characteristics. Can J Nurs Res 38:68-80

Deisenhammer EA, DeCol C, Honeder M, Hinterhuber H, Fleischhacker WW (2000) Inpatient suicide in psychiatric hospitals. Acta Psychiatr Scand 102:290-294

De Lucio LG, Garcia Lopez FJ, Marin Lopez MT, Hesse BM, Caamano Vaz MD (2000) Training programme in techniques of self-control and communication skills to improve nurses' relationships with relatives of seriously ill patients: A randomized controlled study. Journal of Advance Nursing 2:425–431

Devanand DP (1997) Behavioral complications and their treatment in Alzheimer's disease. Geriatrics 52:37–39

Dickens GL, Campbell J (2001) Absconding of patients from an independent UK psychiatric hospital: a 3-year retrospective analysis of events and characteristics of absconders. J Psychiatr Ment Health Nurs 8:543-550

Dickerson FB, Lehman AF (2011) Evidence-based psychotherapy for schizophrenia: 2011 update. J Nerv Ment Dis 199:520-526

Dickerson FB, Tenhula WN, Green-Paden LD (2005) The token economy for schizophrenia: review of the literature and recommendations for future research. Schizophr Res 75:405–416

Dong JY, Ho TP, Kan CK (2005) A case-control study of 92 cases of inpatient suicides. J Affect Disord 87:91-99

Dougherty LM, Bolger JP, Preston DG, Jones SS, Payne HC (1992) Effects of exposure to aggressive behavior on job satisfaction of health care staff. J Appl Gerontol 11:160–172

Drake RE, Mueser KT, Torrey WC (2000) Evidence-based treatment of schizophrenia. Curr Psychiatry Rep 2:393-397

Duxbury J (2002) An evaluation of staff and patient views of and strategies employed to manage inpatient aggression and violence on one mental health unit: a pluralistic design. Journal of Psychiatric and Mental Health Nursing 9:325-337

Duxbury J, Björkdahl A, Johnson S (2006) Ward culture and atmosphere. In: Richter D, Whittington R (Hrsg.), Violence in Mental Health Settings: Causes, Consequences, Management. New York: Springer, 273-291

Dyck Dg, Hendryx MS, Short RA (2002) Service use among patients with schizophrenia in psychoeducational multiple-family group treatment. Psychiatr Serv 53:749-754

Edward A, Elwyn G, Wood F, Atwell C, Prior L, Houston H (2005) Shared decision making and risk communication in practice: a qualitative study of GPs' experiences. British Journal of General Practice 55:6–13

Elbogen EB, Johnson SC (2009) The intricate link between violence and mental disorder: results from the National Epidemiologic Survey on Alcohol and Related Conditions. Arch Gen Psychiatry 66:152-161

Elwyn G, Edwards A, Gwyn R, Grol R (1999) Towards a feasible model for shared decision making: focus group study with general practice registrars. BMJ 319:753–756

Elwyn G, Hutchings H, Edwards A, Rapport F, Wensing M, Cheung WY, Grol R (2005) The OPTION scale: measuring the extent that clinicians involve patients in decision-making tasks. Health Expect 8(1):34-42

Emsley R, Rabinowitz J, Medori R (2006) Time course for antipsychotic treatment response in first-episode schizophrenia. Am J Psychiatry 163(4):743-745

Erlangsen A, Zarit SH, Tu X, Conwell Y (2006) Suicide among older psychiatric inpatients: an evidence-based study of a high-risk group. Am J Geriatr Psychiatry14:734-741

Eron LD (1994) Theories of aggression: From drives to cognitions. In: Huesmann LR (Ed), Aggressive behavior: Current perspective. New York: Plenum, 3–11

Fagin L, Carson J, Leary J, De Viliers N, Bartlett H, O'Malley P, West M, McElfatrick S, Brown D (1996) Stress, coping and burnout in mental health nurses: findings from three research studies. International Journal of Social Psychiatry 42:102–111

Falkowski J, Watts V, Falkowski W, Dean T (1990) Patients leaving hospital without the knowledge or permission of staff-absconding. British Journal of Psychiatry 156:488–490

Farnham FR, Kennedy HG (1997) Acute excited states and sudden death. British Medical Journal 315:1107-1108

Farrell GA, Dares G (1996) Seclusion or solitary confinement: therapeutic or punitive treatment? Australian and New Zealand Journal of Mental Health Nursing 5:171–179

Fazel S, Långström N, Hjern A, Grann M, Lichtenstein P (2009) Schizophrenia, substance abuse, and violent crime. JAMA 301:2016-2023

Fazel S, Cartwright J, Norman-Nott A, Hawton K (2008) Suicide in prisoners: a systematic review of risk factors. Journal of Clinical Psychiatry 69:1721-1731

Felton JS (1998) Burnout as a clinical entity – its importance in health care workers. Occup Med 48:237–250

Ferreira MH, Colombo ES, Guimarães PS, Soeiro RE, Dalgalarrondo P, Botega NJ (2007) Suicide risk among inpatients at a university general hospital. Rev Bras Psiquiatr 29(1):51-54

Finnema E, Louwerens J, Slooff C, van-den-Bosch R (1996) Expressed emotion on long-stay wards. Journal of Advanced Nursing 24:473–478

Fischer EP, Shumway M, Owen RR (2002) Priorities of consumers, providers, and family members in the treatment of schizophrenia. Psychiatr Serv 53:724-729

Fisher WA (1994) Restraint and seclusion: a review of the literature. American Journal of Psychiatry 151:1585-1591

Foley SR, Kelly BD, Clarke M, McTigue O, Gervin M, Kamali M, Larkin C, O'Callaghan E, Browne S (2005) Incidence and clinical correlates of aggression and violence at presentation in patients with first episode psychosis. Schizophr Res 72:161-168

Folkard S (1960) Agressive behavior in relation to open wards in mental hospital. Ment Hyg 44:155-161

Ford R, Durcan G, Warner L, Hardy P, Muijen M (1998) One day survey by the Mental Health Act Commission of acute adult psychiatric inpatient wards. British Medical Journal 7168:1279–1283

Ford S (2004) Examining the effects of QUATRO adherence therapy on community mental health service users sympto- mology and concordance with medication regimens (Masters thesis). Miami, FL: Florida International University

Freeman D (2007) Suspicious minds: the psychology of persecutory delusions. Clinical Psychology Review 27:425–457

Frühwald S, Frottier P, Eher R, Aigner M, Gutierrez K, Ritter K (2000) Assessment of custodial suicide risk--jail and prison suicides in Austria 1975-1996. Psychiatr Prax 27:195-200

Fujimori H, Sakaguchi M (1986) Suicide by schizophrenic patients in psychiatric hospitals. Fortschr Neurol Psychiatr 54:1-14

Gaebel W, Falkai P, DPPN-Leitlinienprojektgruppe (2009) Therapeutische Massnahmen bei aggressivem Verhalten. Heidelberg: Springer

Gaertner I, Gilot C, Heidrich P, Gaertner HJ (2002) A case control study on psychopharmacotherapy before suicide committed by 61 psychiatric inpatients. Pharmacopsychiatry 35:37-43

Gallop R, McCay E, Guha M, Khan P (1999) The experience of hospitalization and restraint of women who have a history of childhood sexual abuse. Health Care Women International 20:401-416

García-Cabeza I, Gómez JC, Sacristán JA, Edgell E, González de Chavez M (2001) Subjective response to antipsychotic treatment and compliance in schizophrenia. A naturalistic study comparing olanzapine, risperidone and haloperidol (EFESO Study). BMC Psychiatry 1:7

Gebhardt RP, Radtke M (2003) Vergleich der Stationsatmosphäre zwischen drei Spezialstationen für alkoholkranke, schizophrene und depressive Patienten und einer diagnostisch gemischten Satellitenstation. Psychiatrische Praxis 30:192-198

Gentile S (2007) Extrapyramidal adverse events associated with atypical antipsychotic treatment of bipolar disorder. J Clin Psychopharmacol 27(1):35-45

Giddens A (1989) Social Theory and Modern Sociology. In: Stones R, Key Sociological Thinkers. London: McMillan, 151-162

Gilmer TP, Dolder CR, Lacro JP, Folsom DP, Lindamer L, Garcia P, Jeste DV (2004) Adherence to treatment with antipsychotic medication and health care costs among Medicaid beneficiaries with schizophrenia. Am J Psychiatry 161(4):692-699

Goedhuys J, Rethan JJ (2001) On the relationship between the efficiency and the quality of the consultation. A validity study. Family Practice 18(6):592-596

Goffman E (1961) Asylums. Harmondsworth: Penguin Books

Graf EM, Acksu Y, Pick I, Rettinger S (2011) Beratung, Coaching, Supervision: Multidisziplinäre Perspektiven vernetzt. VS Verlag für Sozialwissenschaften

Granholm E, Anthenelli R, Monteiro R (2003) Brief integrated outpatient dual-diagnosis treatment reduces psychiatric hospitalizations. Am J Addict 12:306-313

Grassi L, Peron L, Marangoni C, Zanchi P, Vanni A (2001) Characteristics of violent behaviour in acute psychiatric in-patients: A 5-year Italian study, Acta Psychiatrica Scandinavica 104:273–279

Gray R, Robson D (2007) Advances in medication adherence in people with schizophrenia. Progress in Neurology and Psychiatry 11:1–6

Gray R, Robson D (2008) Medication management. In: Newell R, Gournay K (Eds), Mental Health Nursing an Evidence-Based Approach. Edinburgh: Churchill Livingstone, 109-129

Gray R, Wykes T, Gournay K (2002) From compliance to concordance: A review of the literature on interventions to improve compliance with antipsychotic medication. Journal of Psychiatric and Mental Health Nursing 9:277–284

Gray R, Wykes T, Gournay K (2003) The effect of medi- cation management training on community mental health nurse's clinical skills. International Journal of Nursing Studies 40(2):163–169

Gray R, Wykes TM, Edmunds M, Leese M, Gournay K (2004) Effect of a medication management training package for nurses on clinical outcomes for patients with schizophrenia: A cluster randomised controlled trial. British Journal of Psychiatry 185(2):157–162

Gray R, Rofail D, Allen J, Newey T (2005) A survey of patient satisfaction with and subjective experiences of treatment with antipsychotic medication. Journal of Advanced Nursing 52:31–37

Gray R, Leese M, Bindman J, Becker T, Burti L, David A, Gournay K, Kikkert M, Koeter M, Puschner B, Schene A, Thornicroft G, Tansella M (2006) Adherence therapy for people with schizophrenia. European multicentre randomised controlled trial. British Journal of Psychiatry 189:508-514

Gray R, White J, Schulz M, Abderhalden C (2010) Enhancing medication adherence in people with schizophrenia: an international programme of research. Int J Ment Health Nurs 19(1):36-44

Grube M (2004) Ethnic minorities and aggressive behaviour in psychiatric in-patients: an investigation using a »Matched-Pair« design. Psychiatr Prax 31(1):11-15

Gutheil TG (1978) Observations on the theoretical bases for seclusion of the psychiatric inpatient. American Journal of Psychiatry 135:325-328

Häfner H, Böker W (1973) Acts of violence committed by mentally deranged persons (author's transl). Dtsch Med Wochenschr 98(43):2005-2011

Häfner H, Moschel G, Ozek M (1977) Psychiatric disturbances in Turkish guest-workers in Germany. A prospective study of 200 immigrants (author's transl). Nervenarzt 48(5):268-275

Haglund K, van der Meiden E, von Knorring L, von Essen L (2007) Psychiatric care behind locked doors. A study regarding the frequency of and the reasons for locked psychiatric wards in Sweden. J Psychiatr Ment Health Nurs 14(1):49-54

Haglund K, von Essen L (2005) Locked entrance doors at psychiatric wards - advantages and disadvantages according to voluntarily admitted patients. Nord J Psychiatry 59(6):511-515

Hahn S, Needham I, Abderhalden C, Duxbury JA, Halfens RJ (2006) The effect of a training course on mental health nurses' attitudes on the reasons of patient aggression and its management. J Psychiatr Ment Health Nurs 13(2):197-204

Haller RM, Deluty RH (1988) Assaults on staff by psychiatric in-patients. A critical review. British Journal of Psychiatry 152(1):174–179

Hamann J, Leucht S, Kissling W (2003) Shared decision making in psychiatry. Acta psychiatrica Scandinavica 107:403-409

Harris GT, Rice ME, Preston DL (1989) Staff and patient perceptions of the least restrictive alternatives for the short term control of disturbed behaviour. Journal of Psychiatry and Law 17:239-263

Hatta K, Usui C, Nakamura H, Kurosawa H, Arai H (2010) Open wards versus locked wards of general hospitals in the treatment of psychiatric patients with medical comorbidities: a cross-sectional study in Tokyo. Psychiatry Clin Neurosci 64:52-56

Haukka J, Suominen K, Partonen T (2008) Determinants and outcomes of serious attempted suicide: A nationwide study in Finland, 1996-2003. American Journal of Epidemiology 167:1155-1163

Heinz A, Knable MB, Coppola R (1998) Psychomotor slowing, negative symptoms and dopamine receptor availability - an IBZM SPECT study in neuroleptic-treated and drug-free schizophrenic patients. Schizophr Res 31:19–26

Hellewell JSE (1998) Presented at: 11th congress of the ECNP. Paris

Helmchen H, Hippius H (1967) Depression syndrome in the course of neuroleptic therapy. Nervenarzt 38(10):455-458

Helmchen H (1998) Die Deklaration von Madrid. Nervenarzt 69:454-455

Hem E, Steen O, Opjordsmoen S (2001) Thrombosis associated with physical restraints. Acta Psychiatrica Scandinavica 103:73-75

Henderson C, Flood C, Leese M, Graham AM, Thornicroft, Sutherby K, Szmukler G (2009) Views of service users and providers on joint crisis plans. Soc Psychiatry Psychiatr Epidemiol 44:369–376

Henry C, Ghaemi SN (2004) Insight in psychosis: a systematic review of treatment interventions. Psychopathology 37:194–199

Hertling I, Philipp M, Dvorak A, Glaser T, Mast O, Beneke M, Ramskogler K, Saletu-Zyhlarz G, Walter H, Lesch OM (2003) Flupenthixol versus risperidone: subjective quality of life as an important factor for compliance in chronic schizophrenic patients. Neuropsychobiology 47(1):37-46

Hewison A (1995) Nurses' power in interactions with patients. Journal of Advanced Nursing 21:75–82

Hinsch R, Pfingsten U (2007) Gruppentraining sozialer Kompetenzen (GSK). Weinheim: PVU

Hoffmann AOM, Lee AH, Wertenauer F, Jansen JJ, Ricken R, Gallinat J, Lang UE (2009). Dog assisted activities significantly reduce anxiety in acute depressive hospitalized patients. European J Integrat Med 1(3):145-148

Holmes C (1992) The drama of nursing. Journal of Advanced Nursing 17:941–950

Holmes D, Kennedy SL, Perron A (2004) The mentally ill and social exclusion: a critical examination of the use of seclusion from the patient's perspective. Issues in Mental Health Nursing 25:559-578

Holzworth RJ, Wills CE (1999) Nurses' judgments regarding seclusion and restraint of psychiatric patients: a social judgment analysis. Research in Nursing & Health 22:189-201

Homburger P, Lehle B, Ebner G (2003) Hilfestellungen zur Einschätzung und Beurteilung suizidaler Patienten im stationären und ambulanten Betreuungssetting: Ein Projektbericht. Suizidprophylaxe 20(1)

Hübner-Liebermann B, Spiessl H, Cording C (2001) Patientensuizide in einer psychiatrischen Klinik. Psychiat Praxis 28:330-334

Hunt IM, Kapur N, Webb R, Robinson J, Burns J, Turnbull P, Shaw J, Appleby L (2007) Suicide in current psychiatric in-patients: a case-control study The National Confidential Inquiry into Suicide and Homicide. Psychol Med 37(6):831-837

Hunt IM, Windfuhr K, Swinson N, Shaw J, Appleby L, Kapur N (2010) National Confidential Inquiry into Suicide and Homicide by People with Mental Illness. Suicide amongst psychiatric in-patients who abscond from the ward: a national clinical survey. BMC Psychiatry 3(10):14

Hunter M, Carmel H (1989) Staff injuries from inpatient violence. Hospital and Community Psychiatry 40:41–46

Ilkiw-Lavalle O, Grenyer BF (2003) Differences between patient and staff perceptions of aggression in mental health units. Psychiatric Services 54:389-393

Ingenhoven T, Lafay P, Rinne T, Passchier J, Duivenvoorden H (2010) Effectiveness of pharmacotherapy for severe personality disorders: meta-analyses of randomized controlled trials. J Clin Psychiatry 71:14-25

Jacobs M (1988) Psychodynamic Counselling in Action. London: Sage

Jocham D, Schulze J, Schmucker P (2002) Medizinstudium: Wunschzettel für die Reform. Deutsches Ärzteblatt 99(14):A-912

Johansen K (1983) The impact of patients with chronic character pathology on a hospital inpatient unit. Hospital and Community Psychiatry 34:843–847

Johnson ME (2010) Violence and restraint reduction efforts on inpatient psychiatric units. Issues Ment Health Nurs 31(3): 181–197

Jones C, Hacker D, Meaden A, Cormac I, Irving CB (2011) Cognitive behaviour therapy versus other psychosocial treatments for schizophrenia. Cochrane Database Syst Rev CD000524

Jones RM, Hales H, Butwell M, Ferriter M, Taylor PJ (2011) Suicide in high security hospital patients. Soc Psychiatry Psychiatr Epidemiol 46(8):723-731

Joy CB, Adams CE, Rice K (2004) Crisis intervention for severe mental illness (Cochrane Review). Oxford: Up-date Software

Jungman L, Bucher R (1967) Ward structure, therapeutic ideology and patterns of patient interaction. Archives of General Psychiatry 17:404–415

Kallert TW, Glöckner M, Schützwohl M (2008) Involuntary vs. voluntary hospital admission – a systematic review on outcome diversity. European Archives of Psychiatry and Clinical Neuroscience 258:195-209

Kallert TW, Priebe S, McCabe R, Kiejna A, Rymaszewska J, Nawka P, Ocvár L, Raboch J, Stárková-Kalisová L, Koch R, Schützwohl M (2007) Are day hospitals effective for acutely ill psychiatric patients? A European multicenter randomized controlled trial. J Clin Psychiatry 68:278-287

Kallert TW, Rymaszewska J, Torres-González F (2007) Differences of Legal Regulations Concerning Involuntary Psychiatric Hospitalization in Twelve European Countries: Implications for Clinical Practice. International Journal of Forensic Mental Health 6:197-207

Kallert TW, Schönherr R, Schnippa S, Matthes C, Glöckner M, Schützwohl M (2005) Direct costs of acute day hospital care: results from a randomized controlled trial 32:132-41

Kaltiala-Heino R, Välimäki M, Korkeila J, Tuohimäki C, Lehtinen V (2003) Involuntary medication in psychiatric in-patient treatment. European Psychiatry 18:290-295

Kapfhammer HP, Rüther E (1985) Dopamine agonists in the therapy of parkinson syndrome. Nervenarzt 56(2):69-81

Kasper J, Hoge SK, Feucht-Haviar T, Cortina J, Cohen B (1997) Prospective study of patients' refusal of antipsychotic medication under a physician discretion review procedure. American Journal of Psychiatry 154:483–489

Kay T, Kent JH (1989) Women victims of domestic violence. BMJ 299(6711):1339

Keating NL (2002) How are patient's specific ambulatory experiences related to trust, satisfaction, and considering changing physicians? Journal of general internal medicine: official journal of the Society for Research and Education in Primary Care Internal Medicine 17:29-39

Keith VM, Jones W (1990) Determinants of health services utilization among the black and white elderly. J Health Soc Policy 1(3):73-88

Ketelsen R, Zechert C, Driessen M (2007) Kooperationsmodell zwischen psychiatrischen Kliniken mit dem Ziel der Qualitätssicherung bei Zwangsmaßnahmen. Psychiatrische Praxis S208-S211

Kiejna A, Jańska-Skomorowska M, Baranowski P (1993) Medical procedure with aggressive patients: experiences of psychiatric clinic in Wroclaw. Psychiatr Pol 27(5):501-513

Kikkert MJ, Schene AH, Koeter MW (2006) Medication adherence in schizophrenia: Exploring patients', carers' and professionals' views. Schizophrenia Bulletin 32:786-794

Kilian R, Steinert T, Schepp W, Weiser P, Jaeger S, Pfiffner C, Frasch K, Eschweiler GW, Messer T, Croissant D, Becker T, Längle G (2012) Effectiveness of antipsychotic maintenance therapy with quetiapine in comparison with risperidone and olanzapine in routine schizophrenia treatment: results of a prospective observational trial. Eur Arch Psychiatry Clin Neurosci 22.04.2012, epub ahead of print

Kim H, Whall AL (2006) Factors associated with psychotropic drug usage among nursing home residents with dementia. Nurs Res 55(4):252-258

Kinon BJ, Basson BR, Gilmore JA, Tollefson GD (2001) Long-term olanzapine treatment: weight change and weight-related health factors in schizophrenia. J Clin Psychiatry 62(2):92-100

Klinge V (1994) Staff opinions about seclusion and restraint at a state forensic hospital. Hospital and Community Psychiatry 45:138-141

Knowles R, McCarthy-Jones S, Rowse G (2011) Grandiose delusions: a review and theoretical integration of cognitive and affective perspectives. Clin Psychol Rev 31:684-696

Koester A, Engels B (1970) Gelungene Suizide im psychiatrischen Krankenhaus. Sozial- und Präventivmedizin/Social and Preventive Medicine 15(1):19-26

Kologjera L, Bedi A, Watson W, Meyer A (1989) Impact of therapeutic management on use of seclusion and restraint with disruptive adolescent inpatients. Hospital and Community Psychiatry 40:280-285

Krakowski MI, Czobor P (2004) Psychosocial risk factors associated with suicide attempts and violence among psychiatric inpatients. Psychiatr Serv 55(12):1414-1419

Kriss J (1995) Habermas Goffman and communicative action: implications for professional practice. American Sociological Review 60:545-565

Lang UE, Heinz A (2010) What does open acute psychiatry cost? Psychiatr Prax 37(8):411-412

Lang UE, Hartmann S, Schulz-Hartmann S, Neuhaus K, Gudlowski Y, Munk I, von Haebler D, Gallinat J, Heinz A (2010) Do locked doors in psychiatric hospitals prevent patients from absconding? Eur J Psychiatry 24(4):199-204

Lang UE, Jansen JB, Wertenauer F, Gallinat J, Rapp, MA (2010) Reduced anxiety during dog assisted interviews in acute schizophrenic patients. European Journal of Integrative Medicine 2(3):123-127

Lanza M (1988) Factors relevant to patient assault. Issues in Mental Health Nursing 9:239-257

Lanza M, Kayne H, Hicks C, Milner J (1994) Environmental characteristics related to patient assault. Issues in Mental Health Nursing 15:319-335

Large M, Smith G, Sharma S, Nielssen O, Singh SP (2011). Systematic review and meta-analysis of the clinical factors associated with the suicide of psychiatric in-patients. Acta Psychiatr Scand 124(1):18-29

Lee HC, Lin HC (2009) Are psychiatrist characteristics associated with post-discharge suicide of schizophrenia patients? Schizophr Bull 35:760-765

Lee YC, Fan SH, Tsai GC (1987) Assaultive behaviors among psychiatric inpatients - A retrospective study. Chinese Medical Journal 39(5):323-332

Lehle B (2005) Suizide während der stationären psychiatrischen Behandlung unter besonderer Berücksichtigung depressiver Patienten. Eine Analyse von Häufigkeiten, typischen Patientenvariablen und zeitlicher Veränderung zwischen 1990 und 1999. Regensburg: Roderer

Lehtinen K (1996) Integrated treatment model of first contact patients with schizophrenia-like psychosis. Nordic J of Psychiatry 50:281-287

Lehtinen V, Veijola J, Lindholm T, Moring J, Puukka P, Väisänen E (1996) Incidence of mental disorders in the Finnish UKKI Study. Br J Psychiatry 168(6):672-678

Leichsenring F, Leibing E, Kruse J, New AS, Leweke F (2011) Borderline personality disorder. 377(9759):74-84

Leiter MP, Harvie PL (1996) Burnout among mental health workers: a review and a research agenda. Int J Soc Psychiatry 42:90-101

Lemonidou C, Priami M, Merkouris A, Kalafati M, Tafas C, Plati C (2002) Nurses' perceptions toward seclusion and use of restraints for psychiatric patients in Greece. European Journal of Psychiatry 16:81-90

Leucht S, Barnes TR, Kissling W, Engel RR, Correll C, Kane JM (2003) Relapse prevention in schizophrenia with new-generation antipsychotics: a systematic review and exploratory meta-analysis of randomized, controlled trials. Am J Psychiatry 160(7):1209-1222

Levinson D, Crabtree L (1979) Ward tension and staff leadership in a therapeutic community for hospitalised adolescents. Psychiatry 42:220-240

Lewander T (1994) Neuroleptics and the neuroleptic-induced deficit syndrome. Acta Psychiatr Scand Suppl 380:8-13

Lewis AB, Kohl RN (1962) The risk and prevention of abscondence from an open psychiatric unit. Comprehensive Psychiatry 3:302-308

Lieb K, Völlm B, Rücker G, Timmer A, Stoffers JM (2010) Pharmacotherapy for borderline personality disorder: Cochrane systematic review of randomised trials. Br J Psychiatry 196:4-12

Lieberman J, Jody D, Geisler S, Alvir J, Loebel A, Szymanski S, Woerner M, Borenstein M (1993) Time course and biologic correlates of treatment response in first-episode schizophrenia. Arch Gen Psychiatry 50(5):369-376

Limm H, Gündel H, Heinmüller M, Marten-Mittag B, Nater UM, Siegrist J, Angerer P (2011) Stress management interventions in the workplace improve stress reactivity: a randomised controlled trial. Occup Environ Med 68(2):126-133

Linaker OM, Busch Iversen H (1995) Predictors of imminent violence in psychiatric inpatients. Acta Psychiatrica Scandinavica 92:250-254

Lincoln T (2006) Kognitive Verhaltenstherapie der Schizophrenie. Göttingen: Hogrefe

Lincoln T, Wilhelm K, Nestoriuc Y (2007) Effectiveness of psychoeducation for relapse, symptoms, knowledge, adherence and functioning in psychotic disorders: a meta-analysis. Schizophr Res 96:232-245

Lindström E, Bingefors K (2000) Patient compliance with drug therapy in schizophrenia. Economic and clinical issues. Pharmacoeconomics 18(2):106-124

Lindström LH (1994) Long-term clinical and social outcome studies in schizophrenia in relation to the cognitive and emotional side effects of antipsychotic drugs. Acta Psychiatr Scand Suppl 380:74-76

Lion JR, Madden DJ, Christopher RL (1976) A violence clinic. Three years' experience. American Journal of Psychiatry 133:432-435

Lion JR, Snyder W, Merrill GL (1981) Under-reporting of assaults on staff in a state hospital. Hospital and Community Psychiatry 32:497–498

Liu-Seifert H, Adams DH, Kinon BJ (2005) Discontinuation of treatment of schizophrenic patients is driven by poor symptom response: a pooled post-hoc analysis of four atypical antipsychotic drugs. BMC Med 23(3):21

Love CC, Hunter ME (1996) Violence in public sector psychiatric hospitals. Benchmarking nursing staff injury rates. Journal of Psychosocial Nursing and Mental Health Services 34(5):30–34

Lowe T, Wellman N, Taylor R (2003) Limit setting and decision making in the management of aggression. Journal of Advanced Nursing 41:154–161

Luther E (2001) Chancen und Risiken der Patientenautonomie. Beitrag zur öffentlichen Dialogveranstaltung der Enquete-Kommission »Recht und Ethik der modernen Medizin« in Jena

Lutzen K (1990) Moral sensing and ideological conflict aspects of the therapeutic relationship in psychiatric nursing. Scandinavian Journal of Caring Science 4:69–76

Majic T, Pluta JP, Mell T, Aichberger MC, Treusch Y, Gutzmann H, Heinz A, Rapp MA (2010) The pharmacotherapy of neuropsychiatric symptoms of dementia: a cross-sectional study in 18 homes for the elderly in Berlin. Dtsch Arztebl Int 107:320-327

Maneesakorn S (2008) A RCT of adherence therapy for schizophrenia (PhD thesis). London: King's College

Maneesakorn S, Robson D, Gournay K, Gray R (2007) An RCT of adherence therapy for people with schizophrenia in Chaing Mai, Thailand. Journal of Clinical Nursing 16:1302–1312

Mann LS, Wise TN, Shay L (1993) A prospective study of psychiatric patients' attitudes toward the seclusion room experience. General Hospital Psychiatry 15:177-182

Marangos-Frost S, Wells D (2000) Psychiatric nurses' thoughts and feelings about restraint use: A decision dilemma. Journal of Advanced Nursing 31:362–369

Marder SR (2005) Subjective experiences on antipsychotic medications: synthesis and conclusions. Acta Psychiatr Scand Suppl 427:43-46

Martin A, Krieg H, Esposito F, Stubbe D, Cardona L (2008) Reduction of restraint and seclusion through collaborative problem solving: a five-year prospective inpatient study. Psychiatr Serv 59(12):1406-1412

Martin KH (1995) Improving staff safety through and aggression management program. Archives of Psychiatric Nursing 11:211-215

Martin V, Bernhardsgrütter R, Goebel R, Steinert T (2007) The use of mechanical restraint and seclusion in patients with schizophrenia: A comparison of the practice in Germany and Switzerland. Clinical Practice and Epidemiology in Mental Health a3:1

Martin V, Kuster W, Baur M, Bohnet U, Hermelink G, Knopp M, Kronstorfer R, Martinez-Funk B, Roser M, Voigtlander W, Brandecker R, Steinert T (2007) Die Inzidenz von Zwangsmaßnahmen als Qualitätsindikator in psychiatrischen Kliniken. Probleme der Datenerfassung und –verarbeitung und erste Ergebnisse. Psychiatrische Praxis 34:26-33

Martin V, Steinert T (2005) Ein Vergleich der Unterbringungsgesetze in den 16 deutschen Bundesländern. Krankenhauspsychiatrie 16:2-12

Martinez RJ, Grimm M, Adamson M (1999) From the other side of the door: patient views of seclusion. Journal of Psychosocial Nursing and Mental Health Services 37:13-22

Masters KJ, Wandless D (2005) Use of Pulse oximetry during restraint episodes. Psychiatric Services 25:1313

McCue RE, Urcuyo L, Lilu Y, Tobias T, Chambers MJ (2004) Reducing restraint use in a public psychiatric inpatient service. J Behav Health Serv Res 31(2):217-224

Mc Farlane WR, Dixon L, Lukens E (2003) Family psychoeducation and schizophrenia: a review of the literature. J Marital Fam Ther 29:223-245

McIndoe K. Elope (1986) why psychiatric patients go AWOL. Journal of Psychosocial Nursing and Mental Health Service 26:16–20

Mead G (1934) Mind Self and Society. Chicago: University of Chicago

Meehan T, Bergen H, Fjeldsoe K (2004) Staff and patient perceptions of seclusion: has anything changed? Journal of Advanced Nursing 47:33-38

Meehan T, McCombes S, Hatzipetrou L, Catchpoole R (2006) Introduction of routine outcome measures: staff reactions and issues for consideration. J Psychiatr Ment Health Nurs 13(5):581-587

Meehan T, Morrison P, McDougall S (1999). Absconding behaviour: An exploratory investigation in an acute inpatient. Aust N Z J Psychiatry 33:533-537

Meehan T, Vermeer C, Windsor C (2000) Patients' perceptions of seclusion: a qualitative investigation. Journal of Advanced Nursing 31:370-377

Melchior MEW, Van Den Berg AA, Aalfens H, Gassman P (1997) Burnout and the work environment of nurses in psychiatric long-stay care settings. Soc Psych Psych Epid 32:158–164

Meltzer HY (1998) Suicide in schizophrenia: risk factors and clozapine treatment. J Clin Psychiatry 59 Suppl 3:15-20.

Meltzer HY (2005) Suicide in schizophrenia, clozapine, and adoption of evidence-based medicine. J Clin Psychiatry 66:530-533

Meltzer HY, Bobo WV, Lee MA, Cola P, Jayathilake K (2010) A randomized trial comparing clozapine and typical neuroleptic drugs in non-treatment-resistant schizophrenia. Psychiatry Res 177:286-293

Meltzer HY, Okayli G (1995) Reduction of suicidality during clozapine treatment of neuroleptic-resistant schizophrenia: impact on risk-benefit assessment. Am J Psychiatry 152:183-190

Meynen G, Swaab DF (2011) Why medication in involuntary treatment may be less effective: the placebo/nocebo effect. Med Hypotheses 77(6):993-935

Miller D, Stone M, Beck N, Fraps C, Shekim W (1983) Predicting AWOL discharge at a community mental health centre: a 'split half' validation. American Journal of Psychiatry 140:479–482

Miller RJ, Zadolinnyj K, Hafner RJ (1993) Profiles and predictors of assaultiveness for different psychiatric ward populations. Am J Psychiatry 150(9):1368-1373

Milton J, Amin S, Singh SP, Harrison G, Jones P, Croudace T, Medley I, Brewin J (2001) Aggressive incidents in first-episode psychosis. Br J Psychiatry 178:433-440

Mistral W, Hall A, McKee P (2002) Using therapeutic community principles to improve the functioning of a high care psychiatric ward in the UK. International Journal of Mental Health Nursing 11:10–17

Modestin J, Dal Pian D, Agarwalla P (2005) Clozapine diminishes suicidal behavior: a retrospective evaluation of clinical records. J Clin Psychiatry 66:534-538

Mohr WK, Petti TA, Mohr BD (2003) Adverse effects associated with physical restraint. Canadian Journal of Psychiatry 48:330-337

Molnar G, Keitner L, Swindall L (1985) Medicolegal problems of elopement from psychiatric units. Journal of Forensic Sciences 30:44–49

Montgomery S, Hansen T, Kasper S (2011) Efficacy of escitalopram compared to citalopram: a meta-analysis. Int J Neuropsychopharmacol 14:261-285

Montori V, Gafni A, Charles C (2006) A shared treatment decision making approach between patients with chronic conditions and their clinicians: the case of diabetes. Health Expectatations 9(1):25-36

Moos R (1974) The Ward Atmosphere Scale Manual. Palo Alto: Consulting Psychologists Press

Moritz S, Burlon M, Woodward TS (2005) Metakognitives Training für schizophrene Patienten (MKT). Manual. Hamburg: VanHam Campus

Moritz S, Vitzthum F, Randjbar S, Veckenstedt R, Woodward TS (2010) Detecting and defusing cognitive traps: metacognitive intervention in schizophrenia. Current Opinion in Psychiatry 23:561-569

Moritz S, Vitzthum F, Randjbar S, Veckenstedt R, Woodward TS (2010) Metakognitives Training für schizophrene Patienten (MKT). Manual. Hamburg: VanHam Campus

Moritz S, Woodward TS (2007) Metacognitive training in schizophrenia: from basic research to knowledge translation and intervention. Current Opinion in Psychiatry 20:619-625

Morrison A, Sadler D (2001) Death of a psychiatric patient during physical restraint. Excited delirium – a case report. Medicine, Science, and the Law 41:46-50

Morrison AP, Gumley AI, Ashcroft K, Manousos IR, White R, Gillan K, Wells A, Kingdon D (2011) Metacognition and persecutory delusions: tests of a metacognitive model in a clinical population and comparisons with non-patients. Br J Clin Psychol 50:223-233

Morrison AP, Turkington D, Wardle M, Spencer H, Barratt S, Dudley R, Brabban A, Hutton P (2012) A preliminary exploration of predictors of outcome and cognitive mechanisms of change in cognitive behaviour therapy for psychosis in people not taking antipsychotic medication. Behav Res Ther 50:163-167

Morrison E (1989) Theoretical modeling to predict violence in hospitalised psychiatric patients. Research in Nursing and Health 12:31–40

Morrison E (1990) Tradition of toughness. Image 22:32–38

Morrison E (1994) The evolution of a concept: aggression and violence in psychiatric settings. Archives of Psychiatric Nursing V111:245–253

Morrison E (1998) The culture of care giving and aggression in psychiatric settings. Archives of Psychiatric Nursing 12:21–31

Morrison EF (1989) Theoretical modeling to predict violence in hospitalized psychiatric patients. Res Nurs Health 12:31-40

Morrison EF (1992) A coercive interactional style as an antecedent to aggression in psychiatric patients. Research in Nursing and Health 15:421–431

Morrison EF (1993) Toward a better understanding of violence in psychiatric settings: Debunking the myths. Archives of Psychiatric Nursing 7(6):328–335

Morse J (1994) Critical Issues in Qualitative Research Methods. London: Sage

Mortimer AM, Al-Agib AO (2007) Quality of life in schizophrenia on conventional versus atypical antipsychotic medication: a comparative cross-sectional study. Int J Soc Psychiatry 53(2):99-107

Moyer A, Finney JW, Swearingen CE, Vergun P (2001) Brief interventions for alcohol problems: a meta-analytic review of controlled investigations in treatment-seeking and non-treatment-seeking populations. Addiction 97:279–292

Müller MJ, Schlösser R, Kapp-Steen G, Schanz B, Benkert O (2002) Patients' satisfaction with psychiatric treatment:

comparison between an open and a closed ward. Psychiatr Q 73(2):93-107

Muir-Cochrane E (1996) An investigation into nurses' perceptions of secluding patients on closed psychiatric wards. Journal of Advanced Nursing 23:555–563

Muir-Cochrane E, Harrison B (1996) Therapeutic interventions associated with the seclusion of acutely disturbed individuals. Journal of Psychiatric and Mental Health Nursing 3:319–325

Muller DJ (1962) The 'missing' patient. British Medical Journal 1:177-179

Muralidharan S, Fenton M (2006) Containment strategies for people with serious mental illness. Cochrane Database of Systematic Review 3:2084

Murphy E, Kapur N, Webb R, Cooper J (2011) Risk assessment following self-harm: comparison of mental health nurses and psychiatrists. J Adv Nurs 67:127-139

Myers KM, Dunner DL (1984) Self and other directed violence on a closed acute-care ward. Psychiatr Q 56(3):178-188

Nasrallah HA (2003) Factors in antipsychotic drug selection: tolerability considerations. CNS Spectr 8:23-25

Nasrallah HA, Targum SD, Tandon R, McCombs JS, Ross R (2005) Defining and measuring clinical effectiveness in the treatment of schizophrenia. Psychiatr Serv 56(3):273-282

Needham I, Abderhalden C, Dassen T, Haug HJ, Fischer JE (2002) Coercive procedures and facilities in Swiss psychiatry. Swiss Med Wkly 132(19-20):253-258

Needham I, Abderhalden C, Halfens R, Dassen T, Haug H, Fischer J (2005) The effect of a training course in aggression management on mental health nurses' perceptions of aggression: A cluster randomised controlled trial. International Journal of Nursing Studies 41:649-655

Needham I, Abderhalden C, Halfens RJG, Fischer JE, Dassen T (2005) Non-somatic effects of patient aggression in nurses: A systematic literature review. Journal of Advanced Nursing 49:283-296

Needham I, Abderhalden C, Meer R, Dassen T, Haug HJ, Halfens RJG, Fischer JE (2004) The effectiveness of two interventions in the management of patient violence in acute mental inpatient settings: report on a pilot study. Journal of Psychiatric and Mental Health Nursing 11:595–601

Nelson H (2010) Kognitiv-behaviorale Therapie bei Wahn und Halluzinationen. Stuttgart: Schattauer

Nelstrop L, Chandler-Oatts J, Bingley W (2006) A systematic review of the safety and effectiveness of restraint and seclusion as interventions for the short-term management of violence in adult psychiatric inpatient settings and emergency departments. Worldviews on evidence-based nursing 3:8-18

Neuner T, Hübner-Liebermann B, Haen E, Hausner H, Felber W, Wittmann M (2011) AGATE. Completed suicides in 47 psychiatric hospitals in Germany - results from the AGATE-study. Pharmacopsychiatry 44(7):324-330

News and Notes (1999) Legislation to regulate use of restraints and seclusion in mental health facilities introduced in Congress. Psychiatric Services 50:5

Ng B, Kumar S, Ranclaud M, Robinson E (2001) Ward crowding and incidents of violence on an acute psychiatric inpatient unit. Psychiatr Serv 52(4):521-525

NICE, National Institute for Clinical Excellence (2005) The Short-term Management of Disturbed/Violent Behaviour in Psychiatric In-patient Settings and Emergency Departments. Clinical Guideline 25. London: National Institute of Clinical Excellence

NICE, National Institute of Clinical Excellence (2010) Dementia Guidelines. London: NICE

Nijman H, Allertz W, Merckelbach H, Campo J, Ravelli D (1997) Aggressive behaviour on an acute psychiatric admissions ward. European Journal of Psychiatry 11:106–114

Nijman H, Joost M, Campo A (2002) Situational determinants of inpatient self-harm. Suicide and Life-Threatening Behavior 32:167–175

Nijman H, Palmstierna T, Almvik R, Stolker JJ (2005) Fifteen years of research with the Staff Observation Aggression Scale: A review. Acta Psychiatrica Scandinavica 111:12-21

Nordentoft M (2007) Epidemiological studies of suicide and intervention studies in selected risk groups. Dan Med Bull 54:306-369

Nordmeyer J (1982) Verbale und nonverbale Kommunikation zwischen Problempatienten und Ärzten während der Visite. Medizinische Psychologie 8:20-39

Nose M, Barbui C, Gray R, Tansella M (2003) Clinical interventions for treatment non-adherence in psychosis: Meta-analysis. British Journal of Psychiatry 183:197–206

O'Brien L, Cole R (2003) Close-observation areas in acute psychiatric units: A literature review. International Journal of Mental Health Nursing 12:165–176

Olofsson B, Gilje F, Jacobsson L, Norberg A (1998) Nurses' narratives about using coercion in psychiatric care. Journal of Advanced Nursing 28:45–53

Olsen D (1998) Toward an ethical standard for coerced mental health treatment: least restricitive or most therapeutic. Journal of Clinical Ethics 9:235-245

Oquendo MA, Ellis SP, Greenwald S, Malone KM, Weissman MM, Mann JJ (2001) Ethnic and sex differences in suicide rates relative to major depression in the United States. Am J Psychiatry 158:1652-1658

Palmstierna T, Huitfeldt B, Wistedt B (1991) The relationship of crowding and aggressive behavior on a psychiatric intensive care unit. Hosp Community Psychiatry 42(12):1237-1240

Paterson B, Bradley P, Stark C (2003) Deaths associated with restraint use in mental and social care in the UK. The results of a preliminary survey. Journal of Psychiatric and Mental Health Nursing 10:3-15

Paterson B, Turnbull J, Aitken I (1992) An evaluation of a training course in the short-term management of violence. Nurse Education Today 12:368-375

Pearson M, Wilmot E, Padi M (1986) A study of violent behaviour among in-patients in a psychiatric hospital. Br J Psychiatry 149:232-235

Peña JB, Wyman PA, Brown CH, Matthieu MM, Olivares TE, Hartel D, Zayas LH (2008) Immigration generation status and its association with suicide attempts, substance use, and depressive symptoms among latino adolescents in the USA. Prev Sci 9:299-310

Perkins DO (2002) Predictors of noncompliance in patients with schizophrenia. J Clin Psychiatry 63(12):1121-1128

Phillips D, Rudestam KE (1995) Effect of nonviolent self-defense training on male psychiatric staff members' aggression and fear. Psychiatr Serv 46(2):164-168

Pilling S, Bebbington P, Kuipers E (2002) Psychological treatments in schizophrenia: II. Meta-analysis of randomized controlled trias of social skills training and cognitive remediation. Psychol Med 32:783-791

Plutchik R, Karasu TB, Conte HR, Siegel B, Jerrett I (1978) Toward a rationale for the seclusion process. Journal of Nervous and Mental Disease 166:571–579

Pohlmeier H (1994) Psychiatrische Begutachtung von Selbstmordhandlungen. In: Venzlaff U, Foerste K (Hrsg), Psychiatrische Begutachtung, 719

Pollard R, Yanasak EV, Rogers SA, Tapp A (2007) Organizational and unit factors contributing to reduction in the use of seclusion and restraint procedures on an acute psychiatric inpatient unit. Psychiatr Q 78(1):73-81

Pompili M, Girardi P, Ruberto A (2004) Toward a new prevention of suicide in schizophrenia. World J Biol Psychiatry 5:201–210

Poster EC (1996) A multinational study of psychiatric nursing staffs' beliefs and concerns about work safety and patient assault. Archives of Psychiatric Nursing 10(6):365–373

Poster EC, Ryan JA (1989) Nurses' attitudes toward physical assaults by patients. Archives of Psychiatric Nursing 3(6):315–322

Powell J, Geddes J, Deeks J, Goldacre M, Hawton K (2000) Suicide in psychiatric hospital inpatients. Risk factors and their predictive power. Br J Psychiatry 176:266-272

Poyner B, Warne C (1986) Violence to staff: A basis for assessment and prevention. London: HMSO

Prosser D, Johnson S, Kuipers E, Szmukler G, Bebbington P, Thornicroft G (1997) Perceived sources of work stress and satisfaction among hospital and community mental health staff, and their relation to mental health, burnout and job satisfaction. J Psychosom Res 43:51–59

Proulx F, Lesage AD, Grunberg F (1997) One hundred inpatient suicides. Br J Psychiatry 171:247-250

Qin P, Nordentoft M (2005) Suicide risk in relation to psychiatric hospitalization: evidence based on longitudinal registers. Arch Gen Psychiatry 62:427-432

Quinsey VL, Cyr M (1986) Perceived dangerousness and the treatability of offenders: The effects of internal versus external attributions of crime and causality, Journal of Interpersonal Violence 1:458–471

Rasmussen K, Levander S (1996) Symptoms and personality characteristics of patients in a maximum security psychiatric unit. Int J Law Psychiatry 19(1):27-37

Read DA, Thomas CS, Mellsop GW (1993) Suicide among psychiatric inpatients in the Wellington region. Aust N Z J Psychiatry 27:392-398

Rector-NA, Beck-AT (2001) Cognitive behavioral therapy for schizophrenia: an empirical review. J Nerv Ment Dis 189:278-287

Reid WH, Bollinger MF, Edwards G (1985) Assaults in hospitals, Bulletin of the American Academy of Psychiatry and the Law 13(1):1–4

Renner G (1998) Behandlung ohne Einwilligung – Untersuchungen zur Reaktion von Patientinnen und Patienten auf Freiheitseinschränkungen und Handlungsansätze. Gewalt und Zwang in der stationären Psychiatrie. Tagungsbericht Aktion Psychisch Kranke. Bd. 25, 141-151

Richmond I, Dandridge L, Jones K (1991) Changing nursing practice to prevent elopement. Journal of Nursing Care Quality 6:73–81

Richter D (1999) Patientenübergriffe auf Mitarbeiter psychiatrischer Kliniken. Freiburg: Lambertus

Richter D, Whittington R (2006) Violence in Clinical Psychiatry. Causes, consequences, management. New York: Springer

Rittmannsberger H, Sartorius N, Brad M, Burtea V, Capraru N, Cernak P, Dernovçek M, Dobrin I, Frater R, Hasto J, Hategan M, Haushofer M, Kafka J, Kasper S, Macrea R, Nabelek L, Nawka P, Novotny V, Platz T, Pojar A, Silberbauer C, Fekete S, Wancata J, Windhager E, Zapotoczky HG, Zöchling R (2004) Changing aspects of psychiatric inpatient treatment. A census investigation in five European countries. Eur Psychiatry 19:483-488

Rocca P, Crivelli B, Marino F, Mongini T, Portaleone F, Bogetto F (2008) Correlations of attitudes toward antipsychotic drugs with insight and objective psychopathology in schizophrenia. Compr Psychiatry 49(2):170-176

Roman PM, Floyd HH (1981) Social acceptance of psychiatric illness and psychiatric treatment, Social Psychiatry 16:21–29

Roper J, Anderson N (1991) The interactional dynamics of violence, part 1: an acute psychiatric ward. Archives of Psychiatric Nursing 4:209–215

Rübenach SP (2007) Todesursache Suizid. In: Statistisches Bundesamt (Hrsg), Wirtschaft und Statistik, Gesundheitswesen, 960-971

Ruesch P, Miserez B, Hell D (2003) A risk profile of the aggressive psychiatric inpatient: Can it be identified? Nervenarzt 74(3):259–265

Saeedi H, Remington G, Christensen BK (2006) Impact of haloperidol, a dopamine D2 antagonist, on cognition and mood. Schizophr Res 85(1-3):222-223

Sagduyu K, Hornstra RK, Munro S, Bruce-Wolfe V (1995) A comparison of the restraint and seclusion experiences of patients with schizophrenia or other psychotic disorders. Missouri Medicine 303-307

Sailas E, Fenton M (2000) Seclusion and restraint for people with serious mental illnesses. The Cochrane Database of Systematic Reviews 10.1002/14651858.CD 001163(4)

Sailas E, Wahlbeck K (2005) Restraint and seclusion in psychiatric inpatient wards. Current Opinion in Psychiatry 18:555-559

Sakett DL, Hayner B, Taylor DW (1982) Compliance. Handbuch. München

Sampson EL, Blanchard MR, Jones L, Tookman A, King M (2009) Dementia in the acute hospital: prospective cohort study of prevalence and mortality. Br J Psychiatry 195:61-66

Sarin F, Wallin L, Widerlöv B (2011) Cognitive behavior therapy for schizophrenia: a meta-analytical review of randomized controlled trials. Nord J Psychiatry 65:162-174

Savage L, Salib E (1999) Seclusion in psychiatry. Nursing Standard 13:34-37

Saverimuttu A, Lowe T (2000) Aggressive incidents on a psychiatric intensive care unit. Nursing Standard 14:33–36

Scharfetter C (1973) Suicid. In: Müller C, Lexikon der Psychiatrie. Berlin: Springer

Schmidtke A, Sell R, Löhr C (2008) Epidemiologie von Suizidalität im Alter. Z Gerontol Geriat 41:3–13

Schneider B, Georgi K, Weber B, Schnabel A, Ackermann H, Wetterling T (2006) Risk factors for suicide in substance-related disorders. Psychiatr Prax 33:81-87

Schneider LS, Dagerman KS, Insel P (2005) Risk of death with atypical antipsychotic drug treatment for dementia: meta-analysis of randomized placebo-controlled trials. Journal of the American Medical Association 294:1934-1943

Schneider LS, Dagerman K, Insel PS (2006) Efficacy and adverse effects of atypical antipsychotics for dementia: Metaanalysis of randomized, placebo-controlled trials. American Journal of Geriatric Psychiatry 14:291-310

Schneider LS, Tariot PN, Dagerman KS, Davis SM, Hsiao JK, Ismail MS, Lebowitz BD (2006) Effectiveness of atypical antipsychotic drugs in patients with Alzheimer's disease. New England Journal of Medicine 355:1525-1538

Schulman R, Kende B (1988) A study of runaways from a shortterm diagnostic centre. Residential Treatment for Children and Youth 4:11–31

Scocco P, Toffol E, Pilotto E, Riccardo P, Pavan L (2009) How the psychiatrists of a mental health department managed their patients before an attempted suicide. Psychiatry Clin Neurosci 63:706-714

Scott B (2004) The evaluation of the attitudes of mental health nurses towards personality disordered patients compared to other members of the multidisciplinary team. Unpublished MSc Thesis. London: City University

Sebit MB, Siziya S, Acudo SW, Mhondoro E (1998) Use of seclusion and restraint in psychiatric patients in Harare Hospital Psychiatric Unit, Zimbabwe: gender differences. Central African Journal of Medicine 44:277-280

Sequeira Halstead S (2002) Control and restraint in the UK: Service user perspectives. British Journal of Forensic Practice 4:9-18

Sheline Y, Nelson C (1993) Patient choice: deciding between psychotropic medication and physical restraints in an emergency. Bulletin of the American Acadamy of Psychiatry and the Law 21:321-329

Short J (1995) Characteristics of absconders from acute admission wards. Journal of Forensic Psychiatry 6:277-284

Simon D, Härter M (2009) The principles of shared decision-making and the contribution of self-help institutions. Bundesgesundheitsblatt Gesundheitsforschung Gesundheitsschutz 52(1):86-91

Smith T, Munich R (1992) Suicide, violence, and elopement: prediction, understanding, and management. In: Tasman A, Riba M, Review of psychiatry. Vol. II. Washington, DC: American Psychiatric Press, 535–551

Soliday SM (1985) A comparison of patients and staff attitudes toward seclusion. Journal of Nervous and Mental Disease 173:282-286

Spidel A, Lecomte T, Greaves C, Sahlstrom K, Yuille JC (2010) Early psychosis and aggression: predictors and prevalence of violent behaviour amongst individuals with early onset psychosis. Int J Law Psychiatry 33:171-176

Spießl H, Krischker S, Cording C (1998) Aggressive Handlungen im Psychiatrischen Krankenhaus. Psychiatrische Praxis 25:227–230

Stamm BH (1997) Work-related secondary traumatic stress. PTSD Res Q 8:1–6

Steblaj A, Tavcar R, Dernovsek MZ (1999) Predictors of suicide in psychiatric hospital. Acta Psychiatrica Scandinavica 100:383–388

Steele R (1993) Staff attitudes towards seclusion and restraint: anything new? Perspectives in Psychiatric Care 29:23–28

Stein H (1994) Listening Deeply: An Approach to Understanding and Consulting in Organisational Culture. Boulder: West View Press

Steinert T (2002) Prediction of inpatient violence. Acta Psychiatrica Scandinavica 106:133-142

Steinert T (2003) Which neuroleptic would psychiatrists take for themselves or their relatives? Eur Psychiatry 18(1):40-41

Steinert T, Bergbauer G, Schmid P, Gebhardt RP (2007) Seclusion and restraint in patients with schizophrenia: clinical and biographical correlates. Journal of Nervous and Mental Disease 195:492-496

Steinert T, Bergk J (2007) A randomised study comparing seclusion and mechanical restraint in people with serious mental illness. European Psychiatry 22:S220

Steinert T, Gebhardt RP (1998) Wer ist gefährlich? Probleme der Validität und Reliabilität bei der Erfassung und Dokumentation von fremdaggressivem Verhalten. Psychiatrische Praxis 25:221–226

Steinert T, Hermer K, Faust V (1996) Comparison of aggressive and non-aggressive schizophrenic inpatients matched for age and sex. European Journal of Psychiatry 10:100–107

Steinert T, Hermer U, Faust V (1995) Die Motivation aggressiven Patientenverhaltens in der Einschätzung von Ärzten und Pflegepersonal. Krankenhauspsychiatrie 6:11-16

Steinert T, Kallert TW (2006) Medikamentöse Zwangsbehandlung in der Psychiatrie. Psychiatrische Praxis 33:160-169

Steinert T, Kohler T (2005) Aggression, Gewalt und antisoziales Verhalten. In: Madler C, Jauch KW, Werdan K, Siegrist J, Pajonk FG (Hrsg), Das NAW-Buch. Akutmedizin der ersten 24 Stunden. München: Urban & Fischer, 765-773

Steinert T, Lepping P, Baranyai R, Hoffmann M, Leherr H (2005) Compulsory admission and treatment in schizophrenia: A study of ethical attitudes in four European countries. Social Psychiatry and Psychiatric Epidemiology 40:635-641

Steinert T, Martin V, Baur M, Bohnet U, Goebel R, Hermelink G, Kronstorfer R, Kuster W, Martinez-Funk B, Roser M, Schwink A, Voigtländer W (2007) Diagnosis-related frequencies of compulsory measures in 10 German psychiatric hospitals and correlates with hospital characteristics. Social Psychiatry and Psychiatric Epidemiology 42:140-145

Steinert T, Schmid P (2004) Effect of voluntariness of participation in treatment on short-term outcome of inpatients with schizophrenia. Psychiatric Services 55:786-791

Steinert T, Schmid P (2004) Freiwilligkeit und Zwang bei der stationären Behandlung von Patienten mit Schizophrenie. Psych Prax 31:28-33

Steinert T, Vogel WD, Beck M, Kehlmann S (1991) Aggressionen psychiatrischer Patienten in der Klinik. Eine 1-Jahres-Studie an vier psychiatrischen Landeskrankenhäusern. Psychiatrische Praxis 18:155-161

Steinert T, Wiebe C, Gebhardt RB (1999) Aggressive behavior against self and others among first-admission patients with schizophrenia. Psychiatric Services 50:85–90

Stetter F (2000) Psychotherapie in der Entgiftungs- und Motivationsbehandlung: Konzepte, Ergebnisse und Prognose. Wege aus der Sucht. Suchttherapie an der Schwelle der Jahrtausendwende. Herausforderungen für Forschung und Therapie. Geesthacht: Neuland, 70-87

Stoffers J, Völlm BA, Rücker G, Timmer A, Huband N, Lieb K (2010) Pharmacological interventions for borderline personality disorder. Cochrane Database Syst Rev 16: CD005653

Stroup S, Appelbaum P, Swartz M, Patel M, Davis S, Jeste D, Kim S, Keefe R, Manschreck T, McEvoy J, Lieberman J (2005) Decision-making capacity for research participation among individuals in the CATIE schizophrenia trial. Schizophr Res 80(1):1-8

Sundqvist-Stensman UB (1987) Suicides in close connection with psychiatric care: an analysis of 57 cases in a Swedish county. Acta Psychiatr Scand 76:15-20

Swanson JW, Van McCrary S, Swartz MS, Elbogen EB, van Dorn RA (2006) Superseding psychiatric advance directives: ethical and legal considerations. Journal of the American Academy of Psychiatry and the Law 34:385-394

Tandon R (2005) Suicidal behavior in schizophrenia. Expert Rev Neurother 5(1):95-99

Tardiff K, Sweillam A (1982) Assaultive behavior among chronic inpatients. Am J Psychiatry 139:212-215

Tatarelli R, Mancinelli I, Taggi F, Polidori G (1999) Prison suicides in Italy in 1996-1997. Eur Psychiatry 14:109-110

Taylor D, Meader N, Bird V, Pilling S, Creed F, Goldberg D; pharmacology subgroup of the National Institute for Health and Clinical Excellence Guideline Development Group for Depression in Chronic Physical Health Problems (2011) Pharmacological interventions for people with depression and chronic physical health problems:

systematic review and meta-analyses of safety and efficacy. Br J Psychiatry 198:179-188

Taylor D, Taylor J (1989) Mental Health in the 1990s: From Custody to Care. London: Office of Health Economics

Tegeler J, Strauss WH, Lüthcke H, Bertling R (1988) Cognitive functions in schizophrenic patients with tardive dyskinesia. Pharmacopsychiatry 21(6):308-309

Terpstra Terry L, Terpstra Tammy L, Pettee EJ, Hunter M (2001) Nursing staff's attitudes toward seclusion and restraint. Journal of Psychosocial Nursing 29:21–49

Thase ME, Haight BR, Richard N, Rockett CB, Mitton M, Modell JG, VanMeter S, Harriett AE, Wang Y (2005) Remission rates following antidepressant therapy with bupropion or selective serotonin reuptake inhibitors: a meta-analysis of original data from 7 randomized controlled trials. J Clin Psychiatry 66:974-981

Thomas B (1996) Rethinking acute inpatient care. Australia and New Zealand Journal of Mental Health Nursing 5:32–39

Tiihonen J, Lönnqvist J, Wahlbeck K, Klaukka T, Niskanen L, Tanskanen A, Haukka J (2009) 11-year follow-up of mortality in patients with schizophrenia: a population-based cohort study (FIN11 study). Lancet 374(9690):620-627

Tomison A (1989) Characteristics of psychiatric hospital absconders. British Journal of Psychiatry 154:368–371

Tooke SK, Brown JS (1992) Perceptions of seclusion: Comparing patient and staff reactions. Journal of Psychosocial Nursing and Mental Health Services 30:23-26

Turkington D, Dudley R, Warman D (2005) Cognitive behavioral therapy for schizophrenia: a review. J Psychiatr Pract 10:5-16

Twamley EW, Jeste DV, Bellack AS (2003) A review of cognitive training in schizophrenia. Schizophr Bull 29:359–382

Tyrer P, Kendall T (2009) The spurious advance of antipsychotic drug therapy. Lancet 3;373(9657):4-5

Tyson GA, Lambert W, Beattie L (1995) The quality of psychiatric nurses' interactions with patients: an observational study. International Journal of Nursing Studies 32:49–58

Van Putten T, Marder SR (1986) Low-dose treatment strategies. J Clin Psychiatry 47

Van Putten T, Marder SR (1987) Behavioral toxicity of antipsychotic drugs. J Clin Psychiatry 48:13-19

Van Putten T, Marder SR, Mintz J, Poland RE (1992) Haloperidol plasma levels and clinical response: a therapeutic window relationship. Am J Psychiatry 149(4):500-505

Van Putten T, May RP (1978) »Akinetic depression« in schizophrenia. Arch Gen Psychiatry 35(9):1101-1107

Vauth R, Corrigan PW, Dietl M (2005) Cognitive strategies versus self management skills as adjunct to vocational rehabilitation. Schizophr Bull 31:55-66

Vauth R, Stieglitz R (2007) Chronisches Stimmenhören und persistierender Wahn. Göttingen: Hogrefe

Velligan DI, Weiden PJ, Sajatovic M, Scott J, Carpenter D, Ross R, Docherty JP (2010) Assessment of adherence problems in patients with serious and persistent mental illness: recommendations from the Expert Consensus Guidelines. J Psychiatr Pract 16:34-45

Venzlaff U (1996) Die psychiatrische Begutachtung von Suizidhandlungen; Hintergründe beim Zustandekommen von Gerichtsverfahren. In: Pohlmeier H, Schöch H, Venzlaff U, Suizid zwischen Medizin und Recht. Stuttgart: Fischer, 65-79

Visalli H, McNasser G (2000) An effective model of practice without contention. Soins Psychiatr 210: 30–32

Volavka J, Czobor P, Derks EM, Bitter I, Libiger J, Kahn RS, Fleischhacker WW (2011) EUFEST Study Group Efficacy of antipsychotic drugs against hostility in the European First-Episode Schizophrenia Trial (EUFEST). J Clin Psychiatry 72(7):955-961

Waldmann K (1997) Erfahrungen mit der offenen Tür – Psychiatrische Abteilung am Vogtland-Klinikum Plauen. Tagungsbericht Aktion Psychisch Kranke. Bd. 25, 179-181

Walker Z, Seifert R (1994) Violent incidents in a psychiatric intensive care unit. British Journal of Psychiatry 6:826–828

Wang PS, Bohn RL, Glynn RJ, Mogun H, Avorn J (2001) Hazardous benzodiazepine regimens in the elderly: effects of half-life, dosage, and duration on risk of hip fracture. Am J Psychiatry 158:892–898

Watanabe N, Omori IM, Nakagawa A, Cipriani A, Barbui C, Churchill R, Furukawa TA (2011) Mirtazapine versus other antidepressive agents for depression. Cochrane Database Syst Rev 12:CD006528

Watkins T (1979) Staff conflicts over use of authority in residential settings. Child Welfare Lv 111:205–215

Way BB, Banks SM (1990) Use of seclusion and restraint in public psychiatric hospitals: Patient characteristics and facility effects. Hospital and Community Psychiatry 41:75-81

Weiss D, Dawis R, England G, Lofquist L (1967) Manual for the Minnesota Satisfaction Questionnaire. Minneapolis: University of Minnesota

Werneck de Castro M, Elkis H (2007) Rehospitalization rates of patients with schizophrenia discharged on haloperidol, risperidone or clozapine. Eur J Psychiatry 121-141

White K, Busk J, Eaton E, Gomez G, Razani J, Sloane RB (1981) Dysphoric response to neuroleptics as a predictor of treatment outcome with schizophrenics. A comparative study of haloperidol versus mesoridazine. Int Pharmacopsychiatry 16(1):34-38

Whittington R, Baskind E, Paterson B (2006) Coercive measures in the management of imminent violence: Restraint, seclusion and enhanced observation. In: Richter D, Whittington R (Hrsg), Violence in mental health settings. Causes, consequences, management. New York: Springer, 145-172

Whittington R, Patterson R (1996) Verbal and non-verbal behaviour immediately prior to aggression by mentally disordered people: Enhancing the assessment of risk. Journal of Psychiatric and Mental Health Nursing 3:47-54

Whittington R, Richter D (2006) From the individual to the interpersonal: Environment and interaction in the escalation of violence in mental health settings. In: Richter D, Whittington R (Hrsg), Violence in Mental Health Settings: Causes, Consequences, Management. New York: Springer, 47-68

Whittington R, Wykes T (1992) Staff strain and social support in a psychiatric hospital following assault by a patient. Journal of Advanced Nursing 17:480-486

Whittington R, Wykes T (1996) An evaluation of staff training in psychological techniques for the management of patient aggression. Journal of Clinical Nursing 5:257-261

Whittington R, Wykes T (1996) Aversive stimulation by staff and violence by psychiatric patients. British Journal of Clinical Psychology 35:11–20

Wilcock GK, Ballard CG, Cooper JA, Loft H (2008) Memantine for agitation/ aggression and psychosis in moderately severe to severe Alzheimer's disease: a pooled analysis of 3 studies. J Clin Psychiatry 69:341–348

Williams R (1958) Culture and society. In: Stones R, Sociological Thinkers. London: McMillan Press, 151-162

Winstanley S, Whittington R (2002) Violence in a general hospital: comparison of assailant and other assault-related factors on accident and emergency and inpatient wards. Acta Psychiatrica Scandinavica 144-147

Wolfersdorf M, Etzersdorfer E (2011) Suizid und Suizidprävention. Stuttgart: Kohlhammer

Wolfersdorf M, Felber W, Bronisch T (2005) Kliniksuizid/Patientensuizid bei psychischen Krankheiten. Krankenhauspsychiatrie 16, Sonderheft 1: S1–S54

Wolfersdorf M, Vogel R, Heydt G, Vogel WD (1993) Ausgewählte Ergebnisse der Patientensuizidforschung an psychiatrischen Grosskrankenhäusern: Schizophrenie als »Neue Risikogruppe«. Psychiatrische Praxis 20:38-41

Wykes T, Sturt E, Creer C (1982) Practices of day and residential units in relation to the social behaviour of attenders. Psychological Medicine 2:15–29

Wynaden D, Chapman R, McGowan S, Holmes C, Ash P, Boschman A (2002) Through the eye of the beholder: to seclude or not to seclude. International Journal of Mental Health Nursing 11:260–268

Wynn R (2003) Staff's attitudes to the use of restraint and seclusion in a Norwegian university psychiatric hospital. Nordic Journal of Psychiatry 57:453-459

Yarcheski A, Mahon NE, Yarcheski TJ (1999) An empirical test of alternate theories of anger in early adolescents. Nursing Research 48:317–323

Zimmermann G, Favrod J, Trieu VH, Pomini V (2005) The effect of cognitive behavioral treatment on the positive symptoms of schizophrenia spectrum disorders: a meta-analysis. Schizophr Res 77:1-9

Zun LS (2003) A prospective study of the complication rate of use of patient restraint in the emergency department. Journal of Emergency Medicine 24:119-124

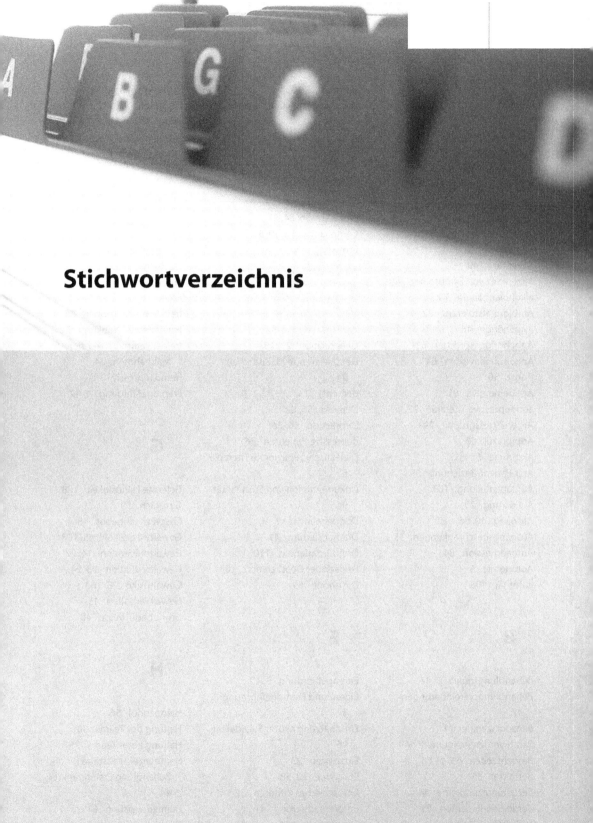

Stichwortverzeichnis

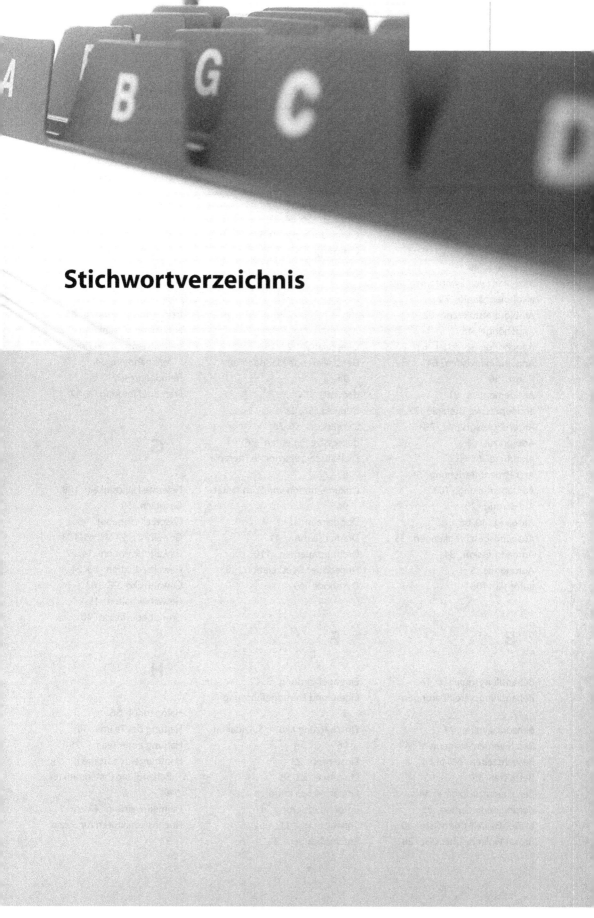

Stichwortverzeichnis